颈肩腰腿痛中医特效疗法

【第2版】

窦群立 杨 涛 牛淑亮 ◆主编

化学工业出版社

·北京·

U0231552

颈肩腰腿痛是临床常见多发病，该病轻则影响生活、工作，重则瘫痪，严重影响着人民群众的生活质量。运用中医药治疗颈肩腰腿疼痛，具有明显的特色与优势。本书全面介绍了 55 种相关病变导致颈肩腰腿疼痛的临床诊疗，涉及内服方剂、中药外治、针灸、推拿、穴位注射、离子导入等多种中医药常用治疗方法。本书可供临床中医师、中西医结合工作者、针灸师以及中医专业的学生参考使用。

图书在版编目（CIP）数据

颈肩腰腿痛中医特效疗法/窦群立，杨涛，牛淑亮
主编．—2 版．—北京：化学工业出版社，2018.3（2025.1 重印）
ISBN 978-7-122-31281-5

Ⅰ．①颈⋯　Ⅱ．①窦⋯②杨⋯③牛⋯　Ⅲ．①颈肩痛-
中医治疗法②腰腿痛-中医治疗法　Ⅳ．①R274.915

中国版本图书馆 CIP 数据核字（2017）第 330465 号

责任编辑：李少华　　　　　　　　装帧设计：关　飞
责任校对：边　涛

出版发行：化学工业出版社（北京市东城区青年湖南街 13 号　邮政编码 100011）
印　　刷：三河市航远印刷有限公司
装　　订：三河市宇新装订厂
710mm×1000mm　1/16　印张 19　字数 435 千字　2025 年 1 月北京第 2 版第 7 次印刷

购书咨询：010-64518888　　　　　　售后服务：010-64518899
网　　址：http://www.cip.com.cn
凡购买本书，如有缺损质量问题，本社销售中心负责调换。

定　　价：58.00 元　　　　　　　　　　　　　　版权所有　违者必究

编 写 人 员

主　　编　窦群立　杨　涛　牛淑亮

编写人员　（按姓氏笔画排序）

牛淑亮　杨　进　杨　涛　杨　萍

杨　锋　陈志辉　窦群立

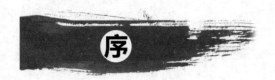

中医药学博大精深，源远流长，是中华民族的宝贵文化遗产，也是人类文明宝库中的瑰宝，在中华民族几千年的繁衍生息中作出了巨大的贡献。进入21世纪，中医药在我国医疗卫生事业中依然发挥着不可取代的重要作用，是现代人与疾病抗争的重要医疗手段之一。

颈肩腰腿痛不是一种独立的疾病，而是一组可以引起颈肩腰腿部疼痛的脊柱、软组织和神经疾患的总称。慢性颈肩腰腿痛发病率高、根治难，被列为当今世界危害人类健康的三大疑难病之一，也是目前世界各国医学家重点攻关课题。虽然大多数颈肩腰腿痛患者不需要住院或者手术治疗，但它确实足以危害身体和心理健康，影响工作、学习和休息，给患者带来痛苦，且较难以完全治愈，为骨伤、康复临床医生所棘手。近年来，中医界在继承前人经验的基础上，结合西医基础医学、临床医学以及现代科学技术，对颈肩腰腿痛的研究不断深入，取得了众多可喜的成就，已为世人所共识。但系统、全面论述中医药治疗颈肩腰腿痛方面的专著却不多。

本书是陕西中医学院窦群立主任医师同有关专家学者通力合作，参考国内外大量文献，结合其20多年临床经验编撰而成。本书的特点是理论与实践、基础与临床密切结合，上探岐黄秘蕴，下究疾疴机制，广征博采，启奥发微，融会古今，西为中用，本着提高中医临床应用水平为主的精神，以西医学病名为框架，首先从西医学的检查、诊断入手，然后对颈肩腰腿痛各疾病的中医治疗方法、预后、预防调摄等诸方面进行了全面、系统、深入的论述。全书布局合理，条分缕析，论述精当，对于提高颈肩腰腿痛病证的治疗、教学和科研水平，必将起到积极的推动作用。

喜闻本书即将付梓发行，是为此文，以为之序。

郝定钧

2017 年 8 月

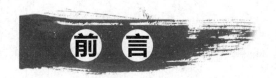

前　言

　　颈肩腰腿痛系临床常见多发病。流行病学研究结果表明，颈肩腰腿痛已成为世界上发病率最高的职业性疾病。大约有 75%~85% 的人在其一生中会发生颈肩腰腿痛。美国国家统计资料表明，腰背痛的年发生率为 15%~20%，是 45 岁以下人群中最常见的导致活动受限的原因。欧洲国家统计结果显示，腰背痛的年发生率为 25%~45%。我国对颈肩腰腿痛的流行病学研究尚不完善，缺乏大宗病例的调查，但有人报道腰背痛在医院女性护理人员中发病率为 50%，工厂工人为 70%。因此，颈肩腰腿痛的防治具有重要的社会意义。

　　中医药治疗颈肩腰腿痛已有 2000 多年的历史，特别是近年来，广大医务工作者不断探索与实践，积累了丰富的临床经验。在治疗上，除传统的药物内治、外治、推拿和针灸等方法外，尚有与西医学及现代科学相结合而创造出来的中药药物离子导入、小针刀疗法、硬膜外中药治疗等新疗法出现，这不仅使颈肩腰腿痛的临床疗效显著提高，而且大大丰富了中医治疗学的内涵。系统总结这些经验，使之更好地为临床服务，显然是一件非常有意义的工作。为此，我们特参考国内相关文献，以指导临床诊治为宗旨，博采众说，结合自身临床体会，集体撰成此书，以供从事骨伤、康复临床、运动医学、教学和科研的同道以及医学专业的学生参考、借鉴。

　　本书重点收载了以慢性筋伤为主的常见颈肩腰腿痛疾病共 55 种。每种疾病以西医学病名为框架，对颈肩腰腿痛各疾病的中医治疗方法及简要西医学治疗、疾病的预后、运动康复、预防调摄等诸方面进行了全面、系统、深入的论述。不仅适用于广大中医、中西医结合工作者，也适合于西医工作者参照采用。

　　由于本书作者学识和编写水平有限，书中不足之处在所难免，恳请广大同仁批评指正。

窦群立

2018 年 3 月

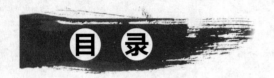

目 录

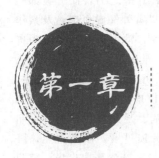

中医学对颈肩腰腿痛的认识

第一章

自从人类起源以来，疼痛就伴随着人类的生命活动，在每个人生老病死的过程中，时常会有疼痛的感觉和体验，因伤后致痛更是司空见惯，因此疼痛可谓人类寻医问药的主要原因，也是医学发展所面临的重要课题。中医学对痛证的认识和诊疗，源远流长，经验丰富，代有发明，显示出自身的优势和特色，是中医学中的重要组成部分。

一、疼痛的病因病机

中医学认为致痛病因颇多，如外感六淫、内伤七情、瘀血、痰饮、食积虫扰、外伤皆可致痛，可见致痛之病机不尽一致。总结前贤，可将其归纳为"不通则痛""不荣则痛"两大类。

1. 不通则痛

"不通则痛"是指某种或某些致病因素侵袭人体，使其经络、脏腑之气机闭阻，血脉瘀滞不通而引起的痛证而言。

人体经脉流行，气机环转，上下内外，无有已时，外护卫表，内贯于脏，发挥其循行捍卫的作用。血则随气运行，出入升降，循环无端，外而周身四肢，内而五脏六腑，发挥其营运濡养的作用。因而气之与血，"气行则血行"，如影之随形是不可分离的，气所到之处即血到之处，共同维护正常的生理功能。当各种致病因素作用于人体，使经脉流行失常，气血运行失调，宣滞不通，故而产生疼痛。

2. 不荣则痛

"不荣则痛"是指某些因邪气侵袭，或脏腑功能低下，致使气血阴阳不足或亏损，脏腑、经脉失于温养、濡润所致之疼痛而言。

"不荣则痛"是虚痛的基本病理。《素问·举痛论》云："阴气竭，阳气未入，故卒然而痛。"指出脏腑功能低下，或邪气侵袭，致使阴阳、气血等亏损，人体脏腑、脉络失于温养、濡润，引起疼痛。《质疑录·论肝血补法》把虚痛的病理归为"不荣"所致，谓："肝血不足则为筋挛，为角弓，为抽搐……为头痛，为胁肋痛，为少腹痛，为疝痛诸证，凡此皆肝血不荣也。"

"不荣则痛"实际上就是因虚致痛。虚者，不外乎气血阴阳之虚。气虚致痛者，多因大病之后或操劳过度，损伤元气而为。由于元气不足，气不足以运行精气输运营养，故脏腑功能衰退；除具有短气懒言，神疲乏力，面色无华等气虚证外，尚有虚痛见症。如气虚运行无力，血脉不能充盈于上则头痛头晕，气虚中焦运化无权，化源不充，脏腑、筋脉失养而致肢体疼痛而懈怠；气虚下陷，则致诸脏失其升举之力，而见腹部坠痛。如《金匮翼》："气虚头痛者，清阳气虚，不能上升也"；"病久气虚血损，及素作劳，赢弱之人，患心痛者，皆虚痛由"，可为佐证。血虚的病变，常由失血过多或脾胃虚弱，生化不足以及七情过度，暗耗阴血等引起。血虚不能营养和滋润全身组织器官、四肢百骸，则引起相应部位的疼痛。阴虚致病者，系由热病伤阴或过用温燥伤阴之品，或劳欲过度损耗阴精，脏腑、经脉失养，而为多种疼痛。如肝阴虚则不能濡润筋脉，而致拘挛，胁肋疼病；肾阴虚者，骨髓不充，而致腰膝酸软疼痛、足跟痛、牙病、头痛等。阳虚致痛者，多因素体阳虚，年老衰弱，或久病不愈，劳损过度，阳气不足，脏腑、经脉失于温煦而然。如心阳虚者，阳气衰微，无力温运血脉，产生胸痹疼痛。脾阳虚者，中焦虚寒，无以温养，而致脘腹隐隐作痛。肾阳不足，不能温暖腰膝，则腰膝酸软而冷痛。

二、引起颈肩腰腿痛的主要因素

《金匮要略·脏腑经络先后脉证第一》中提出："千般疢难，不越三条"，即"一者，经络受邪，入脏腑，为内所因也；二者，四肢九窍，血脉相传，壅塞不通，为外皮肤所中也；三者，房室、金刃、虫兽所伤。"虽然历代医家对疼痛病因的分类有所不同，但归纳起来亦不外外因和内因两大类。

（一）外因

外因是指从外界作用于人体引起颈肩腰腿痛疾病的因素，主要是指外力伤害，但与外感六淫之邪也有密切关系。

（1）外力伤害 是指外界暴力所致的损伤，如跌仆、坠落、撞击、闪挫、扭捩或压轧等。根据外力的性质不同，一般可分为直接暴力、间接暴力和持续劳损3种。直接暴力是指直接作用于人体而引起筋损伤的暴力，如棍棒打击、撞压碾轧等，多引起筋的挫伤。间接暴力是指远离作用部位，因传导而引起筋损伤的暴力，如因肌肉急骤、强烈而不协调地收缩和牵拉，而造成肌肉、肌腱、韧带的撕裂或断裂。持续劳损是指反复、长期地作用于人体某一部位的较小的外力作用所致，为引起慢性颈肩腰腿痛的病因之一。如长期弯腰工作而致的腰肌劳损、反复的伸腕用力而致的网球肘等疾病，就属于这一类筋伤。祖国医学对劳损筋伤有"久视伤血，久卧伤气，久坐伤肉，久立伤骨，久行伤筋"的描述，认为久行、久坐、久卧、久立，或长期以不正确姿势劳动、工作，或不良生活习惯而使人体某一部位长时间过度用力等积累外力可以造成伤筋。

（2）六邪侵袭 外感六淫邪气与颈肩腰腿痛疾患关系密切，如损伤后受风寒湿邪侵袭，可使急性筋伤缠绵难愈或使慢性筋伤症状加剧。《仙授理伤续断秘方》曰："损后中风，手足痿痹，不能举动，筋骨乖张，挛缩不伸。"说明各种损伤可因风寒湿邪乘虚侵袭，经络阻塞，气机不得宣畅，引起肌肉挛缩或松弛无力，而致关节活动不利，肢体功能障碍。感受风寒湿邪还可致落枕等疾患，如《伤科补要》说："感冒风寒，以患失颈，头不能转。"

六邪中与疼痛关系密切的主要是风、寒、湿三邪。《素问·风论篇》说"风者，善行而数变"。是指风邪致病具有病位游移，行无定处的特性，如行痹（风痹）之四肢关节的游走性疼痛。湿邪致病临床有沉重感或重着不移的特征，如湿邪滞留经络、关节，阳气布达受阻，经络不利，可见病变部位疼痛，重着不移，屈伸不利，肌肤麻木不仁等症状，故有湿性重浊之说。寒为阴邪，易伤阳气。感受寒邪，最易损伤人体的阳气。阳气受损，则不仅不足以驱除阴寒之邪，而且阳气失其正常推动、固摄、温煦与气化的作用，既可出现全身性或局限性明显的寒象，又可造成脏腑经络气血津液的功能减退而出现种种病症。寒性凝滞，不通则痛。寒邪致病，易使气机阻滞，寒凝血瘀，气血阻滞不通，不通则痛。

风、寒、湿三者夹杂引起痹证。多由卫气不固，腠理空疏，或劳累之后，汗出当风，涉水冒寒，久卧湿地等，以致风寒湿邪乘虚侵入，经络痹阻所致，发为风寒湿痹。《素问·痹论》谓："风、寒、湿三气杂至，合而为痹也"，其风气胜者为行痹，寒气胜者为痛痹，湿气胜者为着痹。行痹即风痹，指风邪侵犯经络，引起游走不定的肌肉关节疼痛，故称行痹，治宜祛风通络。寒邪伤络，引起固定的关节疼痛，且较严重，得热痛减，遇冷加重，故又称痛痹，治宜温经散寒。湿邪入侵，引起关节疼痛重着，痛有定处，可出现关节肿胀，又称着痹。

风寒湿邪侵袭是颈肩腰腿痛疾病中比较常见的病因，故在辨证论治中应特别注意这一特点。

（二）内因

内因是指受人体内部因素影响而致颈肩腰腿痛的因素。无论是急性损伤还是慢性劳损，都与外力作用因素有着密切关系，但是一般都有相应的各种内在因素和对应的发病规律。《素问·评热病论篇》指出："邪之所凑，其气必虚"。《灵枢·百病始生》说得更为透彻："风雨寒热，不得虚，邪不能独伤人……此必因虚邪之风，与其身形，两虚相得，乃客其形。"说明了外在因素和人体内在因素的密切关系。这不仅对外感六淫和内伤七情病症的发病而言，对颈肩腰腿痛的发病也不例外。因此，在研究病因时不能忽视机体内在因素对疾病的影响，必须注意内因在发病学上的重要作用。颈肩腰腿痛常与年龄、体质、局部解剖结构等内在因素有十分密切的关系，与从事的职业有直接联系。

（1）年龄　年龄不同，疼痛的好发部位和发生率也不一样。由于年龄的差异，气血、脏腑的盛衰，动静各别，疼痛不一。例如，少儿气血未盛，筋骨发育不全，多易发生扭伤、错缝、桡骨头半脱位或先天性髋关节脱位等；青壮年活动能力强，肌肉的撕裂、断裂伤较为常见；老年人气虚血衰，少动而好静，则劳损和关节、筋膜、肌肉粘连或活动功能障碍的疾病较为多见，故有"年过半百，筋骨自痛"之说，如肩周炎、颈椎病、腰肌劳损等在老年人中的发病率较高。

（2）体质　体质的强弱与疼痛的发生有密切关系。如《素问·经脉别论篇》在论述病因中指出："当是之时，勇者气行则已，怯者则着而为病也。"体质因素每与先天因素和后天摄养、锻炼有关。《灵枢·寿夭刚柔》曰："人之生也，有刚有柔，有弱有强。"说明先天禀赋不同，可以形成个体差异。先天禀赋不足或后天失养、气血虚弱、肝气虚损者，体质较弱，举动无力，稍过劳累，即感筋骨酸痛，易发劳损。先天充盛、又善摄养、经常参加体育锻炼者，气血充沛，体力健壮，则不易损伤，即使遇有损伤，一般恢复也较快。

（3）解剖结构　局部解剖结构对疼痛的影响表现在两个方面。一是解剖结构的正常与否影响颈肩腰腿痛的发病，解剖结构正常，承受外力的能力就强，因而也就不易造成颈肩腰腿痛。反之，解剖结构异常，承受外力的能力相应减弱，也就容易诱发疼痛。例如，腰骶部如有先天性畸形，这种局部解剖结构的先天异常就容易造成腰部扭伤。二是局部解剖结构本身的强弱对颈肩腰腿痛发病的影响，人体解剖结构有强弱之分，有些部位的解剖结构较强，不易造成损伤，有些部位的解剖结构较弱，就容易损伤。例如，髋关节其骨质结构和周围的韧带等组织都较强大，若不是较强大的暴力就不易造成髋关节部位的疼痛疾患。而肩关节是全身活动范围最大的关节，其关节盂浅而窄，关节周围韧带也较薄弱，故损伤的机会也就比其他部位多。位于多动关节骨突或骨沟内的肌腱和腱鞘，也常容易发生肌腱炎或腱鞘炎。

（4）职业　职业虽然不属于人体本身的内在因素，但它对机体的影响及与疼痛的关系都比较密切。职业不同，所处的工作环境和工作性质不同，常见的筋伤疾病也不同。例如，网球运动员易患网球肘，手部各种软组织的损伤多发生在手部劳动频繁或缺乏必要防护设备的机械工人、编织工人，如扳机指、腕管综合征等，腰部慢性劳损多发生在建筑工人、煤矿工人等，长期伏案工作的人容易发生颈部肌肉劳损和颈椎病，运动员、舞蹈演员或杂技演员则易发生扭挫伤。因此，从某种意义上讲，职业也是筋伤的一种致病因素。

（三）内因与外因的关系

颈肩腰腿痛的病因比较复杂，但归纳起来不外内因和外因两大类，其中外力伤害和慢性劳损为主要的致病因素。不同的外因可以引起不同的疼痛疾患，但由于内因的影响，在同一外因情况下，疼痛的种类、性质和程度都可有所不同。所以，颈肩腰腿痛疾病的发生，外因虽然是重要的，但亦不能忽视内在因素。必须正确处理外因和内因的辩证关系，通过分析疾病的症状、体征来推理病因，从而提供治疗的根据，亦即要做到"辨证求因""审因论治"。

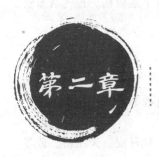

第二章 中医药治疗颈肩腰腿痛的方法

第一节 药物内治法

中药是治疗颈肩腰腿痛的重要方法之一，是在辨证施治的基础上具体贯彻内外兼治的主要手段。人体是一个统一整体，各种损伤后必然使其正常的生理功能受到影响。因此，药物的应用根据局部与整体兼顾，外伤与内损并重的原则而使用。治疗的法则是在辨证的基础上产生的，八纲、气血、脏腑、经络以及卫气营血的辨证，都是治疗的依据。它是根据辨证的情况分别制定不同的治疗法则，确定相应的治疗方法，选择行之有效的方药进行治疗的。

药物内治法是通过服药使局部和整体得以兼治的一种方法。可根据损伤的虚实、久暂、轻重缓急等具体情况选用先攻后补、攻补兼施，或消补并用，或先补后攻等不同治法进行治疗。

一、创伤疼痛内治法

人体一旦遭受损伤，则络脉受损，气机凝滞，营卫离经，瘀滞于肌肤腠理。"不通则痛""通则不痛"，无论气滞还是血瘀，都能引起疼痛，因此必须疏通内部气血。唐容川的《血证论》、钱秀昌的《伤科补要》等一些经典论著均以"损伤之症，专从血论"为辨证施治基础。根据损伤的发展过程，一般分为初、中、后三期。初期一般在伤后1～2周以内，由于气滞血瘀，需消瘀退肿以"下""消"法为主；若邪毒入侵可用"清法"；气闭昏厥或瘀血攻心，则用"开"法。中期是在伤后3～6周，虽损伤症状改善，肿胀瘀阻渐趋消退，疼痛逐步减轻，但瘀阻未尽，仍应以活血化瘀，和营生新，接骨续筋为主，故以"和""续"两法为基础。后期为伤后7周以后，瘀肿已消，但筋骨尚未坚实，功能尚未恢复，应以坚骨壮筋，补养气血、肝肾、脾胃为主。而筋肉拘挛、风寒湿痹、关节不利者则予以舒筋活络。故后期多用"补""舒"两法。故三期分治方法是以调和疏通气血、生新续损、强筋壮骨为主要目的的。临证时，必须结合病人体质及损伤情况辨证施治。

（一）早期治疗

对损伤初期有瘀者，宜采用攻利法。但血和气二者是互相联系的。气为血帅，血随气行。所以在治疗时必须治血与理气兼顾，常用治疗方法有攻下逐瘀法、行气活血法、清热凉血法、开窍通关法，并根据病情变化加减配伍。

1. 常用药物

① 用于祛瘀通络的药物：川芎、乳香、没药、丹参、泽兰、红花、桃仁、穿山甲、地鳖虫、五灵脂、牛膝、地龙肉、自然铜、苏木等；

② 用于行气止痛的药物：木香、陈皮、香附、枳壳、降真香等；

③ 用于活血散结止痛的药物：麝香、冰片等；

④ 用于清热解毒、凉血止痛的药物：黄柏、栀子、生地、牡丹皮、天花粉、黄芩、落得打、芙蓉叶等；

⑤ 用于行瘀止痛的药物：三七、白及、儿茶、莲房、血竭等；

⑥ 用于养血活血的药物：当归、白芍、赤芍等；

⑦ 用于攻下祛瘀的药物：大黄、芒硝等。

2. 常用治疗方法

（1）攻下逐瘀法　攻下逐瘀法属下法，是通泄之法，以攻逐邪实。跌打损伤，多使血脉受伤，恶血留滞，壅塞经道，瘀血不祛，新血不生，且所生新血不能安行无恙，终必妄行而致变证多端。故受伤后有瘀血停积者，须及时应用攻下逐瘀的方法。"留者去之"（《素问·至真要大论》），此之谓也。常用的代表方剂如下。

① 桃核承气汤（《伤寒论》）

组方：桃仁 12g，大黄 12g，桂枝 6g，炙甘草 6g，芒硝 6g。

主治：跌损后，瘀血停滞，或下腹蓄瘀，疼痛拒按，瘀热发狂等症。

② 鸡鸣散（《伤科补要》）

组方：当归尾 15g，桃仁 9g，大黄 30g。

主治：胸腹部挫伤，疼痛难忍，并见大黄秘结者。

③ 大成汤（《仙授理伤续断秘方》）

组方：大黄、枳壳各 12g，芒硝、当归、木通、苏木、川红花、陈皮、甘草、厚朴各 6g。

主治：跌损后，瘀血内蓄，昏睡，二便秘结者，或腰椎损伤后伴发肠麻痹腹胀者。

④ 黎洞丸（《医宗金鉴》）

组方：牛黄、冰片、麝香各 7.5g、阿魏、大黄、儿茶、血竭、乳香、没药、田三七、天竺黄、藤黄各 60g，雄黄 30g，山羊血 15g。

主治：跌损后，气滞血瘀，疼痛剧烈或瘀血内攻等证。

本法常用苦寒泻下之剂，其性峻猛，适用于损伤早期蓄瘀，大便不通，腹胀，苔黄，脉数的体实患者。对年老体弱、气血虚弱，或失血过多，内伤重证，或妊娠、月经期、产后营血不足者等均不宜使用。

（2）行气消瘀法　行气消瘀法属消法，又称行气活血法，为内治法中较常用的一种，有消散和破散的作用。"结者散之"（《素问·至真要大论》），凡气滞血凝、肿痛并见之证，均可应用本法。气为血之帅，气行则血行，气滞则血滞，气结则血瘀。同时，血不活则瘀不能去，瘀血不去则新血不生。故损伤后有气滞血瘀者，宜采用行气消瘀法。常用的代表方剂如下。

① 复元活血汤（《医药发明》）

组方：柴胡 15g，天花粉 9g，当归 9g，红花 6g，甘草 6g，穿山甲 6g，酒浸大黄 30g，酒浸桃仁 9g。

主治：跌打损伤，瘀血阻滞之疼痛。

② 活血化瘀汤（《林如高正骨经验》）

组方：当归、紫苏、生地、赤芍、蒲黄、茜草各 9g，红花 1.5g，莪术、泽兰、三七各 6g，姜黄 4.5g，甘草 3g。

主治：跌打损伤，瘀血肿胀，伤筋落枕。

③ 活血止痛汤（《伤科大成》）

组方：当归 6g，川芎 2g，乳香 3g，苏木 6g，红花 1.5g，没药 3g，地鳖虫 9g，三七 3g，赤芍 3g，陈皮 3g，落得打 6g，紫荆藤 9g（或去之）。

主治：跌损后肿痛。

以上三方，以消瘀活血为主。

④ 柴胡疏肝散（《景岳全书》）

组方：柴胡、陈皮各 6g，芍药、枳壳、川芎、香附各 4.5g，炙甘草 1.5g。

主治：胸胁损伤，肿胀疼痛者。

⑤ 加味乌药汤（《济阴纲目》）

组方：乌药 9g，砂仁 6g，木香 6g，延胡索 9g，香附 12g，甘草 6g，生姜 3 片。

主治：损伤后气滞疼痛。

⑥ 理气散瘀汤（《林如高正骨经验》）

组方：当归尾、续断、生地各 9g，川芎、红花、制陈皮、枳壳、泽兰、槟榔各 6g，甘草 3g。

主治：新伤气逆不顺，瘀阻作痛。

以上三方，以行气止痛为主。

⑦ 顺气活血汤（《伤科大成》）

组方：苏梗、厚朴、枳壳、香附、炒赤芍各 3g，砂仁、红花各 1.5g，当归尾、苏木各 6g，木香 1.2g，桃仁 9g。

主治：胸腹挫伤，气滞胀满，瘀肿作痛。

⑧ 血府逐瘀汤（《医林改错》）

组方：当归 9g，生地黄 9g，桃仁 12g，红花 9g，枳壳 6g，赤芍 6g，柴胡 3g，甘草 3g，桔梗 4.5g，川芎 4.5g，牛膝 9g。

主治：瘀血内阻，血行不畅，经脉闭塞之疼痛。

⑨ 膈下逐瘀汤（《医林改错》）

组方：当归 9g，川芎 6g，赤芍 6g，桃仁 9g，红花 9g，枳壳 4.5g，丹皮 6g，香附 3g，延胡索 3g，乌药 6g，五灵脂 9g，甘草 9g。

主治：腹部损伤，蓄血疼痛。

以上三方，行气与活血并重。

宿伤瘀血内结，或虽新伤但有某些禁忌而不能峻下攻伐者，均可用本法缓散渐消。行气消瘀之剂一般并不峻猛，若需逐瘀时，可与攻下药配合使用。对于禀赋体弱或妊娠、月经期间不宜使用破散者，可依据"虚人不宜下者，宜四物汤穿山甲"之法用药。

（3）清热凉血法　清热凉血法属清法，是用性味寒凉药物以清泄邪热而止血的一种方法。包括清热解毒和凉血止血两法，适用于跌仆损伤后引起的热毒蕴结于内，引起血液错经妄行，或邪毒侵袭、火毒内攻、热邪蕴结，或壅聚成毒等证。若迫血妄行而致出血者，当用凉血清热之法治之。其代表方剂如下。

① 五味消毒饮（《医宗金鉴》）

组方：金银花、野菊花、蒲公英、紫花地丁各15g，紫背天葵10g。

主治：附骨疽及痈疮疔毒初起，或开放性损伤疮面感染初期，局部红肿热痛。

② 四生丸（《妇人良方》）

组方：生地黄15g、生艾叶9g、生荷叶9g、生侧柏叶12g。

主治：损伤出血，血热妄行的吐血、衄血等。

③ 小蓟饮子（《济生方》）

组方：生地30g，小蓟15g，滑石15g，木通9g，炒蒲黄9g，淡竹叶9g，藕节9g，山栀9g，当归6g，炙甘草6g。

主治：泌尿系挫伤，下焦瘀热而致血淋或尿血等。

④ 清营汤（《温病条辨》）

组方：生地24g，玄参9g，淡竹叶12g，金银花15g，连翘15g，黄连6g，丹参12g，麦冬9g，水牛角1.5g（研细末冲服）。

主治：创伤并发感染，邪入营分，症见高热、神昏、谵语、舌绛者。

⑤ 犀角地黄汤（《千金方》）

组方：生地黄30g，赤芍12g，丹皮9g，水牛角3g（研细末冲服）。

主治：热入血分，疮疡热毒内攻，迫血妄行所致吐血、衄血、便血、皮肤瘀斑等，并见高热、神昏、谵语等。

⑥ 退癀消肿汤（《林如高正骨经验》）

组方：川连、防风、黄柏、黄芩、栀子各6g，生地、地骨皮各15g，知母、泽泻、地鳖虫、灯心草、茯苓、车前子、金银花各9g，薄荷、甘草各3g。

主治：损伤局部红肿热痛者。

本类方剂多为寒凉之品所组成，所治当为实热之证。凡身体壮实而患实热之证者用清热凉血法。若身体素虚，饮食素少，肠胃虚滑不可过用寒凉药物；血得寒则凝，故清热不可过用寒凉，以防气血凝滞而不行；出血量过大者，还应考虑辅以益气固脱之剂。

（4）开窍通关法　开窍通关法是用辛香走窜、开窍通关的药物，以治疗损伤后邪气壅盛，蒙蔽心窍，而致神昏窍闭之标证的救急方法。

本类方剂有凉开和温开之分。凉开之剂可用于损伤后热毒内陷心包，或痰热壅蔽心窍而致高热、惊厥、抽搐等；温开之剂可用于损伤后气闭，或痰壅气阻所致昏厥、抽搐等。其代表方剂如下。

① 安宫牛黄丸（《温病条辨》）

组方：牛黄、郁金、黄连、黄芩、栀子、水牛角、雄黄、朱砂各 4 份，麝香、冰片各 1 份，珍珠 2 份。

主治：身热、狂躁、神昏、谵语及头部内伤晕厥。

② 紫雪丹（《和剂局方》）

组方：石膏、寒水石、磁石、滑石各 1500g，水牛角屑、羚羊角屑、土木香、沉香、玄参、升麻各 500g，甘草 240g，朴硝 5000g，硝石 930g，麝香 38g，朱砂 90g，黄金 3000g，丁香 30g。

主治：颅脑损伤后高热烦躁，神昏谵语者。

③ 至宝丹（《和剂局方》）

组方：水牛角、玳瑁、琥珀、朱砂、雄黄各 30g，龙脑、麝香各 7.5g，牛黄 15g，安息香 45g，金箔、银箔各 50 片。

主治：头部内伤昏迷，或创伤后感染而致的高热神昏，惊厥抽搐者。

④ 苏合香丸（《和剂局方》）

组方：白术、土木香、水牛角屑、香附子、朱砂、诃子、白檀香、安息香、沉香、麝香、荜茇各 2 份，龙脑、乳香、苏合香油各 1 份。

主治：头部内伤昏迷属寒闭痰阻者。

⑤ 羚羊钩藤汤（《通俗伤寒论》）

组方：羚羊角 1～3g，钩藤 9g，桑叶 6g，川贝母 12g，竹茹、生地各 15g，菊花、茯神木各 9g，甘草 3g。

主治：头部内伤及创伤感染，高热神昏，烦躁惊厥者。

⑥ 神犀丹（《温热经纬》）

组方：水牛角尖 1.5g，石菖蒲 1.5g，生地 4g，黄芩 1.5g，人中黄 1g，金银花 4g，连翘 2.5g，板蓝根（或青黛）2.5g，香豉 2g，玄参 2g，天花粉 1g，紫草 1g，神曲适量（糊丸）。

主治：头部损伤后或创伤感染，高热神昏，谵语狂躁者。亦可治骨髓炎有上述症状者。

⑦ 麝香七厘散（《林如高正骨经验》）

组方：麝香 15g，龙涎香 60g，沉香 90g，制乳香 60g，木香 60g，荜澄茄 45g，槟榔 90g，草豆蔻 45g，丁香 60g，三七 90g，人中白 90g，煅自然铜 150g，无名异 120g，煅虎骨 90g（今用狗骨代）。

主治：重度损伤后不省人事者。

⑧ 行军散（《霍乱论》）

组方：西牛黄、麝香、珍珠、冰片、硼砂各 3g，雄黄 24g，硝石 0.9g，飞金 20 页。

主治：损伤后烦闷欲绝，不省人事者。

⑨ 夺命丹（《伤科补要》）

组方：归尾、桃仁、大黄各 90g，血竭 15g，地鳖虫 45g，儿茶 15g，乳香 30g，没药 30g，自然铜 60g，红花 15g，朱砂 15g，骨碎补 30g，麝香 1.5g。

主治：跌打损伤，瘀血内停，神昏谵语，或烦躁不宁，如见鬼状，或惊厥。

（二）中期治法

损伤诸症经过早期治疗，局部肿胀基本消退，但瘀肿尚未消尽，筋骨未恢复，组织处于修复初期。在此阶段，一方面仍应化瘀和营以生新，另一方面应顾护气血，濡养筋骨，宜改用中期的各种治法。中期治法主要是在八法中的"和"法的基础上发展起来的。和法是通过和营止痛法、接骨续筋法、舒筋活络法而进一步调和气血，从而达到祛瘀生新、接骨续筋、疏风通络、活血舒筋目的的方法。

1. 常用中药

① 用于补气养血、滋补肝肾的药物：黄芪、何首乌、当归、熟地、龟板、山萸肉、杜仲、续断、骨碎补、威灵仙、五加皮、牛膝等；

② 用于祛瘀通络的药物：乳香、没药、川芎、红花、桃仁、地鳖虫、杜仲、续断、穿山甲、泽兰、苏木、自然铜、地龙、桑寄生等；

③ 用于清热解毒的药物：生地、丹皮、赤芍、三百棒、重楼等；

④ 用于行气止痛的药物：陈皮、木香、枳壳、青皮、乌药、郁金、延胡索等。

2. 常用治疗方法

（1）和营止痛法　和营止痛法适用于损伤后，瘀肿渐消而未尽，虽经消、下等法治疗而血瘀气滞，肿痛尚未尽除，但久用攻伐又恐伤正气者。其代表方剂如下。

① 和营止痛汤（《伤科补要》）

组方：赤芍、当归尾、乌药各 9g，川芎、苏木、陈皮、桃仁、乳香、没药、木通、甘草各 6g，续断 12g。

主治：损伤后瘀积肿痛。

② 定痛和血汤（《伤科补要》）

组方：当归、红花、乳香、没药、五灵脂、川断、蒲黄、秦艽、桃仁（原书未注明用量）。

主治：扭伤后瘀血不散。

③ 正骨紫金丹（《医宗金鉴》）

组方：丁香、木香、血竭、儿茶、熟大黄、红花各 1 份，当归头、莲子肉、白茯苓、白芍药各 2 份，丹皮 1/2 份，甘草 1/3 份。

主治：跌仆堕坠、闪挫扭伤之疼痛，以及瘀血凝聚等症。

④ 和营通气散（《伤科学》）

组方：全当归、丹参、香附各 90g，川芎、延胡索、青皮、枳壳各 30g，郁金、制半夏各 60g，木香、大茴香各 15g。共为细末，每服 1.5g，每日 2 次，开水送服。

主治：躯干内伤，气血阻滞。

⑤ 跌打养营汤（《林如高正骨经验》）

组方：当归 6g，川芎 4.5g，熟地黄 15g，白芍 9g，西洋参 3g（或党参 9g），黄芪 9g，山药 15g，甘草 3g，枸杞子 15g，木瓜 9g，骨碎补 9g，砂仁 3g，三七 4.5g，续断 9g，补骨脂 9g。

主治：有促进筋骨生长之功，用于跌打内伤或骨折中、后期。

（2）接骨续筋法　本法是在"和"法的基础上发展起来的。适用于损伤中期，肿胀已消，筋骨已接而不坚，瘀血未尽。主要使用接骨续筋药，佐以活血祛瘀之药以活血祛瘀，接骨续筋。其代表方剂如下。

① 续骨活血汤（《中医伤科学讲义》经验方）

组方：赤芍、白芍、煅自然铜、落得打各 9g，生地黄 15g，红花、地鳖虫、乳香、没药各 6g，骨碎补、续断、当归尾各 12g。

主治：骨折及软组织损伤。

② 新伤续断汤（《中医伤科学》）

组方：当归尾、煅自然铜、骨碎补、桑枝各 12g，乳香、没药各 3g，丹参、地鳖虫、泽兰叶、延胡索、桃仁各 6g，苏木、续断各 9g。

主治：筋骨损伤初、中期者。

③ 代杖散（《疡医准绳》）

组方：无名异、没药、乳香、地龙、自然铜、土木鳖各等份。

主治：各种闭合性损伤。

④ 接骨紫金丹（《杂病源流犀烛》）

组方：土鳖虫 10 个，乳香、没药、自然铜、骨碎补、血竭各 15g，硼砂、当归各 9g，地龙 14 条。

主治：损伤骨折瘀血内停者。

⑤ 壮骨强筋汤（《林如高正骨经验》）

组方：熟地 12g，怀牛膝、当归、续断、补骨脂、骨碎补、煅自然铜各 9g，制乳香、甘草、红花各 3g，川芎、桃仁各 6g。

主治：伤筋、骨折中后期筋骨痿软，愈合较缓者。

（3）舒筋活络法　本法是使用活血与祛风通络药，再佐以理气药，以宣通气血，消除凝滞，增强舒筋通络之功。适用于损伤肿痛稳定后而有瘀血凝滞、筋膜粘连的伤筋中期，或风寒湿邪乘虚而入，侵袭经络，留而成痹，或受伤之处筋络发生挛缩、僵直，关节屈伸不利，或气血不得通畅，肢体痹痛等症。常用代表方剂如下。

① 活血舒筋汤（《中医伤科学讲义》）

组方：当归尾、赤芍、姜黄、伸筋草、松节、海桐皮、落得打、路路通、羌独活、防风、续断、甘草。上肢加川芎、桂枝；下肢加牛膝、木香；痛甚加乳香、没药（原方未注明用量）。

主治：筋骨损伤后，关节疼痛，筋络挛痛，活动功能障碍者。

② 舒筋汤（《外伤科学》经验方）

组方：当归、白芍、羌活、防风、续断各 9g，姜黄、松节、甘草各 6g，宽筋藤 15g，海桐皮 12g。

主治：骨折及关节脱位后期，或软组织病变所致的筋络挛痛。

③ 独活寄生汤（《备急千金要方》）

组方：独活、防风、川芎、牛膝各 6g，桑寄生 18g，秦艽、杜仲、当归、茯苓、党参各 12g，熟地 15g，白芍 9g，细辛、甘草各 3g，肉桂 1.5g。

主治：腰脊损伤后期肝肾两亏，风湿痛及腿足屈伸不利者。

④ 麻桂温经汤（《伤科补要》）

组方：麻黄、桂枝、红花、白芷、细辛、桃仁、赤芍、甘草（原方未注明用量）。

主治：损伤之后风寒客注而痹痛者。

⑤ 三痹汤（《妇人良方》）

组方：独活、牛膝、防风、川芎各 6g，党参、当归、杜仲、黄芪、续断各 12g，生地黄 15g，芍药 9g，肉桂 1g，细辛、甘草各 3g。

主治：气血凝滞，手足拘挛，筋骨痿软，风湿痹痛者。

⑥ 蠲痹汤（《百一选方》）

组方：羌活、姜黄、当归、黄芪、赤芍、防风各 45g，炙甘草 15g，上药粗末 15g加生姜 5 片煎。

主治：损伤后风寒乘虚入络者。

（三）后期治法

损伤后期，组织修复从骨痂形成过渡为再塑形，软组织修复基本完成，此期由于损伤后出血、瘀血以及攻瘀散结之剂的使用，气血易于亏损。肝主藏血，主筋，血虚则肝血不足，筋伤则内动于肝；肾主骨，生髓。骨髓损伤，则内动于肾，故筋伤骨折易致肝肾不足。早中期治疗失时、失宜，皆易造成瘀血凝聚而不散，致使经脉粘连而挛缩，按之局部出现条索状或结节，有压痛及放射痛。损伤后期，瘀血内滞，筋脉失养，风寒湿邪乘虚而入，留而成痹。故后期多用"补""舒"两法。

1. 常用药物

① 用于健脾益气的药物：白术、党参、黄芪、人参、刺五加、山药等；

② 用于滋阴养血的药物：何首乌、当归、熟地、龟板、山萸肉、枸杞子等；

③ 用于壮阳温经通络的药物：杜仲、续断、骨碎补、锁阳、肉桂、附子、鹿角胶、菟丝子等；

④ 用于健脾理气的药物：茯苓、砂仁、薏苡仁、香附、枳实等。

2. 常用治疗方法

（1）补气养血法　补气养血法是使用补气养血药物，使气血旺盛而濡养筋骨的治疗方法。颈肩腰腿痛诸病大多数发病时间较长，或是年老体弱长期缺乏锻炼，日久必使体质虚弱而出现各种气血亏损，故宜采用补气养血法，使气血旺盛而濡养筋骨。补气、补血虽然各有重点，但血为气之母，气为血之帅，二者不能截然分开，气虚可致血虚，血虚可致气损，故临床上常补气养血并用。

古云有形之血不可速生，无形之气宜当急固。故在治疗上，有大出血时，当益气以固脱摄血；治血虚时，在补血之中常兼以益气，使气旺而血旺。治气虚时，因脾为气血生化之源，肺主气，故治疗时每用健脾益气，兼以补益肺气之法；对因阴虚而引起阳虚者，当加附子以助阳，如用参附汤以治元气不足，用术附汤以治中阳虚者，用芪附汤以治卫阳虚。当然，在使用本法时亦应注意，若气血已虚，而瘀血未尽时，当权衡正邪之轻重，扶正以化瘀祛邪。常用代表方剂如下。

① 八珍汤（《正体类要》）

组方：党参 9g，白术 9g，茯苓 9g，炙甘草 4.5g，川芎 6g，当归 9g，熟地黄 9g，白芍 9g，生姜 3 片，大枣 2 枚。

主治：损伤中后期气血俱虚，创面脓汁清稀，久不收敛者。

② 十全大补汤（《医学发明》）

组方：党参、当归、黄芪各 9g，白术、茯苓、熟地、白芍各 12g，川芎 6g，甘草 4.5g，肉桂 1.5g。

主治：损伤后期气血衰弱，溃疡脓汁清稀，自汗、盗汗，萎黄消瘦，不思饮食，倦怠气短等症。

③ 当归补血汤（《内外伤辨惑论》）

组方：黄芪 15～30g，当归 3～6g。

主治：损伤后期气血不足，或虚损劳热，脉大而虚，重按无力者。

④ 人参养荣丸（《和剂局方》）

组方：人参（或党参）、白术、炙黄芪、白芍、炙甘草、陈皮、肉桂、当归各 30g，熟地、五味子、茯苓各 25g，远志 15g，大枣 2 枚，生姜 3 片。

主治：损伤后期身体虚弱或虚损劳热者。

(2) 补养脾胃法　补养脾胃法适用于损伤后期气血亏损，脾胃虚弱，运化失职者。损伤日久耗伤正气，气血亏损，加之伤后活动减少，可导致脾胃虚弱，运化失职；饮食不消，也会出现筋骨损伤修复减缓，脉象虚弱无力等。脾胃为后天之本，气血生化之源。损伤后期气血亏损，当健脾益胃以资生化之源，方为治本之要。脾胃虚弱，脾胃升降失职，健脾益气当与理气之药相协，方能达理气健脾之功。其代表方剂如下。

① 归脾汤（《济生方》）

组方：白术 9g，当归 3g，党参 3g，黄芪 9g，酸枣仁 9g、木香 1.5g，远志 3g，炙甘草 4.5g，龙眼肉 4.5g，茯苓 9g。

主治：损伤后期气血不足，乏力气短，失眠多梦及慢性溃疡等。

② 补中益气汤（《东垣十书》）

组方：黄芪 15g，党参 12g，白术 12g，陈皮 3g，炙甘草 4.5g，当归 9g，升麻 4.5g，柴胡 4.5g。

主治：创伤或疮疡日久，元气亏损，气血耗损，中气不足诸症。

③ 健脾养胃汤（《伤科补要》）

组方：党参、黄芪、淮山药、当归身、白术、茯苓、白芍、泽泻、小茴香、陈皮（原方未注明用量）。

主治：损伤病后期脾胃虚弱，气血不足，腹胀纳少，肢体痿软无力者。

(3) 补益肝肾法　补益肝肾法又称强壮筋骨法。此法适用于损伤后期，肝肾已虚，肢体功能尚未恢复者，或先天禀赋不足，筋骨不强者。肝主筋，肾主骨，主腰脚。《素问·上古天真论》曰："肝气衰，筋不能动"，《素问·脉要精微论》曰："腰者肾之府，转摇不能，肾将惫矣"。肾有肾阴肾阳之分，肾阴肾阳又互相为用，故《景岳全书》曰："善补阳者，必于阴中求阳；善补阴者，必于阳中求阴"。因此，既要看到它们的区别，又要重视它们的相互联系。同时，肝为肾之子，《难经》曰："虚则补其母"，故肝虚者应注意补肾，此即滋水涵木法。其代表方剂如下。

① 健步虎潜丸（《伤科补要》）

组方：龟甲胶、鹿角胶、虎胫骨（今用狗骨代）、何首乌、川牛膝、杜仲、锁阳、当归、熟地、威灵仙各 60g，黄柏、人参、羌活、白芍、白术各 30g，大川附子 45g。

主治：跌打损伤，血虚气弱，筋骨痿软无力者。

② 补肾壮筋汤（《伤科补要》）

组方：熟地、当归、山萸肉、茯苓、续断、牛膝、杜仲、白芍、五加皮各 15g，青皮（原方未注明用量）。

主治：肾气虚损，习惯性关节脱位等。

③ 补肾壮骨汤（《林如高正骨经验》）

组方：杜仲、枸杞子、骨碎补、芡实、酒续断、补骨脂、狗脊各 9g，煅狗骨 15g。

主治：腰部损伤，肾气虚损。

④ 左归丸（《景岳全书》）

组方：熟地 240g，淮山药、山萸肉、枸杞子、菟丝子、鹿角胶、龟甲各 120g，川牛膝 90g。

主治：损伤日久，肾水不足，精髓内亏，腰膝酸软，头昏眼花，虚热盗汗等症。

⑤ 右归丸（《景岳全书》）

组方：熟地黄 240g，淮山药、鹿角胶、枸杞子、菟丝子、杜仲各 120g，山萸肉、当归 90g，附子 60～180g，肉桂 60～120g。

主治：损伤后期，肝肾不足，精血虚损而致的神疲心悸，肢冷痿软。

（4）温经通络法　温经通络法属温法，适用于寒湿之邪阻滞经络而引起的肢节痹痛者。温法是使用温性或热性药物补益阳气，驱除寒邪，以治疗里寒证的一种治法。《素问·至真要大论》中有"寒者温之""损者益之"的治则。损伤后气血运行不畅，或因阳气不足，腠理空虚，风寒湿邪滞留，气血凝滞者，由于颈痛大多数是慢性劳损性疾患，故温经通络是其常用治法。但临证应用时应结合其他各法配合应用。本法其代表方剂如下。

① 麻桂温经汤（《伤科补要》）

组方：麻黄、桂枝、红花、白芷、细辛、桃仁、赤芍、甘草（原方未注明用量）。

主治：损伤之后风寒客注而痹痛者。

② 骨质增生丸（《中医骨伤科学》载长春中医学院附属医院方）

组方：熟地黄 15kg，鹿衔草、骨碎补、鸡血藤、肉苁蓉、淫羊藿各 10kg，莱菔子 5kg。

主治：骨关节退行性病变所引起的疼痛，或风寒湿痹痛。

二、骨病内治法

对于引起颈肩腰腿痛的骨病，其治法与损伤有所不同。各类骨病都有各自的病因、病机及转归，有各自发生、发展、变化的规律。如骨痈疽为邪毒侵袭筋骨，其病机为热毒蕴结，血瘀肉腐，蚀骨成脓。痹证为风、寒、湿、热之邪夹杂侵袭筋骨，其病机为风寒湿热之邪痹阻经脉气血，留注关节，久则筋骨受累，损伤肝肾。故在应用骨病所致颈肩腰腿痛的内治法时须确定疾病的性质，明确患者的体质，辨其阴阳、虚实、表里、寒热，分初起、成脓及溃后三期进行治疗。疮疡初起未成脓者宜用内消法，控制毒邪。中期疮已形成，则用托毒透脓之内托法；后期，溃疡毒势已泄，宜用补益之法，生肌长肉，迅速康复。对骨病中的一些杂症则以发汗解表、养阴清热、固涩收敛、镇静安神法施治为主。所以，此类骨病的治疗与损伤性骨病的治疗是截然不同的，该类病症，古代多属杂病范畴，其治疗主要有以下几方面。

1. 解毒法

（1）清热解毒法　本法适用于热毒蕴结筋骨，或内攻营血诸证。其代表方剂如下。

① 五味消毒饮（《医宗金鉴》）：处方组成及用量参上文。治骨关节感染初期，局部有红肿热痛者。

② 黄连解毒汤（《外台秘要》引崔氏方）

组方：黄连、黄芩、黄柏、山栀子，酌情用量。

主治：创伤感染、附骨痈疽等。

③ 仙方活命饮（《校注妇人良方》）

组方：炮穿山甲、天花粉、甘草节、乳香、白芷、赤芍、贝母、防风、没药、皂角刺（炒）、归尾各3g，陈皮、金银花各9g。

主治：骨痈疽初期。

④ 清热凉血汤（《林如高正骨经验》）

组方：槐花、地榆、茜草、泽泻、白术、茯苓、生地各9g，三七、香砂各3g。

主治：筋络损伤，伴有便血、尿血者。

⑤ 清营汤（《温病条辨》）：处方组成及用量参上文。主治骨关节感染及温热之邪入营内陷，症见高热烦渴，谵语发斑，舌绛而干者。

⑥ 犀角地黄汤（《千金方》）：处方组成及用量参上文。主治热入血分，疮疡热毒内攻，吐血、衄血、便血、皮肤瘀斑，高热神昏谵语，烦躁等症。

（2）温阳解毒法　本法适用于阴寒内盛之骨痨或附骨疽。其代表方剂如下。

① 阳和汤（《外科全生集》）

组方：熟地黄30g，白芥子6g，炮姜炭1.5g，麻黄1.5g，甘草3g，肉桂3g，鹿角胶9g（烊化）。

主治：一切流痰，附骨疽及脱疽的虚寒证。

② 消核散（《医宗金鉴》）

组方：海藻90g，牡蛎、玄参各120g，糯米240g，生甘草30g，红娘子28个。

主治：骨痨、瘰疬等，局部痰凝血阻之癥瘕、肿块。

（3）疏泄解毒法　本法利用利尿、泻下及解毒药物，使毒物迅速排出体外。适用于某些地方性或职业性骨病。其代表方剂如下。

① 五苓散（《伤寒论》）

组方：猪苓、泽泻、白术各9g，茯苓15g，桂枝6g。

主治：一些工业性骨中毒，用以利尿排毒及急性肾衰的治疗。

② 解毒利尿汤（《实用中医脊柱病学》经验方）

组方：金钱草30g，海金沙15g，石韦15g，车前子9g，琥珀6g（冲），牛膝9g，土茯苓30g。

主治：一些职业性、工业性骨中毒等，有利尿解毒之用。

③ 增液承气汤（《温病条辨》）

组方：玄参 12g，麦冬 9g，生地 12g，大黄 6g，芒硝 4.5g。

主治：一些职业性骨病及工业性骨中毒，而见热结阴亏，大便秘结者。

（4）托里排脓法　本法用于骨痈疽脓已成，但排脓不畅或体虚不能托毒外出者。其代表方剂如下。

① 透脓散（《外科正宗》）

组方：生黄芪 12g，炮穿山甲 6g，川芎 6g，当归 9g，皂角刺 4.5g。

主治：痈疽诸毒，脓已成而脓出不畅者。

② 托里消毒散（《医宗金鉴》）

组方：人参、川芎、当归、白芍、白术、金银花、茯苓、黄芪各 3g，白芷、皂角刺、甘草、桔梗各 1.5g。

主治：用于疮疡或骨痈疽等，因正气不足，邪盛而脓毒不易排者。

③ 托里透脓散（《医宗金鉴》）

组方：人参、土白术、穿山甲（炒）、白芷各 3g，升麻、甘草各 1.5g，当归 6g，生黄芪 9g，皂角刺 4.5g，青皮 1.5g。

主治：痈疽已成未溃而气血衰弱者。

2. 活血法

（1）行气活血法　本法适用于各种骨病而见气滞血瘀者。其代表方剂如下。

① 理气散瘀汤（《林如高正骨经验》）：治各种骨病气逆不顺，瘀阻作痛。

② 顺气祛瘀汤（《林如高正骨经验》）：治胸胁外伤内有蓄血者。

③ 血府逐瘀汤（《医林改错》）：治胸部瘀血内阻，血行不畅，经脉闭塞之疼痛。

④ 少腹逐瘀汤（《医林改错》）：治小腹部或少腹部气滞血瘀作痛者。

⑤ 膈下逐瘀汤（《医林改错》）：治腹部蓄血疼痛者。

（2）活血解毒法　本法适用于各种因瘀血与毒邪内聚之恶性骨肿瘤。其代表方剂如下。

① 消癌片（《肿瘤的诊断与防治》）

组方：红升丹 300g，田三七 600g，牛黄 180g，黄连 150g，琥珀 300g，陈皮 200g，黄芩 150g，黄柏 150g，水牛角 90g，贝母 60g，山慈菇 300g，桑椹 90g，山药 300g，郁金 60g，甘草 60g，双花 90g，黄芪 90g，蕲蛇 60g，白及 300g。

主治：各种恶性肿瘤。

② 蟾酥丸（《肿瘤的诊断与防治》）

组方：蟾酥 6g，轻粉 1.5g，寒水石 3g，铜绿 3g，乳香 3g，没药 3g，胆矾 3g，蜗牛 21 个，朱砂 9g，雄黄 9g。

主治：各种恶性肿瘤。

③ 神农丸（《肿瘤的诊断与防治》）

组方：炙马钱子 6g，甘草 1.5g，川芎 6g，雄黄 3g，炮山甲 9g，当归 9g，水牛角 6g，全蝎 6g，蜈蚣 6g。

主治：原发或继发性脊柱肿瘤并发下肢瘫痪者。

④ 琥珀黑龙丹（《外科正宗》）

组方：琥珀 30g，血竭 60g，京墨、五灵脂、昆布、海藻、南星（姜汁炒）各 15g，木香 9g，麝香 3g，金箔（为衣）。

主治：用于各种肿瘤。

⑤ 六军丸（《外科正宗》）

组方：蜈蚣（去头足）、蝉衣、全蝎、白僵蚕（炒）、夜明砂、穿山甲各等份，神曲（糊丸）、朱砂（为衣）。

主治：肿块坚硬者。

3. 通络法

（1）祛邪通络法　此法适用于风寒湿邪侵袭而引起的各种痹痛。其代表方剂如下。

① 三痹汤（《妇人良方》）：治气血凝滞，手足拘挛，筋骨痿软，风湿痹痛者。

② 蠲痹汤（《百一选方》）：治风寒乘虚入络而致痹痛者。

（2）舒筋解痉法　本法适用于各种骨病引起的筋肉挛缩者。其代表方剂如下。

① 羚羊钩藤汤（《通俗伤寒论》）：治感染或头部内伤而高热动风，烦闷躁扰，手足抽搐，神昏痉厥等症。

② 镇肝息风汤（《医学衷中参西录》）

组方：怀牛膝、代赭石各 30g，龙骨、牡蛎、白芍、玄参、天冬各 15g，川楝子、生麦芽、茵陈蒿各 6g，甘草 4.5g。

主治：头晕头痛，目胀耳鸣，四肢抽搐，角弓反张等症。

③ 大活络丹（《圣济总录》）

组方：白花蛇、乌梢蛇、草乌、威灵仙、两头尖、天麻、全蝎、首乌、龟甲、麻黄、贯众、炙甘草、羌活、肉桂、藿香、乌药、黄连、熟地、大黄、木香、沉香各 100 份，细辛、赤芍、没药、丁香、乳香、白僵蚕、天南星、青皮、白蔻、骨碎补、安息香、黑附子、黄芩、茯苓、香附、玄参、白术各 50 份，防风 125 份，葛根、虎胫骨（今用狗骨代）、当归各 75 份，血竭、地龙、犀角（今用水牛角代）、麝香、松脂各 25 份，牛黄、龙脑各 7.5 份，人参 150 份。

主治：筋肉挛痛及痿痹等。

（3）温经通络法　本法适用于寒湿之邪阻滞经络而引起的肢节痹痛者。其代表方剂如下。

① 麻桂温经汤（《伤科补要》）：治风寒客注而痹痛者。

② 骨质增生丸（《中医骨伤科学》载长春中医学院附属医院方）

组方：熟地黄 15kg，鹿衔草、骨碎补、鸡血藤、肉苁蓉、淫羊藿各 10kg，莱菔子 5kg。

主治：骨关节退行性病变所引起的疼痛，或风寒湿痹痛。

以上治法，临证时必须灵活变通，但多适用于损伤三期的辨证治疗。

内治药物有汤剂、丹剂、丸剂、散剂等多种，片剂、冲剂、针剂应用也较多。丹剂、丸剂和散剂，取其简便、快捷。内伤或外伤较重而全身症状明显，以及某些损伤的初期，一般多用汤剂，或配合应用散剂或丸剂，以取得更好的疗效。

第二节　药物外治法

药物外治法，在治疗上简便、易行、价廉而效卓，是中医骨伤临床的重要治疗手段。药物外治法的内容丰富，根据剂型及适用方法的不同，大致可以分为敷贴药、搽擦药、熏洗湿敷药和热熨药。

一、敷贴法

敷贴法是将药物制剂直接敷贴在患部，使药力直达病所而发挥作用。吴师机在《理瀹骈文》论其功用曰："一是拔，二是截。凡病所结聚之处，拔之则病自出，是深入内陷之患；病所经由之处，截之则邪自断，无妄行传变之虞。"敷贴药常用剂型有药膏、膏药和药粉三种。

1. 药膏

又称敷药或软膏。即用药粉和一些液态物调制成黏稠膏状物，外敷于患处以达治疗的目的。药膏按其功用可分为以下几类。

(1) 活血消肿止痛类　适用于病变早期或急性损伤，肿胀疼痛剧烈以及创伤性关节炎、血友病性关节炎等。其代表方剂如下。

① 消瘀止痛膏（《现代名中医骨科绝技》）

组方：赤芍 100g，生栀子 100g，生川乌 100g，川断 500g，泽兰 500g，紫荆皮 500g，生南星 500g，白芷 500g。上药研成极细末过 45 目筛。取蜂蜜 1000g，凡士林 300g 加热至 70℃ 左右搅拌熔化后，待温度降到 40℃ 左右加入药粉 600g，逐渐搅拌混合至冷却，装入药罐，密封储藏备用，根据损伤面积的大小，取适量药膏均匀摊在棉垫上，胶布固定，绷带缠绕包扎，1～2 天换药一次，3 次为 1 疗程。

主治：治骨折筋伤早期，血脉受伤，恶血留滞，壅塞于经脉，局部肿胀疼痛难忍，或伤处红、肿、热、痛者。

② 定痛膏（《证治准绳》）

组方：芙蓉叶 60g，紫荆皮、独活、天南星、白芷各 15g，共为末，加鲜马蓝菜、墨斗菜各 30g，杵捣极烂和药末，用生葱汁、老酒炒暖敷患处。若伤处未破而色紫黑者，加草乌、肉桂、高良姜各 9g，研末姜汁调温敷患处；若紫黑色已退，则以姜汁、鸡蛋清调温敷患处。

主治：跌打损伤，筋伤骨折，瘀血留滞，红肿热痛者。

③ 双柏膏（散）（《中医伤科学讲义》）

组方：侧柏叶、大黄各 2 份，黄柏、薄荷、泽兰各 1 份，共为细末，用水、蜜、糖、米酒或凡士林调敷皆可。

主治：跌打损伤或疮疡肿毒，症见局部红肿热痛或局部包块形成而无溃疡者。

④ 消肿散（《林如高正骨经验》）

组方：黄柏、黄连各 60g，侧柏叶 150g，透骨草、穿山龙、骨碎补、芙蓉叶、天花粉、紫荆皮、菊花叶各 90g，煅石膏 240g，檀香 180g，共研细末，蜜水各半调敷，每日 1 次，每次 8h。

主治：损伤初期局部肿痛者。

(2) 舒筋接骨类　适用于骨折整复后，位置良好，肿痛消退之中期患者。其代表方剂如下。

① 舒筋活络药膏（《中医伤科学讲义》）

组方：赤芍、红花、南星各 1 份，生蒲黄、旋覆花、苏木各 1 份半，生草乌、生川乌、羌活、独活、生半夏、生栀子、生大黄、生木瓜、路路通各 2 份共研细末，饴糖、蜂蜜或凡士林调敷。

主治：跌打损伤肿痛。

② 接骨续筋药膏（《中医伤科学讲义》）

组方：自然铜、荆芥、防风、五加皮、皂角、茜草、川断、羌活、独活各 90g，乳香、没药、桂枝、骨碎补、接骨木、红花、赤芍、活地鳖虫各 60g，白及、血竭、硼砂、螃蟹末各 120g，共为细末，饴糖、蜂蜜或凡士林调敷。

主治：骨折、筋伤等严重筋骨损伤之中期。

③ 活血散（《骨伤方剂学》载成都中医学院附属医院方）

组方：乳香、没药、血竭、贝母、香附、甲珠、自然铜、木瓜、独活、羌活、续断、虎骨（今用狗骨代）、川芎各 15g，川乌、草乌、白芷各 3g，麝香 1.5g，当归、紫荆皮 24g，肉桂、木香各 6g，厚朴、小茴香各 9g。若新伤者，用开水调敷；陈伤者，用酒调敷；亦可内服，每 30g 活血散泡白酒 500g，1 周后可服用，早晚各服 10ml。

主治：扭伤、挫伤、跌打损伤，瘀血肿痛，或久伤不愈，肢体时作疼痛者。

④ 三色敷药（《中医伤科学讲义》）

组方：紫荆皮（炒黑）、蔓荆子各 240g，全当归、五加皮、木瓜、丹参、羌活、赤芍、白芷、片姜黄、独活、天花粉、怀牛膝、威灵仙、防己、防风、马钱子各 60g，川芎 30g，连翘 24g，甘草 18g，秦艽 30g，共研细末，用蜜或饴糖调敷。

主治：扭伤、挫伤局部肿痛或风寒湿痹痛者。

⑤ 外敷接骨散（《刘寿山正骨经验》）

组方：骨碎补、血竭、硼砂、当归、制没药、制乳香、地鳖虫、续断、大黄、自然铜（醋淬 7 次）各等份，共为细末，酒、蜂蜜或凡士林调敷。

主治：骨折。

⑥ 驳骨散（《外伤科学》）

组方：桃仁、黄连、金耳环、川红花各 250g，栀子、生地黄、黄柏、黄芩、防风、甘草、蒲公英、赤芍、自然铜、土鳖各 500g，侧柏叶、大黄、骨碎补各 1500g，当归尾、薄荷、毛麝香、牡丹皮、金银花、透骨消、鸡骨香各 1000g，共研细末，水、酒、蜂蜜或凡士林调敷。

主治：跌打损伤、骨折。

（3）温经通络、祛风除湿类 适用于各种痹证，包括损伤日久，复感风寒湿邪以及痿证、关节退行性疾病、阴证肿疡等。其代表方剂如下。

温经通络膏（《中医伤科学讲义》）

组方：乳香、没药、麻黄、马钱子各 250g，共为细末，饴糖或蜂蜜调敷。

主治：骨、关节筋络损伤，兼有风寒湿外邪者，或寒湿伤筋，或陈伤劳损，骨关节酸痛，筋络不利者。

（4）清热解毒类 适用于伤后感染邪毒，局部红、肿、热、痛者。其代表方剂如下。

① 金黄膏（《医宗金鉴》）

组方：大黄、姜黄、黄柏、白芷各 2500g，制南星、陈皮、苍术、厚朴、甘草各 500g，天花粉 5000g，共研细末，用酒、油、蜜、菊花、金银花露、丝瓜叶或生葱等捣汁调敷，或凡士林 8/10、金黄散 2/10 调敷。

主治：感染阳证，跌打肿痛等。

② 四黄膏（《中医伤科学》经验方）

组方：黄连、黄柏、黄芩、大黄、乳香、没药各等量共为细末，凡士林调敷。

主治：热毒疮疡。

③ 五黄膏（《证治准绳》）

组方：黄丹、黄连、黄芩、大黄、黄柏、乳香各等份，共为细末，新水或饴糖调敷。

主治：挫伤热毒肿痛。

④ 消营退肿膏（《中医伤科学讲义》）

组方：大黄、芙蓉叶各 2 份，黄芩、黄柏、天花粉、滑石、东丹各 1 份，共为细末，凡士林调敷。

主治：骨折、软组织损伤初期，或疮疡，红肿作痛者。

⑤ 芙蓉散（又名玉露散《外伤科学》）

组方：木芙蓉叶适量，研极细末，用水、蜜调煮热敷，或调麻油、菊花露冷敷，亦可用凡士林 8 份，芙蓉散 2 份调敷。

主治：创伤并发感染。

⑥ 消毒定痛散（《医宗金鉴》）

组方：炒无名异、炒木耳、大黄各 15g，共为细末，蜜调敷患处。

主治：跌仆损伤，局部红肿热痛者。

(5) 生肌拔毒长肉类 适用于创伤止血后，创面清洁或感染者骨痈疽、骨痨已破溃，但创面尚未愈合者，其代表方剂如下。

① 象皮膏（《疡科纲要》）

组方：真象皮 90g（无真者则驴马剔下之爪甲代之，用量 120～150g），当归、壮年人发各 60g，大生地、龟甲各 120g，真麻油 2500g，先煎生地、龟甲、象皮。后入人发、当归，熬枯去渣，入黄蜡、白蜡各 180g，川连汁煅制上炉甘石细末 250g，生石膏细末 150g，文火调匀。摊脱脂棉或油纸上外敷：2 日一换，脓水少者，三四日一换。

主治：顽疮，脓水清稀，皮肤湿痒，久不收口者。

② 生肌玉红膏（《外科正宗》）

组方：当归 60g，白芷 15g，白蜡 60g，轻粉 12g，甘草 36g，紫草 6g，血竭 12g，麻油 500g，将白芷、当归、紫草、甘草入油中浸 3 日，慢火熬微枯，细绢滤清，再煎油至滚后下整血竭化尽，次下白蜡，微火化开。将膏倾入预放水中的盅内，候片刻，把研细的轻粉放入，搅拌成膏。用时摊纱布上，敷于患处。

主治：痈疽、发背、诸般溃烂等，症见溃疡脓腐不脱，新肌难生。

③ 红油膏（《中医伤科学讲义》）

组方：九一丹（熟石膏 9 份、升丹 1 份）10 份，东丹 1 份半，凡士林 100 份，先将凡士林加热至全部呈液状，然后把两丹药粉调入和匀，用时摊在敷料上敷于患处。

主治：溃疡不敛。

2. 膏药

膏药按功用分为以下几类。

（1）治疗损伤与寒湿类 这类膏药中的药物主要由祛风湿药、活血化瘀药、强筋壮骨药等组成。代表方剂如下。

① 坚骨壮筋膏（《中医伤科学讲义》）

组方：第一组为骨碎补、川断各90g，马钱子、白及、硼砂、生川乌、生草乌、牛膝、苏木、杜仲、伸筋草、透骨草各60g，羌活、独活、麻黄、五加皮、皂角核、红花、泽兰叶各30g，虎骨（以狗骨代）24g，香油5000g，黄丹2500g；第二组为血竭、丁香、白芷、乳香、没药各30g，肉桂、甘松、细辛各60g，麝香1.5g，冰片15g。第一组药，熬成膏药后温烊摊贴。第二组药，共研为细末，临贴时撒于膏药上外贴。

主治：骨折伤筋后期。

② 狗皮膏（《中医伤科学讲义》）：成药（组方略），主治陈伤筋骨酸痛，风寒湿痹。

③ 伤湿宝珍膏（《中医骨伤科学》）：成药（组方略），主治风湿性关节痛及跌打损伤疼痛。

④ 万灵膏（《医宗金鉴》）

组方：伸筋草、透骨草、紫丁香根、红花、当归（酒洗）、自然铜（醋淬7次）、瓜儿血竭、没药各30g，川芎24g，赤芍60g，半两钱（1枚，醋淬7次）15g，红花30g，川牛膝、五加皮、石菖蒲、茅山、苍术各15g，木香、秦艽、蛇床子、肉桂、川附子、半夏、石斛、草薢、鹿茸各9g，虎胫骨（以狗骨代）120g，麝香6g，除血竭、麝香、没药外熬膏药肉后，待药温将血竭、没药、麝香研成的细末掺入搅匀。

主治：跌打损伤，麻木风痰，寒湿疼痛。

⑤ 损伤风湿膏（《中医伤科学讲义》）

组方：生川乌、生草乌、生南星、生半夏、当归、黄荆子、紫荆皮、生地、苏木、桃仁、桂枝、僵蚕、青皮、甘松、木瓜、山奈、地龙、乳香各4份，没药、羌活、独活、川芎、白芷、苍术、木鳖子、山甲片、续断、栀子、地鳖虫、骨碎补、赤石脂、红花、丹皮、落得打、白芥子各2份，细辛1份，麻油320份，黄铅粉60份，用麻油将药浸泡7～10天后文火煎熬，至色枯，去渣，再将油熬炼，约2h，滴水成珠，离火，将黄铅粉徐徐筛入搅匀成膏，摊用。

主治：陈旧性损伤兼感受风寒湿邪，肢体麻木，筋骨疼痛。

⑥ 万应膏（《中医伤科学讲义》）：成药（略），主治跌打损伤，负重闪腰，筋骨疼痛，胸腹气痛，腹胀寒痛等症。

⑦ 化坚膏（《中医伤科学讲义》）

组方：白芥子、甘遂、地龙肉各2份，威灵仙、急性子、透骨草2份半，麻根、细辛各3份，乌梅肉、生山甲各4份，血余、巴豆、全蝎、防风、生草乌各1份，紫硇砂半份（后入），香油80份，东丹40份，将香油熬药至枯，去渣。炼油滴水成珠时下东丹，将烟搅尽后再下硇砂。

主治：损伤后期软组织硬化或粘连等。

（2）提腐拔毒生肌类 适用于创面溃疡者，一般常在创面另加药粉。这类膏药在颈肩腰腿痛诸病的外治中，很少用到。只是在合并有创面皮损时才用到。其代表方剂如下。

太乙膏（《外科正宗》）

组方：玄参、白芷、当归身、肉桂、赤芍、大黄、生地黄、马钱子各 60g，阿魏 9g，轻粉 12g，柳槐枝各 100 段，血余 30g，东丹 1200g，乳香 15g，没药 9g，麻油 2500g，常规熬膏。

主治：一切疮疡已溃或未溃者。

另外，名为太乙膏者尚有《证治准绳》、《伤科补要》中二方。前方主要用于拔毒生肌，用于痈疽疔疖；后者主要用于生肌，治伤口不收者。

3. 药粉

药粉又称药散或掺药，将药物碾成极细的粉末，使用时可直接掺于伤口上或加在敷药或膏药上应用。现在，又有将药粉直接敷于某些特定穴位，如神阙穴、命门穴及足少阴肾经、足少阳胆经的某些穴位，通过皮肤穴位的直接吸收作用。使药力通达病所，以发挥强筋壮骨，行气活血化瘀的作用。药粉按功能可分为如下几类。

（1）止血收口类　适用于一般创伤出血。其代表方剂如下。

① 桃花散（《外科正宗》）

组方：白石灰 250g，大黄 45g。二药同炒，石灰变红色为度。去大黄，筛细备用（近代将大黄煎汁，泼入白石灰内再炒，以石灰变红为度）。

主治：创伤出血，有止血之功。

② 花蕊石散（《和剂局方》）

组方：硫黄 120g，花蕊石 30g。二药和匀，放入瓦罐内煅，研为细末，外用。

主治：一切金刃损伤，跌仆损伤，猫狗咬伤所致出血。亦可内服，每服 3g，童便调下。

③ 止血散（《刘涓子鬼遗方》）

组方：乌樟根 90g，白芷、当归、川芎、干地黄（蒸焙）、续断各 30g，鹿茸 0.6g，捣筛令匀。

主治：金疮出血。

④ 如圣金刀散（《外科正宗》）

组方：松香 210g，枯矾、生矾各 45g，共为细末。

主治：各种创伤出血。

⑤ 云南白药（《跌打骨科学》）：成药（组成略）。此药外敷治红肿疮毒及创伤出血。亦可内服，治跌打损伤及出血，毒疮初起。

（2）祛腐拔毒类

① 九一丹（《医宗金鉴》）

组方：熟石膏 9 份，黄灵药（即升丹）1 份。

主治：疮疡溃后不收。

此方名是以熟石膏和升丹的用量比例来命名的。因而把二者用量的比例改变，则此药名按变化的比例改为八二丹、七三丹、五五丹等。升丹比例越大，则其腐蚀力越强。

② 红升丹（《医宗金鉴》）

组方：朱砂 15g，雄黄 15g，水银 30g，火硝 120g，白矾 30g，皂矾 18g。外敷或制成药条插入深部脓肿引流。

主治：一切疮疡溃后，疮口坚硬，肉暗紫黑者。

③ 白降丹（《医宗金鉴》）

组方：朱砂、雄黄各 6g，水银 30g，硼砂 15g，火硝、食盐、白矾、皂矾各 45g。外用方法同红升丹。

主治：疮疡溃后不收之症。

红升丹和白降丹，相差食盐、硼砂二味，均有祛腐拔毒生肌之功，用治疮疡溃后不收，但红升丹的腐蚀效力较白降丹稍差，不作破疮溃脓之用；白降丹腐蚀力较红升丹强，既可用于痈疽发背，一切疔毒初起成脓者，又可用于痈疽腐烂溃后，故称白降丹为"夺命之灵丹"。

上述二药在应用时，应注意保护健康组织，以免损伤引起疼痛；亦应注意使用时间，防止汞中毒。

④ 千金散（《中医外科学》）

组方：煅白砒 6g，制乳香、制没药、轻粉、飞朱砂、赤石脂、炒五倍子、煅雄黄、醋制蛇含石各 15g。

主治：一切恶疮顽肉腐不脱者，外敷或制药条插入瘘管内。此药可用于升丹类过敏者。

（3）生肌长肉类　适用于脓水稀薄，新肉难长的疮面。也可和祛腐拔毒类散剂掺合在一起应用，具有促进新肉生长，疮面收敛，创口愈合的作用。其代表方剂如下。

生肌八宝丹（《中医伤科学讲义》）

组方：煅石膏、赤石脂、轻粉 3 份，东丹、龙骨、血竭、乳香、没药各 1 份。

主治：各种创口，有生肌收口之功。

（4）温经散寒类　适用于损伤后期，局部寒湿侵袭，气血凝聚疼痛者。此类方药具有温经活血，散风逐寒的作用，亦可作为一切阴证的掺药。其代表方剂如下。

① 丁桂散（《中医伤科学讲义》）

组方：丁香、肉桂各等份，共研细末，加在膏药上，烘热后贴患处。

主治：有祛风散寒，温经通络之功，用于阴证肿疡疼痛。

② 桂麝散（《药蔹启秘》）

组方：麻黄、细辛各 15g，肉桂、丁香 30g，皂角 9g，生半夏、天南星各 24g，麝香 0.9g，冰片 1.2g，共研细末。

主治：阴疽、流注等疮疡未溃者。

（5）活血止痛类

① 四生散（《太平惠民和剂局方》）

组方：生半夏 210g，生川乌 15g，生南星 90g，生白附子 60g，共为细末，蜜、醋调敷皆可。

主治：跌打损伤。

② 川筋散（《中医骨伤科学》）

组方：川乌、草乌、南星、吴茱萸、桂枝、麻黄、苍术、羌活、细辛、白芷、紫苏、生半夏、白及、炮姜、白附子（原书未注明用量）。适当比例共为细末，温水调敷患处。

主治：陈旧性损伤急性发作或新伤更兼夹风寒湿者。

二、搽擦法

搽擦法始见于《素问·血气形志篇》；"经络不通，病生于不仁，治之以按摩醪药"。醪药是配合按摩而涂擦的药酒，搽擦药可直接涂擦于伤处，或在施行理筋手法时配合推擦等手法使用。搽擦药主要有酒剂、油膏与油剂两大类。

1. 酒剂

又称外用药酒或伤药水，是用药与白酒、醋浸制而成，一般酒醋之比为 8：2，也有单用酒浸或乙醇浸泡的。常用的有活血酒、伤筋药水、息伤乐酊、正骨水等，具有活血止痛，舒筋活络，追风祛寒的作用。

① 活血酒（《中医正骨经验概述》）

组方：乳香、没药、血竭、羌活、生香附、甲珠、煅自然铜、独活、续断、狗骨、川芎、木瓜各 15g，贝母、厚朴、小茴香（炒）、肉桂各 9g，木香 6g，制川乌、制草乌各 3g，白芷、紫荆皮、当归各 24g，麝香 1.5g，共研细末，每 15g 药放入白酒 500ml 中，浸 7～10 天即成。

主治：陈旧性损伤，寒湿偏盛之腰腿痛。

② 活络水（《福建中医学院附院经验方》）

组方：牛膝、红花、当归、续断、生川乌、生草乌、木瓜、五加皮、三棱、骨碎补、伸筋草、樟脑、薄荷脑适当用量（原方无量），70％酒精 1500ml，浸泡密封 1 个月。用时擦患处，每天 2～3 次。

主治：跌打损伤及风湿痹痛者。

③ 舒筋止痛水（《林如高正骨经验》）

组方：三七粉 18g，三棱 18g，红花 30g，生草乌 12g，生川乌 12g，归尾 18g，樟脑 30g，五加皮 12g，木瓜 12g，怀牛膝 12g，70％酒精 1500ml 或高粱酒 1000ml，密封 1 个月后备用，外擦患处。

主治：跌打损伤局部肿痛。

2. 油膏与油剂

用香油把药物煎熬去渣后制成油剂或加黄蜡、白蜡收膏炼制而成油膏。具有温经通络、消散瘀血的作用。适用于关节筋络寒湿冷痛等症。也可配合手法练功前后作局部搽擦。常用的方剂如下。

① 活络油膏（《中医伤科学讲义》）

组方：红花、没药、白芷、紫草、栀子、甘草、刘寄奴、丹皮、梅片、制乳香、露蜂房各 60g，当归、生地各 240g，钩藤 120g，白附子、黄药子各 30g，大黄 120g，白药子 30g，麻油 4.5kg，用文火将药炸透存性，过滤去渣，再入锅内武火煎熬，放入黄蜡 1.5kg，梅片 60g，用木棍调匀备用。

主治：损伤后期软组织硬化或粘连。

② 伤油膏（《中医伤科学讲义》）

组方：血竭 60g，红花、乳香、没药、儿茶、冰片各 6g，琥珀 3g，香油 1.5kg，黄蜡适量，除冰片、香油、黄蜡外，共为细末，后入冰片再研，将药末溶化于炼过的油内，再入黄蜡收膏。

主治：具有润滑的作用，多用于施行理伤手法时，涂擦在患处。

三、熏洗湿敷法

（1）热敷熏洗　是伤科临床比较常用的一种外用药物治疗法，古称之为"淋拓""淋渫""淋洗"或"淋浴"，将药物置于锅或盆中加水煮沸后，先用热气熏蒸患处，候水温稍减后用药水浸洗患处的一种方法。具有舒松关节筋络，疏导腠理，流通气血，活血止痛的作用，适用于关节强直拘挛，疼痛麻木或损伤兼夹风湿者，多用于四肢关节，对腰背部也可酌情应用。

新伤瘀血积聚者，用散瘀和伤汤、海桐皮汤、舒筋活血洗方，陈伤风湿冷痛及瘀血已初步消散者，用八仙逍遥汤、上肢损伤洗方、下肢损伤洗方等。每贴药可熏洗数次，如药液因蒸发而浓缩减少，可酌情加适量水再煮沸熏洗。代表方剂如下。

① 散瘀和伤汤（《医宗金鉴》）

组方：马钱子（油炸去毛）、红花、生半夏各15g，骨碎补、甘草各9g，葱须30g，醋60g，先用水煎药，沸后加醋再煎。

主治：跌打损伤，瘀血积聚，肿痛剧痛。

② 海桐皮汤（《医宗金鉴》）

组方：海桐皮、透骨草、乳香、没药各6g，当归（酒洗）4.5g，川椒9g，川芎、红花各3g，威灵仙、白芷、甘草、防风各2.4g。

主治：跌打损伤，筋翻骨错，疼痛不止。

③ 舒筋活血洗方（《中医伤科学讲义》）

组方：伸筋草、海桐皮、秦艽、独活、当归、钩藤各9g，乳香、没药、川红花各6g。

主治：损伤后筋络挛缩疼痛。

④ 八仙逍遥汤（《医宗金鉴》）

组方：防风、荆芥、川芎、甘草各3g，当归（酒洗）、黄柏各6g，苍术、牡丹皮、川椒各9g，苦参15g，装布袋内，扎口，水煎。

主治：跌仆损伤，肿硬疼痛及风湿，筋骨血肉肢体酸痛诸症。

⑤ 上肢损伤洗方（《中医伤科学讲义》）

组方：伸筋草、透骨草15g，荆芥15g，防风9g，红花9g，千年健12g，刘寄奴9g，桂枝12g，苏木9g，川芎9g，威灵仙9g。

主治：用于上肢骨折、脱位、扭挫伤后筋络挛缩酸痛。

⑥ 下肢损伤洗方（《中医伤科学讲义》）

组方：伸筋草15g，透骨草15g，五加皮12g，三棱12g，秦艽12g，海桐皮12g，莪术12g，牛膝10g，红花10g，木瓜10g，苏木10g。

主治：下肢损伤挛痛者。

⑦ 旧伤洗方（《林如高正骨经验》）

组方：生草乌、生川乌、三棱、莪术、泽兰、肉桂、当归尾、桃仁、红花、乌药各9g，羌活、独活、牛膝各15g，水煎后加醋45g洗用。

主治：久伤蓄瘀作痛。

（2）湿敷洗涤　在《外科精义》中有"其在四肢者，渫渍之，其在腰背者淋射之，其在下部者浴渍之"的记载，多用于创伤，使用方法是用脱脂棉蘸药水渍其患处。现在临床上一般把药制成水溶液，供患者使用，常用的有甘葱煎水、野菊花煎水、2%～20%黄柏溶液，以及蒲公英、金银花等鲜药煎汁，以达清热、解毒、活血、祛瘀之功效。

四、热熨药

热熨法是一种热疗的方法，是选用温经祛寒、行气活血止痛的药物，加热后用布包裹，热熨患处，借助其热能作用于局部，或循经通达五脏六腑，以发挥治疗各种伤筋病症，主要适用于不易外洗的腰背躯体之新伤、陈伤。主要分以下几种。

（1）坎离砂　又称风寒砂。用铁砂加热后与醋水煎成的药汁搅拌后制成，临用时加醋少许拌匀置布袋中，数分钟内会自然发热，热熨患处，适用于陈伤兼有风湿证。现代制剂经工艺改良，如止痛热敷灵，只需将纸袋一面用针刺数十个小孔与空气接触，即可使其自然发热，甚为方便。

（2）熨药　俗称"腾"药。将药置于布袋中，扎好袋口放在锅中蒸汽加热后熨患处，一般45～50℃最好，注意勿发生烫伤。适用于各种寒湿肿痛证，能舒筋活络，消瘀退肿。常用的有正骨烫药、热敷散等。代表方剂如下。

① 正骨烫药（《中医伤科学讲义》）

组方：当归、羌活、红花、白芷、乳香、没药、骨碎补、川断、防风、木瓜、川椒、透骨草各12g。

主治：新、旧伤肿痛。

② 热敷散（陕西中医学院附属医院经验方）

组方：刘寄奴12g，独活12g，防风12g，秦艽12g，红花9g，艾叶9g，桑枝30g，赤芍15g，花椒9g，川芎9g，草乌9g，生姜30g，栀子9g，五加皮15g，大葱3根，透骨草12g。用食醋将药拌湿，用纱布包裹，蒸热后热熨患处，亦可煎汤外洗患处，以不烫伤皮肤为度，敷于患处，每日2次，每次20min。

主治：四肢关节，风湿疼痛。

③ 青囊散（《实用颈背腰痛中医治疗学》）

组方：当归、草红花、骨碎补、防风、制乳香、制没药、木瓜、川椒、白芷、透骨草、羌活、独活、川断、怀牛膝、马钱子、干茄根各20g，大青盐100g，上药研粗末（10～20目），用60度白酒约60g与药末拌匀后，分3份，用青麻布袋盛装。用时放蒸笼蒸半小时，取其中一袋热敷于患处。若烫甚，先用柳枝隔开皮肤，可耐受时接触皮肤。3个青囊轮番使用，每次1h。每日2次，连续使用1周后，即弃此囊。如需第2疗程，隔5日、7日再依上法制用。

主治：各种原因所致的腰痛，唯新伤者24h内毋用。

（3）其他　如用粗盐、黄沙、米糠、吴茱萸等炒热后装入布袋中热敷患处，也有用葱姜豉盐炒热，布包掩脐上。这些方法，简便有效，经济实用，适用于风寒湿型筋骨痹痛等症。

上述不同剂型的外用药，又可以分为清热解毒、止血收口、消瘀止痛、舒筋活络、接骨续筋、温通经络和拔毒生肌 7 类。其中清热解毒法适用于跌打损伤和疮疡肿毒初起红肿热痛明显者；止血收口法适用于跌打损伤和刀伤出血急迫，需及时止血者；消瘀止痛法适用于跌打损伤瘀血肿痛早中期，或风湿瘀阻痹痛者；舒筋活络法适用于跌打损伤中期或风湿痹痛者；接骨续筋法适用于跌打损伤中期筋骨未坚，气血欠旺者；温经通络法适用于陈伤久瘀，风湿留滞经络者；拔毒生肌法适用于疮疡肿毒或创面渗血，疮口久而不收，腐肉不去，新肌不生，脓水不断等症。

此外，外用药的使用，亦需在辨证的基础上立法选方用药，才能取得预期的疗效。外用剂的特点是既可单独使用，亦可与内服药配合使用，内外兼治，局部与整体结合，提高治疗效果。对于病情较轻、病程较长、病势较缓的局部病灶，可单独使用治疗。在外用剂中，有一些少数方剂可以内服，但大多数方剂含有毒性药物，不可内服，以免中毒。即使是在外用过程中，亦应注意使用方式和时间，防止通过肌肤吸收过量的药毒，发生意外。若出现过敏，应立即停止使用，一般停药后，过敏反应多数能自愈，如有必要，应作相应的抗过敏治疗。

第三节 推拿治疗

推拿是指医者使用双手在患者体表特定的部位或穴位上施以各种不同的手法，以调节机体的生理、病理状态，从而达到治疗疾病目的的一种方法。

一、推拿的作用途径

推拿是通过手法所产生的动力，以及其他可能的人体生物信息（如生物电、磁、远红外辐射等），对穴位、经筋、皮部形成一种良性刺激，并通过人体经络系统，使机体产生局部性的和整体性的生理效应，从而达到治疗作用。

（1）生物力学途径　推拿手法种类繁多，但不论是何种手法，其最基本的作用方式是它的生物力学效应。手法力作用于机体，产生的生物力学作用大致有三类：一是运动关节类手法。通过对患者肢体施加有目的的牵拉、扭转、屈曲及杠杆等作用力，可纠正骨折、关节脱臼、关节错位、肌腱滑脱等解剖位置的异常；二是松解组织的粘连，并可使肌腱感受器兴奋而消除肌肉痉挛；三是可使局部组织变形，促进组织液从高压区流向低压区，当撤去手法力之后，组织又可恢复初始状态。节律性轻重交替的手法力变化，可促进组织内的物质运动，使细胞器内外、毛细血管内外物质交换增加，静脉回流和淋巴液流动加速。

（2）生物场途径　推拿治疗时，由于医生的精、气、神专注于操作部位，生物场输出明显增加，而病人的生物场一般均呈低下状态。医生生物场输出的种种物理信息与病人的生物场可发生相互作用，纠正病人生物场的紊乱状态，而使疾病趋于好转。

（3）生物学作用　手法力作用于人体体表，能转化为生物能，并可引起触觉感受器、压觉感受器、痛觉感受器以及深部组织牵拉感受器的兴奋，这些感觉冲动又通过复杂的神经反射途径，引起一系列的功能改变。此外，手法的节律性振动，可降低胶质物质的黏稠性，增加原生质的流动性，提高酶的生物活性，从而促进机体新陈代谢的进行。

（4）由经络系统介导的调整途径　经络由经脉和络脉组成：经络可深入体腔连属

脏腑，也可浅出体表联系十二经筋、十二皮部和三百六十五节，构成了极其复杂的通路。经络系统不仅在空间分布上是极其广泛的，而且在生理功能上也是极其复杂的，包括营养代谢、信息传递、防卫免疫和协调平衡等。犹如生物体内部的自动控制系统，在正常状态下保持着机体内部的有序性，当这种有序性出现紊乱的时候，人体就要产生疾病。来自穴位、经筋、皮部的外界刺激信号可继发经络系统的调整功能，其总的趋势是使机体各部活动协调一致，并保持个体同环境的平衡统一。

二、推拿治疗部位的选择

推拿治疗部位的选择是推拿治病的特点，直接影响着推拿的治疗效果。推拿治疗时应寻找疾病的体表反应点或区域。中医学认为人体是一个有机的整体，各个脏器通过经络系统有机地结合起来。疾病的发生通过经络系统反应于体表。因此体表病理性反应点或区域是推拿治疗的关键。治疗时除了辨证循经取穴外，病理反应点或区域是推拿治疗过程中重要的选择部位。病理性反应点或区域表现如下。

（1）敏感区域 轻压穴位，病人即觉痛、麻、胀，痛、麻，有时可循经传导若干部位和一定距离，有时是一个较大的区域。痛、麻、胀主要出现在有关器官功能低下或软组织损伤时。

（2）周围组织松弛、凹陷或坚硬 松弛与凹陷常出现在脏器虚弱患者。而隆起或坚硬常出现在软组织慢性劳损处。

（3）穴位及皮下出现反应物 穴位及皮下出现结节或条索状物，称为反应物。结节形状多为梭形、圆形、椭圆形、小麦粒形、偏平或串珠状。条索状物一般长2～3cm，个别达4cm，横径约0.15～0.3cm。反应物多数质硬、少数较软，病轻时只隐约可觉，大的结节一般较软，可有移动性。小结节与条索物一般不可移动。

以上三种表现，在同一穴位上可能单独出现，或二种表现并见。对于软组织疾病，病理反应点或区域往往是其病因和治疗点。

三、推拿治疗疾病的适应证、禁忌证和注意事项

1. 推拿治疗疾病的适应证

推拿对软组织病变和部分椎管内病变引起的颈腰背痛具有良好的疗效，其中对颈背肩胛部软组织病变、颈椎小关节损害（伤）颈椎病、颈臂痛综合征、颈性眩晕、肩周炎、肱骨外髁炎、肋软骨错位（岔气）、腰部软组织病变、腰椎小关节损伤、腰椎间盘突出症、骶髂关节错位、臀部软组织病变、股内收肌损伤、髋下脂肪垫劳损、足跟痛等病症均有独特的效果。

2. 推拿治疗疾病的禁忌证

一般说来，推拿副作用较少，因而很受患者欢迎。但对年老体弱者和孕妇应禁用或慎用推拿治疗。尤其对老年性骨质疏松、高血压患者和妊娠3个月左右的孕妇应绝对禁用手法。疑有或已确诊为软组织肿瘤、骨关节结核、骨髓炎或其他某些疾病，如血友病、类风湿关节炎的活动期应绝对禁用手法。创伤局部有炎症、皮肤有开放性伤口，肌腱或韧带有大部或已完全断裂亦应绝对禁用手法。精神病患者不适宜用推拿治疗。

3. 推拿治疗疾病的注意事项

① 推拿医师应掌握中医学基本理论和熟练掌握基本的推拿手法技巧，了解推拿在治疗颈肩腰腿痛应用中的适应证和禁忌证，并能将其正确地应用于临床。

② 在施行手法之前必须充分了解病情，明确诊断，并制订出具体的治疗方案。其中包括手法的先后次序，力量的大小和时间以及助手的体位和患者的适当体位等。

③ 在施行手法时，应先洗手。除病人面部以外，在操作部位最好盖上治疗巾，在巾外做手法操作。初次治疗，手法宜轻宜柔，年高体弱者尽可能采用卧位。施术时，医师应全神贯注，意到手到。手法要由轻到重，缓中有力，外柔内刚，刚柔相济，繁简适中。动作忌粗暴，"法之所施，使患者不知其苦，方称为手法也。"（《医宗金鉴·正骨心法要旨》）其强度一般应以病人诉说有舒痛感、发热感、缓痛感、松快感为度，若发现有头晕、面色苍白、出冷汗和恶心、呕吐等，应立即停止手法操作，将病人平卧并适当放低头部。

④ 推拿医师要保持个人卫生与清洁，尤其是手的清洁卫生，常修剪指甲，不戴装饰物品，如戒指等，冬季应使手温暖后再接触患者肌肤施术。

⑤ 推拿使用的治疗巾要保持清洁，尤其是使用直接接触患者皮肤的治疗巾应尽量做到一人一巾，做好治疗巾的清洁和消毒准备工作。

⑥ 施术间隔时间及疗程的长短需根据不同的疾病，由医生选择确定。

⑦ 恪守医德。推拿医师给异性患者做推拿治疗时，应尽量避免接触患者的性器官，如确有必要接触时，应事先征得患者同意，有了充分的思想准备，并有其亲属或与其同性的其他医护人员在场的情况下方能施术，避免发生纠纷。

第四节 针灸治疗

针灸是中医学治疗的重要组成部分，是通过对腧穴的适当刺激，达到疏通经络、激发正气、祛除邪气、调理气血阴阳、恢复人体正常功能，使疾病得以痊愈的目的。针灸治疗是在中医基本理论指导下，在"四诊"、"八纲"等辨证的基础上，运用针和灸的方法，对人体腧穴进行针刺和艾灸，以治疗疾病的具体方法。

一、针灸辨证施治的基本要求

辨证是将中医望、闻、问、切四诊（包括现代各种理化检查）所收集到的有关疾病的各种症状和体征，加以分析、综合、概括，判断为某种性质的证候。论治即施治，是根据辨证的结果，确定相应的治疗方法。辨证是决定治疗的前提和依据，论治是治疗疾病的手段和方法，两者相互联系，不可分割地贯穿在整个治疗过程中。在辨证明确的基础上确定治法，并结合针灸特点，做到理、法、方、穴、技的完整性，其基本要求如下。

（1）收集临床资料 应用中医四诊，结合必要的现代检查方法，对病人进行正确而全面的诊查。收集临床全部资料，进行分析，归纳，以判断病情、病性、病位，作为辨证的依据。

（2）辨别病性 疾病虽然变化多端，但总的来说，在疾病的过程中，离不开邪正之间的斗争，阴阳的偏盛与偏虚，从而出现寒、热、虚、实等基本病证，即称为病性。根据不同病性，然后确定温、清、补、泻等不同治法。

（3）明确病位　就是确定疾病所在部位。部位的含义较广，例如在表、在里、在气分、在血分、在经络、在脏腑等都属定位范畴。骨伤疾病，由于年龄、体质、局部解剖结构等不同，其性质程度也会有差异，因而治疗方法也不同。

（4）按部定位　就是明确疾病的所属经络。针灸治疗疾病，是按循经取穴的方法进行的，故必须在明确病位的基础上，确定所属经络，然后按经取穴。在病情复杂时，常会涉及许多经络，这就需要医者掌握标本缓急，分别进行治疗。

（5）循经取穴　在确定所治经络以后，根据所属经络，选择针对病情的有关穴位。一般可根据穴位的主治作用而确定，以少而精为原则。为了收到补虚、泻实、清热、温寒等功效，还须按照手法操作要求，选择适宜的操作方法，才能提高疗效。

（6）辨证与辨病相结合　中医辨证论治，着重在对证候的分析，也可以辨明病理的变化，达到辨病的目的。例如，《金匮要略》中便有肺痈、肠痈等已、未化脓的辨别，都是通过证来确诊的，这是既辨证又辨病的范例。而西医学中许多对病理变化的检查诊断，亦有助于中医特别是针灸临床上的参考，从而提高疗效。

（7）预测病势　即根据疾病的趋势，预测未来的病情变化，包括发展方向、程度、范围等，以及对病情的深浅、进退、轻重、缓急、顺逆等作出初步判断。一般是从邪正斗争的消长变化和病程的长短以及病人的体质、年龄、性别等多方面综合分析，以测其预后，做到有预见性，这也是临床治疗不可忽视的一个环节。

二、针灸的施治原则

古人应用针和灸的原则是很明确的。《灵枢·九针十二原》："凡用针者，虚则实之，满则泄之，宛陈则除之，邪胜则虚之。"《灵枢·经脉》："盛则泻之，虚则补之，热则疾之，寒则留之，陷下则灸之，不盛不仁，以经取之"。施治原则，即治疗疾病时所依据的准则，这对于针灸处方选穴，以及操作方法的运用都具有重要的指导意义。

针灸的施治原则归纳起来，有补法、泻法、温法和调法等五种。另外，疾病的证候表现多种多样，病理变化复杂多变，疾病有虚实寒热，病情有标本缓急，病人体质有弱有强，地区气候也不尽相同，所以在治疗时，还应分清主次，区别缓急，注意局部与整体，同病异治和异病同治，以及因人、因时、因地制宜的原则，才能取得较好的治疗效果。

三、针刺疗法

针刺疗法是指运用不同的针具，刺激机体某些特定的部位，而达到防治疾病的一种外治方法。针刺疗法具有较好的镇痛作用，是痛证的常用治法之一。现常用的痛证针刺疗法如下。

1. 毫针疗法

（1）适应范围　毫针疗法具有激发经气、调理气血、调节脏腑功能、扶正祛邪、调整阴阳之功。凡外感内伤致气血紊乱、营卫失和所引起的各种急、慢性疼痛，均可使用本法。

（2）注意事项

① 皮肤有感染、溃疡、瘢痕或肿瘤的部位，不宜针刺。

② 患者在过于饥饿、疲劳，精神过度紧张时，不宜立即进行针刺。对身体瘦弱，气虚血亏的患者，针刺手法不宜过强。

③ 孕妇不宜针刺小腹部、腰骶部腧穴。

④ 小儿囟门未合时，头顶部的腧穴不宜针刺。

⑤ 对胸、胁、腰、背脏腑所居之处的腧穴，不宜直刺、深刺。

⑥ 针刺眼区、顶部及脊椎部的腧穴，要掌握一定的角度，不宜大幅度的提插、捻转。

2. 三棱针疗法

三棱针疗法又称刺络疗法、刺血疗法或放血疗法，是用三棱针刺破患者身体上的一定部位，放出少量血液来治疗疾病的一种方法。

（1）适应范围 三棱针刺法具有开窍泄热，活血祛瘀，疏通经络，治疗顽固性痹证的作用，既适用于实证和热证，也可用于寒实证。

（2）注意事项

① 由于三棱针刺后针孔较大，必须严密消毒，防止感染。

② 由于三棱针刺激强，治疗时患者体位要舒适，预防晕针。同时身体虚弱者，不宜使用。

③ 点刺、散刺必须做到浅而快，切勿刺伤动脉，出血不宜过多，以数滴为宜，针后用消毒棉球或纱布压住针孔止血。

3. 皮肤针

皮肤针又叫梅花针、七星针。是用5～7枚不锈钢针集成一束，或如莲蓬形固定在针柄的一端而成。运用皮肤针叩刺皮部，可激发调节脏腑经络功能，达到治疗疾病的目的。

（1）适应范围 本疗法具有疏通经络，行气活血，调节脏腑功能之功，故凡脏腑功能失常，经络阻滞不通，气滞血瘀所致的多种急慢性痛证，均可使用本法。

（2）注意事项

① 皮肤针针尖必须平齐，无钩，针柄与针头联结处必须牢固，以防叩刺时滑动。

② 叩刺时针尖须垂直而下，每隔1cm左右叩刺一下，可循经叩刺8～16次。

③ 叩刺局部皮肤，如有出血者，应进行压迫止血及消毒，以防感染。

④ 局部皮肤有溃疡或破损处不宜使用。

4. 皮内针

皮内针刺法又叫"埋针"，是将特制的图钉型或麦粒型针具刺入皮内，固定留置一定时间，给皮部以弱而长时间的刺激，调整经络脏腑功能，达到防治疾病目的。

（1）适用范围 用于某些需要久留针的慢性顽固性疾病和经常发作的疼痛性疾病。

（2）注意事项

① 关节附近及胸腹部不可埋针，因活动或呼吸时产生疼痛或折针。

② 皮肤溃疡、化脓处不可埋针。埋针后，如患者感觉疼痛或妨碍肢体活动时，应

将针取出，改选穴位重埋。

③ 埋针期间保持清洁，针处不可着水，避免感染。热天埋针时间不宜过长，以防感染。

5. 电针

电针是在针刺腧穴"得气"后，在针上通过接近人体生物电的微量电流以防治疾病的一种疗法。针与电刺激相结合，能提高疾病的治疗效果。

（1）电针的适应证 电针具有调整人体功能，加强止痛、镇静，促进气血循环，调整肌张力等作用。临床常用于治疗各种痛证，痹证，痿证，肌肉、韧带、关节的损伤性疾病。

（2）注意事项

① 使用前须检查性能是否良好，电池充电是否充足。

② 调节电流量时，应逐渐从小到大，防止引起肌肉强烈收缩，造成弯针、断针、晕针等意外。

③ 有心脏病者，电流输出量宜小，切勿通电过大，造成意外。

四、灸法

灸法是借灸火的热力给人体以温热性刺激，通过经络腧穴的作用，以达到治病、防病目的的一种方法。施灸的原料多以艾叶为主，艾叶易燃，具有温通经络，行气活血，祛湿逐寒，消肿散结，回阳救逆及防病保健的作用。

（1）适应范围 灸法可温通经络，行气活血，祛湿散寒，扶正祛邪。适用于寒邪所致的各种痛证，属某一经络或部位气滞血瘀、经络阻滞引起的麻木、疼痛，气虚血亏而致的各种虚性疼痛。

（2）注意事项

① 施灸一般先是灸上部，后灸下部，先灸阳部，后灸阴部。

② 对实热证、阴虚发热者不适宜灸法。

③ 施用灸法时，体位要正，以防艾炷滚落或燃灰脱落。对颜面、五官和有大血管的部位不宜采用瘢痕灸。

④ 孕妇的腹部和腰骶部也不宜施灸。

（3）灸后的处理

① 施灸后，局部皮肤出现微红灼热，属正常现象，无需处理。

② 若旋灸过量，时间过长，局部出现小水疱，可任其自然吸收。如水疱较大，可放出水液或用注射针抽出水液。

③ 若用化脓灸者，要注意休息，保持局部清洁，以防污染。

五、针灸的宜忌

针灸治疗骨伤疾病，广泛的运用于痹证、痿证、筋挛、骨关节退行性疾病、骨软骨病及代谢性骨病的治疗。针灸治病如按常规操作，一般是较安全的，但也不是毫无禁忌的。只有掌握其宜忌，才能确保安全。

（1）病症的禁忌 热势炽盛，大汗不止，脉象混乱，脉症不符等病情危重的患者，应慎针刺。骨关节急性感染、结核、恶性肿瘤忌用针刺。

（2）针刺部位的禁忌　人体重要脏腑、器官、脑髓、大动脉、某些大关节等处所分布的穴位，都有严格的针刺禁忌，下针时应十分慎重，注意安全。对骨痈疽、骨痨部位、骨肿瘤、血友病性关节炎以及工业性骨中毒，均禁忌针灸。

（3）生活禁忌　对于身体过分疲劳和情绪过分激动者以及醉饱之后，宜避免针刺，否则易于引起晕针等事端。骨关节疾病发生后，常引起肢体运动功能障碍，不能主动运动，有些疾病可做一些被动运动，促进恢复。

第五节　小针刀治疗

小针刀集中医针刺疗法和西医手术疗法的优点。通过小针刀的灵活运用，既加强了针灸针的针刺感应效果，又避免了手术刀的创伤性，对于某些慢性损伤性疼痛疾病，尤其是软组织粘连、瘢痕引起的疼痛性病症的治疗有着独到之处，这是一种新型的中西医结合疗法，以该疗法治疗颈肩腰腿痛疾病取得了较好的疗效。

一、小针刀治疗的适应证、禁忌证及注意事项

1. 适应证

（1）软组织粘连、瘢痕而引起的顽固性痛点　凡外伤性或病理性（如痈疽切开排脓及其他手术后以及风湿等）损伤所引起的软组织粘连，以及由此而产生的顽固性痛点。这些痛点往往会触摸到条索状及结节状物，有的由于在深部，难于触及到，但这一痛点是顽固性的，用药物或其他物理疗法难于治愈的。

这里要注意的是，有些外伤性损伤往往不被人们所注意，如脊柱被某些重物碰撞，甚至拳头击打后，虽当时有些不适，但很快就消失，并长时间不发生。但有时这些外伤亦可能会引起软组织粘连。朱汉章先生称之为"隐蔽性"外伤。临床上应予以一定的重视。

利用小针刀可以剥离粘连，缓解疼痛，解除功能障碍。但小针刀只适宜于面积较小的粘连，面积大者，疗效较差。

（2）滑囊炎　各种急、慢性损伤后所引起的滑囊闭锁、囊内压升高，而出现酸胀、疼痛或胀大的滑囊压迫周围组织而出现麻木、疼痛、肌肉萎缩等。应用小针刀将滑囊切开数孔，可以起到减压、止痛和疏通滑囊的作用。

（3）骨化性肌炎　脊柱周围肌肉、韧带钙化所引起的疼痛或功能障碍，可应用小针刀将钙化块切碎，促使其逐渐吸收，缓解疼痛并逐渐恢复周围软组织功能活动。

（4）腱鞘炎　小针刀治疗腱鞘炎疗效较好，可以松解腱鞘的粘连，疏通肌腱，消肿止痛。

（5）痛性肌病　对于非脑源性肌痉挛和肌紧张引起的痛性肌病，应用小针刀可以通过疏通和剥离，解除痉挛，甚至切断部分痉挛的肌纤维，缓解和消除疼痛及功能障碍。

（6）骨性无菌坏死　对于肱骨头或股骨头无菌坏死早期，可应用针刀穿透皮质和关节腔，达到髓内和关节腔内减压的目的，以利于缓解症状，改善关节活动范围。

（7）骨刺　对于因肌肉、韧带损伤、紧张、挛缩而在其附着点引起的骨刺，可应用

针刀铲削磨平，同时松解病变的肌肉、韧带。应当指出，颈、脚、腰部骨刺不宜用针刀治疗。

（8）骨干骨折畸形愈合　对于畸形愈合的骨干骨折，可应用针刀将骨痂凿开，手法折断后重新固定、复位。

（9）有敏感点的退行性变　某些退行性病变存有较为固定的敏感点。如膝关节炎伴滑囊炎，许多患者血海穴敏感，发挥针刀针的作用，刺激血海穴，可迅速消除积液，缓解症状。

（10）其他　体表有敏感点的内脏疾患，如溃疡病、心律紊乱等，也可用针刀治疗。

2. 禁忌证

（1）全身性发热、感染，手术部位皮炎、皮肤感染、肌肉坏死、软组织炎症等感染患者。

（2）重要脏器炎症，严重内脏疾病或某些疾病，如高血压病、晚期肿瘤患者。

（3）有出血倾向及凝血功能障碍者，如血友病、血小板减少性紫癜等。

（4）严重内脏病的发作期，如高血压、心脏病、活动性肺结核。

（5）施术部位有重要神经、血管和脏器而难以避开者。

（6）定性、定位诊断不明确者。

（7）体质虚弱而不耐针痛刺激或惧针而晕针者。

3. 小针刀疗法的注意事项

利用针刀的刀法治疗，应遵循手术原则。刀法治疗可对病变组织进行剥离、疏通、切割、铲削和刮除，甚至穿透关节腔和髓腔。因此，严格的操作规程和适当的术前局麻和镇痛液的应用，可以减轻病人的痛苦以利于治疗，但也不必拘泥于此。临床应用小针刀疗法时要注意以下几点：

① 熟悉局部解剖，切勿损伤神经、血管，在颈部、腰背部不可进针过深，防止脊髓损伤。

② 严格掌握适应证及禁忌证。

③ 严格消毒，无菌操作，防止感染。

④ 对思想紧张和体弱病人，防止晕针休克。

⑤ 使用前必须检查刀刃，如有发现裂纹、生锈不可使用，刀刃变钝或卷刃，经处理后消毒使用，防止针体折断或卷刃。

⑥ 小针刀使用后清洗干净，包裹后高压消毒，置干燥处备用。消毒备用期限不可超过1周。

⑦ 小针刀刀具使用期不得超过2年，2年后应更换。

二、小针刀操作术前准备

① 详细询问病史，全面查体，明确诊断，弄清部位，完成各种化验如血常规、出凝血时间、尿常规等。

② 明确手术适应证，除外手术禁忌证。

③ 确定进针部位及治疗方法。

④ 选取手术的小针刀，进行消毒，分别消毒空针及敷料。

⑤ 用龙胆紫标记进针点。

⑥ 2.5％碘酒消毒皮肤，75％酒精脱碘，铺无菌巾单。

⑦ 取小针刀刺入皮肤，直达病毒部位，根据病变性质，采用不同手术方法。

三、小针刀与其他疗法的伍用

1. 小针刀治疗与阻滞治疗的伍用

小针刀在行刀法时，是否应与阻滞麻醉（局麻）相伍用，一直是个有争议的问题。小针刀是一种闭合性手术，与麻醉相伍用是一种习惯认识。临床上小针刀治疗是否应与麻醉相伍用，应根据疾病的情况，手法的方式等具体掌握。

一般地讲，用阻滞疗法伍用小针刀疗法，可以在针刀分离、松解粘连和瘢痕的基础上，利用镇痛液在病变局部的止痛消炎作用，改善局部的血循环，降低局部致痛因子的浓度，恢复原有功能。在骨病治疗方法中，如铲削磨平法、皮质穿透法治疗骨无菌性坏死及骨痂凿开法治疗骨干骨折畸形愈合时，均需与阻滞麻醉相伍用，可以减少患者痛苦，保障手术的顺利完成。

但是，小针刀治疗软组织疾病时，一般无需与阻滞麻醉相伍用。因为在软组织部位进针时，要靠"针感"来判断针刀碰到的是何种阻滞结构，如肌肉、血管、神经、韧带，还是组织间隙。患者有时会有酸、麻、胀、重的感觉，这是一种针刺"得气"的感觉，也是可以耐受的正常感觉。如果有剧痛或触电样感觉，这是一种异常感觉，就应停止进针，稍退针，并调整针刀进入的方向。不用麻醉方法可以利用患者的感觉保证进针的安全。另外，小针刀在实行刀法治疗软组织损伤时，只要熟悉解剖，刀法熟练，施术 30s 到 1min 即可结束手术，刺激时间较短，患者一般无明显痛苦，多可耐受。

2. 小针刀与阻滞、推拿治疗的伍用

部分因肌痉挛、肌紧张或韧带挛缩引起的疼痛，单纯用阻滞疗法疗效不易巩固，单纯用推拿治疗易造成医源性损伤，疗效也不理想。若小针刀疗法与阻滞、推拿治疗伍用，可在无痛、肌松情况下恢复关节、肢体的正常位置和功能，收到满意的疗效。

3. 小针刀与药物疗法伍用

药物止痛是疼痛临床最常用方法之一。药物不但可以解除病痛，还能控制因疼痛引起的失眠等生理功能的紊乱。但药物的应用，尤其是长期用药又可能带来一些严重的副作用，甚至产生耐受、成瘾。小针刀固然是一种有效的治疗方法，但其应用也会造成局限的组织损伤，术后也存在组织反应、修复阶段的疼痛。小针刀疗法与药物疗法伍用，既可减少止痛药的剂量和副作用，又可使病人避免或减轻组织修复期的痛苦，缩短疗程，提高疗效。

另外，小针刀还可与各种治疗方法伍用，如理疗、牵引、中药等。总之，要使小针刀最大限度地发挥治疗功效，既要理解、熟悉针和刀的作用及适用范围，正确应用针或刀或针刀并用，又要熟知针刀的局限性，选择合理的疗法组合，相互弥补不足，以取得满意的临床疗效。

第六节 封闭疗法

封闭疗法是在损伤或有病变的部位，注射局部麻醉药物或加适当的其他药物进行治疗，以达到某种治疗目的一种方法。由于其疗效好，见效快，目前已成为临床治疗颈肩腰腿常用的方法之一。只要诊断明确，适应证选择合适，注射部位无误，即可取得明显的疗效。

一、常用药物

临床用于封闭治疗的药物种类繁多，治疗颈肩腰腿痛时，根据疾病的性质、所处的阶段不同，选用一种或几种药物。在使用时应选择抗炎作用强，作用时间长，局部刺激性小，副作用少的药物。而且要求剂量小，体积小，浓度高。激素一般采用水溶性混悬液制剂。现将常用药物介绍如下。

（1）盐酸普鲁卡因 对黏膜穿透性弱，局部封闭时，能使损伤部位症状缓解，解除血管痉挛，促进炎症恢复。对组织无刺激，但弥散和通透性较差。使用时要防止过敏反应，封闭前要作过敏试验。封闭用的一般为 $0.5\%\sim1\%$。

（2）盐酸利多卡因 又称赛洛卡因，作用比普鲁卡因强 2 倍，作用更快，更强，更持久。但因对黏膜穿透力强，毒性比普鲁卡因大。维持时间为 $1\sim1.5h$。浓度越高，毒性越大。局封时，最好采用低浓度。过敏反应极少，一般不做过敏试验。封闭用为 $0.5\%\sim1\%$，一般用 $2\sim4ml$。

（3）醋酸氢化泼尼松 又名醋酸强的松龙、醋酸去氢氢化可的松、醋酸泼尼松龙。抗炎作用约为氢化可的松的 $3\sim4$ 倍，局部或腔隙内、关节内注射作用可持续 1 周以上。适用于局部用药，全身性反应较少。

（4）醋酸氢化可的松（HCA） 又名醋酸皮质醇，作用与氢化可的松相似，抗炎作用比醋酸可的松强 1.25 倍。用做局部封闭作用时间长，一般每周 1 次，每次 $12.5\sim50mg$。

（5）醋酸地塞米松 又名醋酸氟美松，抗炎作用较强，为氢化可松的 $20\sim30$ 倍，可用作关节内局部封闭，但作用时间短。

（6）中药注射液

① 复方当归注射液 $2\sim6ml$，隔日 1 次，10 次为 1 疗程。

② 复方丹参注射液 $3\sim6ml$，隔日 1 次，10 次为 1 疗程。

③ 威灵仙注射液 $2\sim6ml$，隔日 1 次，10 次为 1 疗程。

④ 夏天无注射液 $2\sim6ml$，隔日 1 次，10 次为 1 疗程。

二、激素局封的剂量与疗程

激素封闭的剂量应根据不同的部位和病变性质、范围，采用不同的剂量。如用 HCA，一般手部腱鞘炎或小关节每次 12.5mg；大关节或骶管封闭时剂量可加大，并加适量的 $0.5\%\sim1\%$ 的普鲁卡因或利多卡因 $2\sim4ml$。如病变较广可加 $10\sim20ml$。每 $5\sim7$ 天注射 1 次，以 3 次左右为 1 疗程。经注射疼痛消失后，复发时仍可再行注射，但最好间隔 2～3 个月再考虑第 2 个疗程。反复多次注射可能产生一些并发症。

三、注射部位

封闭疗法的注射部位应根据不同疾病而决定，常用注射部位如下。

（1）痛点封闭　在体表压痛最明显处注射。

（2）鞘内封闭　将药物注入腱鞘内，有消炎、松解粘连、缓解疼痛的作用，用于腱鞘炎、狭窄性膜鞘炎等。

（3）硬膜外封闭　将药物注射椎管内硬膜外隙中，可消肿，减轻炎症反应，常用于腰椎间盘突出症、椎管狭窄症等。

（4）神经根封闭　将药物注入神经根部以缓解疼痛，可用于颈椎病等。

四、操作方法

封闭疗法的关键是明确诊断，而压痛点常是病灶的所在，因此寻找压痛点非常重要。压痛点确定后，还要进一步查清压痛的深浅和范围，结合解剖知识判断病变属于什么组织。有些疾病可能出现几个压痛点，就要对疾病进行全面分析，找出主要病灶所在的压痛点。

一般小的较表浅部位的疾病封闭常用 5ml 注射器，6～7 号针头抽吸药物，找准压痛点后，以压痛点为中心，常规消毒，于中心进针，注入药物，然后拔出针头用消毒棉签压迫针孔 1min，用消毒敷料覆盖 1 天即可。

较深部位的封闭，应行较大面积皮肤消毒。铺无菌巾，术者戴消毒手套，用 10～20ml 注射器，7 号长针头，抽吸药物，找准压痛点刺入皮肤、皮下组织直达病变部位，经抽吸无回血后注入药物，拔出针头后处理同前。

五、封闭疗法的适应证与禁忌证

1. 适应证

封闭疗法的适应证很多，涉及临床各科疾病，是一种较好的对症治疗方法，具有抗炎、减轻炎症引起的粘连和瘢痕，消除神经的水肿，增强局部组织和神经对致病因素的抵抗力，解除局部组织的痉挛状态，从而使症状缓解。对全身各部位的肌腱、韧带、筋膜、腱鞘、滑膜的急慢性损伤等，均有较好治疗作用。骨关节病亦可应用本法。有时也用于鉴别诊断，例如冈上肌腱炎与断裂，两者肩外展时均有疼痛，活动范围亦都受限，作痛点封闭后，如为冈上肌腱炎，活动范围即增加，如系断裂，则活动范围仍然受限，从而为明确诊断提供依据。

（1）颈肩腰腿部的急慢性损伤　颈肩腰腿部急慢性损伤所致的疼痛是封闭疗法的主要适应证。如颈椎病、肩周炎、急性腰、膝部扭伤、椎间盘突出症、椎小关节滑膜嵌顿、腰腿部肌肉损伤、慢性腰肌劳损等均可采用封闭疗法。

（2）骨质增生　骨质增生引起的颈肩腰腿痛大多数是慢性的。引起疼痛的原因一般不是骨刺本身，而是骨刺刺激周围的软组织，导致软组织的无菌性炎症，而产生疼痛。封闭疗法治疗骨质增生的机理就在于此，可消除软组织的无菌性炎症，缓解疼痛，而对于骨质增生本身无直接治疗作用。

（3）神经痛　损伤、压迫、炎症、代谢障碍、缺血、风湿、感染等原因，造成对感觉神经的刺激，引起神经的炎症、水肿，从而产生的疼痛均可采用封闭治疗。

（4）滑囊炎、腱鞘炎　由于急慢性损伤、劳损等因素引起滑囊炎性渗出、肿胀、疼痛，可采用封闭治疗。在抽出囊内液体后注入泼尼松龙混悬液，以抗炎、减少渗出、缓解疼痛。封闭治疗各种腱鞘炎可消除腱鞘的无菌性炎症，防止粘连、狭窄，解除疼痛。

（5）各种韧带的损伤　对于韧带损伤的早期，封闭治疗效果较好，损伤时间较长者，效果不甚理想。

（6）其他　对于脂肪疝、软骨炎以及先天畸形等诱发的颈肩腰腿痛，封闭治疗亦有较好疗效。

2. 禁忌证

封闭疗法的绝对禁忌证不多，下列情况在临床工作中应注意以下情况。

（1）高血压患者慎用激素治疗。溃疡病、糖尿病等不用激素治疗。

（2）穿刺部位皮肤感染，全身感染未用抗生素治疗者。

（3）出凝血时延长者慎用。

（4）心血管系统有严重病变者应慎用。

（5）骨与关节结核、化脓性关节炎及骨肿瘤禁忌使用。

（6）年老体弱，全身状况不佳，肝肾功能减退者慎用。

（7）骨质疏松患者禁用激素治疗。

（8）女性月经期不宜采用封闭疗法。

（9）饥饿、疲劳情况下慎用封闭治疗。

3. 注意事项

（1）诊断必须明确　严格掌握适应证和禁忌证。

（2）封闭部位应准确　腱鞘炎封闭时，应将药物注入鞘管内；肌腱炎时，封闭压痛区的肌腱及其附着的骨骼处；筋膜炎只封闭有压痛的筋膜；滑囊炎应将药物注入到囊内。

（3）注意严格的无菌操作　因封闭部位大多在肌肉、肌膜、韧带附着于骨骼处，一旦感染，后果极为严重。

（4）合理用药　只要注射部位准确，少量药物就可生效。类固醇用量过多、用期长，可能在后期引起严重的并发症，如骨质疏松、骨缺血坏死、肌腱变性或断裂等。

（5）观察反应　一般如果封闭的部位准确，压痛及疼痛即刻消失。如果封闭在张力大的区域，或者封闭区出血，疼痛会加重，待消肿以后，疼痛才逐渐消失。

第七节　中药离子导入疗法

中药离子导入疗法是利用直流电使中药离子进入人体以达到治疗目的的方法。几十年来的实践证明，它是一种操作简便、作用独特、行之有效的治疗方法，为中医临床开辟了一条新的治疗途径。颈肩腰腿痛疾病应用中药离子导入疗法，具有中药热敷和直流电治疗的双重作用，能够疏通经络、活血化瘀、镇痛消肿、松解粘连，同时结合中医的临床辨证，配以具有其他功效，如补气血、益肝肾、祛风湿、强筋骨之类的中药，针对症状和证候两方面来治疗，临床效果理想。

一、中药离子导入的操作方法

1. 配制导入药液

不掺杂其他成分，无寄生离子干扰的纯净水溶液，是最符合离子导入疗法要求的，但由于大多数中药的有效成分尚未提纯，不能配成纯品的水溶液，因此中药导入药液的配制有其自身的特点，主要方法有以下几种。

(1) 中药酊剂　将中药切碎，用 50% 左右的酒精浸泡 7～10 天后使用。常用的酊剂浓度为 5%～20%。这种配制法的药液成分比较复杂，容易有寄生离子干扰，如用多种中药混合配制酊剂，所含成分就更为复杂。

(2) 中药煎剂过滤后配制药液　把中药煎剂过滤后，再加适量蒸馏水或无离子水调制成一定浓度的溶液。此法同样成分复杂，容易有寄生离子的干扰。

(3) 中草药煎剂直接作导入用　煎剂成分复杂，寄生离子的干扰作用大。为此有采用正负极同时导入或正负极轮流导入的方法，即主电极极性每天更换，这种方法有可能造成"离子导出"，或使药物的"皮肤离子堆"又向皮肤表层移动。

(4) 中药糊剂　把数种或数十种中草药研末混合，使用时用水、醋或黄酒、米酒调成糊状，加热后敷于皮肤上，厚约 1cm，以此代替衬垫，其上放置铅板电极。副电极用衬垫，也可用糊剂代替。这种方法除了直流电的作用，还有热疗的作用。因药物在糊剂中溶解量很少，所以导入的药物是很微量的。

中药复方制剂的药液成分复杂，有效成分的导入极性很难一致，多种复杂成分所形成的寄生离子会干扰起重要治疗作用的成分的导入，从而影响疗效。因此，临床上应该尽量选用已经明确有效成分并能提纯的中药纯品水溶液。做不到这一点的话，也应该尽量选用导入极性基本一致的中药组成复方。目前，在中药离子导入上如何实现辨证治疗与导入原理的协调一致，仍是临床所面临的一项重要课题。

2. 导入电极连接

(1) 选择金属极板及衬垫　金属极板应平坦，以导线连于电疗机的输出端。衬垫要微温而湿润。同时，根据治疗部位进行选择。

(2) 放置导入药液　中药导入药液应均匀地洒布在滤纸或绒布上，每次药液用量根据衬垫大小而定。

(3) 固定电极　将滤纸或绒布上放置湿润的衬垫和铅，绒布、极板的衬垫紧密接触治疗部位的皮肤，然后盖以胶布或塑料布，固定电极并检查电疗机。确定各指针和输出旋钮在零位，转向开关指向正确，导线连接的极性正确无误，电表倍数开关所指的量程适合治疗量后开启电疗机。

(4) 启动电疗机　先开总开关，次开分开关，后徐徐转动电位器逐渐增加电流量，并参照患者的感觉开始接近处方规定的电流强度处，过 1～2min 后再调至规定的电流强度。电流强度以衬垫面积计算，一般成人可用 $0.05～0.2mA/cm^2$，小儿用 $0.02～0.08mA/cm^2$，反射疗法可用 $0.02～0.03mA/cm^2$。治疗时间一般 15～25min。

一般初次稍短，以后逐次延长。治疗次数每日或隔日 1 次，多数12～18 天为 1 个疗程。

（5）关闭电疗机　治疗完毕，缓慢向逆时针方向转动电位器，将电流降到零位。关闭开关，取下胶布或塑料布、金属板极和衬垫、绒布等物。检查皮肤有无异常。

3. 注意事项

① 导入极性不能有错误，带正电荷的中药离子从正极导入，反之则从负极导入。

② 配制药液所用的溶液，除有特殊需要外，多用电解质溶剂如蒸馏水、无离子水、酒精、葡萄糖液等，以免溶液内有寄生离子。

③ 治疗前应检查患者皮肤有无知觉障碍或破损等情况，如有抓伤、擦伤，宜贴以胶布或涂以凡士林油；如毛发过多，宜剃去或用温水浸湿；如有知觉丧失或损伤严重，则不宜在此部位治疗。

④ 调整电流量时宜缓慢，要逐渐增加或减少，以免产生刺激作用。通电过程中，应经常巡视电流表指针情况，如指针自动上升超过规定的强度，应及时降下。

⑤ 调整电流量时宜缓慢，要逐渐增加或减少，以免产生刺激作用。治疗前需告诉患者在通电期间会产生的各种感觉，如轻度的针刺感和蚁行感是正常现象，如有烧灼感甚至疼痛，则需调整电流强度。

⑥ 由于电极下酸、碱产物的刺激，可使皮肤发痒。为了保护皮肤，可用甘油合剂或其他止痒剂。

⑦ 高热、心力衰竭、恶性肿瘤、湿疹、有出血倾向以及对直流电不能耐受者，禁用本法。

二、中药离子导入疗法的应用

中药离子导入疗法在各种疾病的应用很广泛，根据中药的不同功效而有不同的适应证。常用中药种类及适应证见表 2-1。

另外，某些中药的导入极性已明，但临床很少单独应用，常根据辨证加入中药复方中使用，列出如下，供临床参考。

① 阳极导入黄芪、羌活、赤芍、益母草、红花、栀子、玄参、木香、白术、苦参、三颗针、升麻。

② 阴极导入龙胆草、萹蓄、白花蛇舌草。

表 2-1　常用中药种类及适用证

中药名称	极　性	制剂种类、浓度	适　用　证
延胡索	＋	注射液 1～2ml/次	各种疼痛
川乌	＋	10％酊剂	关节炎，神经痛，各种剧烈疼痛
草乌	＋	10％酊剂	关节炎，神经痛，各种剧烈疼痛
防己	＋	50％酊剂	风湿痛，神经痛
木瓜	±	50％酊剂	风湿痛，转筋
秦艽	±	50％酊剂	风湿及类风湿
威灵仙	－	50％酊剂	风湿痛

续表

中药名称	极 性	制剂种类、浓度	适 用 证
牛膝	+	50%酊剂	劳损,风湿痛
杜仲	+	50%煎剂	腰肌劳损,高血压
丹参	±	30%煎剂	软组织损伤及粘连,脉管炎,肝炎,神经衰弱
川芎	±	30%煎剂	关节痛,月经痛
马钱子	+	10%煎剂	周围神经麻痹,喉痹,痈疡
桐树皮	−	50%酊剂	风湿痛
陈醋	−		骨关节退行性变
苍术	+	30%煎剂	风湿性关节炎
豨莶草	+	30%煎剂	风湿性关节炎

三、常用导入西药及适应证

常用导入西药及适应证见表 2-2。

表 2-2 常用导入西药及适应证

西药名称	极 性	制剂种类、浓度	适 应 证
盐酸狄奥宁	+	0.1%～1%	神经痛,角膜炎
磷酸组织胺	+	0.01%～0.02%	静脉炎,神经炎,软组织扭挫伤,肌纤维织炎
普鲁卡因	+	2%～5%	神经痛,软组织损伤等病症
利多卡因	+	1%～5%	神经痛,软组织损伤等病症
蜂毒	+	15 单位/次	风湿性关节炎,神经炎,神经痛
醋酸氢化可的松	+	25mg/次	风湿性关节炎,软组织损伤,神经根炎,肋软骨炎
促皮质素	+	25mg/次	风湿性关节炎,软组织损伤,神经根炎,肋软骨炎
硝酸乌头碱	+	0.1%	风湿性关节炎,神经痛

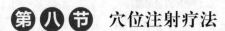

第八节 穴位注射疗法

穴位注射又称水针,是选用中西药物注入穴位以防治疾病的一种疗法,它是把针刺和药理、药水等与穴位的渗透刺激作用结合在一起发挥综合效能,具有疏通经脉、流畅气血功能,并可通过药物作用活血散瘀,调整机体功能,因此有特殊的功效。

一、穴位注射的常用药物

凡是可供肌内注射用的药物,都可供穴位注射用。常用药物如下。

(1)中草药制剂 复方当归注射液、丹参、板蓝根、威灵仙、徐长卿、夏天无、肿节风、丁公藤、鱼腥草、银黄注射液等多种中草药注射液。

(2)维生素制剂 如维生素 B_1、B_6、B_{12},维生素 C、维生素 K_3 等。

(3)其他常用药物 如葡萄糖注射液、生理盐水、盐酸普鲁卡因注射液,注射用水等。许多供肌内注射用的药物也可考虑作小剂量穴位注射。

二、适应范围

穴位注射疗法的应用范围较广,凡是针灸的适应证大部分都可用本法治疗。

三、注意事项

① 严格遵守无菌操作、防止感染，最好每注射一个穴位换一个针头。使用前应注意药物的有效期，不要使用过期药。并注意检查药液有无沉淀变质等情况，如已变质即应停止使用。

② 治疗时应对患者说明治疗特点和注射后的正常反应。

③ 注意药物的性能、药理作用、剂量、配伍禁忌、副作用和过敏反应。凡能引起过敏反应的药物（如青、链霉素，盐酸普鲁卡因等）必须先做皮试，皮试阳性者不可应用。副作用较严重的药物，不宜采用。刺激作用较强的药物，应谨慎使用。

④ 一般药液不宜注入关节腔、脊髓腔和血管内。注射时如回抽有血，必须避开血管后再注射。如误入关节腔可引起关节红肿热痛等反应；如误入脊髓腔，会损害脊髓，切须注意。

⑤ 颈项、胸背部注射时，切勿过深，药物控制剂量，注射宜缓慢。在神经干旁注射时，必须避开神经干，或浅刺以不达神经干所在的深度。如神经干较浅，可超过神经干之深度，以避开神经干。如针尖触到神经干，患者有触电感，就须退针，改换角度，避开神经干后再注射，以免损伤神经，带来不良后果。

⑥ 躯干部穴位注射不宜过深，防止刺伤内脏。背部脊柱两侧穴位针尖可斜向脊柱，避免直刺而引起气胸。

⑦ 年老体弱者，注射部位不宜过多，用药剂量可酌情减少，以免晕针。孕妇的下腹、腰骶部和三阴交、合谷等孕妇禁针穴位，一般不宜做穴位注射，以免引起流产。

第九节　牵引治疗

牵引疗法作为一种传统的治疗方法应用已久，对于急慢性颈肩腰腿痛具有一定的治疗作用，是骨科常用的辅助疗法，在国内外都有很好的普及，临床已积累了大量的经验，是一种理论、实践均已成熟的治疗方法。

一、牵引治疗的适应证和禁忌证

牵引一般认为是一种安全、并发症较少的治疗方法。无绝对禁忌证，可根据不同病人的不同情况而定。

1. 适应证

① 筋、膝、肩等关节的牵引。

② 各种类型颈椎病、颈椎脱位的牵引。颈背部疼痛不适，颈椎病合并有神经根症状者。

③ 腰椎间盘脱出、膨出，椎管狭窄等腰椎关节疾病的牵引治疗。椎间盘损伤或椎间盘突出症、急慢性腰痛、腰椎小关节紊乱以及其他预计可以有助于缓解症状的颈腰背痛患者。

④ 脊柱侧凸病人术前的常规牵引，可增加脊柱的弹性，为手术做准备。

2. 相对禁忌证

脊柱的感染性疾病，包括特异性的与非特异性的感染，脊柱肿瘤等不宜行牵引治疗，特殊情况下可以牵引作为局部制动止痛。

二、常用的牵引方法

牵引疗法用于颈肩腰腿痛病人，原则上病人需卧床（颈椎牵引除外），最好卧硬板床，便于保持拉力作用。

1. 颈椎牵引

主要用于颈椎病引起的颈部疼痛并伴有神经根性症状、诊断比较明确的患者。

（1）作用机制

① 制动，通过牵引限制颈部活动，有利于损伤组织充血、水肿的消退和修复。

② 缓解颈部肌肉痉挛和疼痛。

③ 通过牵引使椎体间隙增宽；椎间孔增大，并可使椎间盘内压力降低，从而使神经根、脊髓及交感神经所受的刺激或压迫得以缓解或消除，并对神经根和关节囊的轻微粘连有适当的松解作用，进而恢复颈椎正常生理弯曲状态。

④ 通过牵引增宽椎小关节间隙，从而牵开被嵌顿在椎小关节内的滑膜组织，使疼痛消失或明显减轻。

⑤ 使扭曲于横突孔内及横突间的椎动脉得以伸张，有利于消除或减轻基底动脉供血不足所产生的一系列症状。

⑥ 缓解椎间盘组织向周缘的外突压力，紧张后纵韧带，有利于早期轻度突出的髓核组织还纳和受损纤维环组织的修复。

（2）轻量颈椎牵引

① 卧位颈椎牵引法：视病情的不同可选择在病房或家中进行持续颈椎牵引，症状重者，需卧硬板床上进行牵引，颈部体位与睡眠体位原则一致，头部系好牵引带，重量一般为 2～3kg。症状严重者除睡眠外均可保持牵引，症状轻者可根据情况每天牵引 1h 至数小时。一般牵引 3～4 周为一疗程。牵引过程中一定要调整好体位，保持牵引带松紧适当，以病人舒适为宜，若有不适或症状加重者要及时调整或停止牵引，进一步检查原因。

② 坐位颈椎牵引：多用于病情轻或病程恢复后期还需继续牵引的患者。患者取坐位，距头高约 1m 处装一横杆，其上附有两个滑车，滑车间距离 0.5m，固定好枕颌套，将牵引绳之一端与牵引带连结，通过两个滑车后，挂上所需重量。每天牵引 2～3 次，每次 0.5～1h，牵引重量可自 1.5～2kg 始，逐渐增至 2.5～3kg。牵引治疗最初 1～2h 内，少数患者可有头晕、头胀或颈背部疲劳感，故可从小重量、短时间开始，然后根据患者的反应、体质的强弱，及颈部肌肉发育情况，适当增加牵引重量或延长牵引时间。牵引过程中，颈部应保持舒适的垂直或屈曲位。

③ 气囊充气式颈椎病综合治疗器：气囊充气式牵引是一种不需要上述一套牵引装置的牵引器，具有牵引带式牵引的相同作用，主要通过可充气的橡胶气囊产生的气体弹力而对颈椎产生牵引作用。治疗牵引力按医师指导进行。每个疗程为 20～30 天，每天 2 次，每次 20～30min，每个疗程结束后应休息 1 周。治疗中或治疗后出现头晕、颈肩痛

等，多为牵引力过大所致，应适当减少充气压力，至感到舒适为止。若出现头昏、呕吐、全身出汗等症状，经减少充气压力后，连续 3 次上述现象仍不消失时应停止治疗，做进一步详细检查。

（3）大重量颈椎牵引　近年来，国内外均见此报道，并取得一定疗效。牵引重量可达 20～45kg，每次 1～3min，休息 30s 后，再次反复进行，共 4～5 次。此法需要特别注意以下几点。

① 必须明确诊断，首先应阅读 X 线片，除外骨关节非颈椎病所引起的器质性病变，包括结核、肿瘤等。

② 寰枢关节不稳者不应进行，否则可带来严重后果。

③ 脊髓型颈椎病，应在密切观察下进行操作。

④ 颈部手术后不宜施行。

⑤ 未经严格训练者不宜单独进行操作，且要严格掌握操作程序和方法。放置牵引重量时要轻。

⑥ 牵引前后严密观察和记录，同时拍片对比，若牵引后椎体前侧软组织阴影增宽，则应立即终止牵引。

总之，此种方法应用时要特别小心，一定要由专人操作，严格监视牵引过程中的反应变化，慎重选择病人，确保安全有效，防止盲目滥用。

2. 骨盆牵引

骨盆牵引为脊柱牵引最常用的方法，多用于治疗腰腿痛、腰椎退变、腰椎间盘突出症及坐骨神经痛等。

（1）作用机制

① 制动，即由牵拉达到局部组织活动减少和休息的目的。

② 缓解腰部肌肉痉挛等。

③ 调整腰椎小关节微细变化，如滑膜嵌顿、关节错位等，减轻对后关节之压力。

④ 恢复腰椎正常生理曲度、增宽椎间隙及加大椎间孔，使神经根所受的刺激或压迫得以缓和，坐骨神经痛症状有所减轻。

⑤ 牵引可减低腰椎间盘内压力，紧张后纵韧带，有利于改善局部循环，使已外突髓核还纳，并有利于纤维环及后纵韧带等组织消炎、消肿；或改变突出椎间盘与神经根的关系，以减轻或解除症状。

（2）常用的骨盆牵引法

① 骨盆持续牵引法：此种方法比较简单，患者卧硬板床，用骨盆牵引带绕腰部固定，牵引带的左右两侧各连接一根牵引绳至床的足端，绳子通过滑轮后每侧各悬挂15～20kg 重量，床脚抬高 10～15cm，以产生反牵引力，行 24h 不间断牵引，如开始时因不习惯感到不适，可以短时间停止牵引或减轻重量，但不能起床，待逐渐适应后，逐渐增加至所需重量和牵引时间，一般需卧床 3～4 周，随着症状好转可允许每天短时间起床活动，以不引起症状为限，慢慢增加活动量，需再巩固疗效 2～3 个月，防止急于早期正常活动导致症状复发。若不抬高床脚，则需固定上身，以对抗加在骨盆上的牵引力。牵引带必须合身，骨盆牵引带的拉力须作用于髂骨翼上，并须保护骨突部，以防发生压疮。

② 大重力牵引法：此牵引需在专职医护人员严密指导下进行。患者卧于特制牵引床上，下胸及骨盆都用专门设计之缚带固定，保持舒适的情况下，行向上、下两个方向牵引，大约用 30～60kg 的拉力，每次持续牵引 15～30min，或做反复有节奏的伸缩牵拉使其有放松之时，有人认为后一种方法可以改善脊柱的血液循环。

此种牵引除上述颈椎大重量牵引注意点外，还需注意：大重量牵引不能太猛，最好缓慢递增，依病人体质、肌肉发达程度及配合情况而施行，施行牵引后最好卧床休息 1～2 周，防止因破碎之椎间盘脱出加重症状，甚至导致截瘫。有作者报道病人因大重量牵引加推拿后 2 天，下床用力解大便，导致截瘫，急诊手术发现为大块破碎椎间盘顶压马尾神经所致；腰椎峡部不连、腰椎滑脱者不宜施行大重力牵引。

③ 自身重量牵引：此法为保健性牵引法，采用两手上举抓住上面横杆，如吊单杠，一般用于青少年早期特发性脊柱侧弯，轻型腰腿痛可以试做，每天数十次至数百次不等，还可做引体向上运动，加强臂力。此法不适于严重腰腿痛和年老体弱患者。

④ 牵引床治疗：在床面的上端有一块固定的垫板。两块牵引滑板放在滑板轨道上，轨道内安装滚珠轴承，使滑板滚动，内部构造是由动力、传送和牵引装置三部分组成。其动力通过涡轮减速器后，由钢丝绳带动牵引滑板，产生牵引作用。病人卧于电动牵引床上，用胸部固定带固定胸部，向上牵引。骨盆固定带固定骨盆向下牵引。通过涡轮减速器上的偏心轮带动钢丝绳，牵引滑板在滚珠轴承上产生弹簧样的伸缩作用，使腰部在伸缩动态下牵引。此法适用于治疗腰椎间盘突出症。每周 2～3 次，每次 0.5h，牵引重量为 40kg，牵引后需卧床休息，门诊治疗者需佩戴腰围回家，回家后卧床，一般需牵引 8～12 次。

⑤ 电动按摩牵引床：有的医院专门设计制造一种电动控制牵引床，在持续缓慢增加牵引力时进行，电动按摩，也有一定的疗效。此法既达到牵引目的，又有按摩推拿作用。

第十节 练 功 疗 法

练功疗法即功能锻炼，它是使肢体自主运动以达到治疗和预防某些疾病的一种方法。临床实践证明，功能锻炼对于治疗颈肩腰腿痛有良好的疗效，能推动气血流通，舒通经络，调节整个机体的功能，加速祛瘀生新、促进肢体肿胀的吸收，并能防止肌肉萎缩，关节僵硬，有利于肢体的功能恢复。功能锻炼不仅是一种辅助疗法，而且是软组织损伤中一种不可缺少的治疗措施，在临床上应与手法和药物治疗同样居于重要地位。

一、练功疗法分类

1. 按照锻炼的部位分类

（1）局部锻炼 指导患者进行伤肢主动活动，使功能尽快恢复防止组织粘连，关节僵硬，肌肉萎缩。如肩关节受伤练习耸肩、上肢前后摆动、握拳等，下肢损伤练习踝关节背伸、跖屈，以及股四头肌舒缩活动、膝关节伸屈活动等。

（2）全身锻炼 指导患者进行全身锻炼，可使气血运行，脏腑功能尽快恢复。全身功能锻炼不但可以防病治病，而且还能弥补方药之不及。全身锻炼可以提高内脏器官功能，改善病理生理过程，恢复和增进运动器官的功能，使中枢神经系统处于动员状态，加速消除创伤所形成的局部病理现象，增强机体代偿能力，促使患者恢复劳动能力。

2. 按有无辅助器械分类

（1）有器械锻炼　采用器械进行锻炼，主要是加强伤肢力量，弥补徒手不足，或利用其杠杆作用，或用健侧带动患侧。

（2）无器械锻炼　不应用任何器械，依靠自身机体做练功活动，这种方法锻炼方便，随时可用，简单有效，通常有太极拳、八段锦等。

二、练功疗法作用机制

练功疗法治疗骨关节以及软组织损伤，对提高疗效、减少后遗症有着重要的意义。临床经验总结证实练功疗法是治疗颈肩腰腿痛不可缺少的治疗手段。骨伤科各部位练功法，既有加强局部肢体关节的活动功能，又有促进全身气血运行增强体力的功效。

（1）活血化瘀消肿止痛　由于损伤后瘀血凝滞，络道不通而导致疼痛肿胀。局部锻炼与全身锻炼有促进血液循环、活血化瘀的作用，通则不痛可达到消肿定痛的目的。

（2）濡养患肢关节经络　损伤后期及肌筋劳损，局部气血不充，筋失所养，酸痛麻木。练功后血行通畅，化瘀生新，舒筋活络，筋络得到濡养，关节滑利，伸屈自如。

（3）促进骨折迅速愈合　功能锻炼后既能活血化瘀，又能生新，既能改善气血之道不得宣通的状态，又有利于续骨。在夹板固定下功能锻炼，不仅能保持良好的骨位，而且还可使骨折的轻度残余移位逐渐得到矫正，使骨折愈合与功能恢复同时并进，缩短疗程。

（4）防止筋肉萎缩　骨折或者较严重伤筋可导致肢体废用，所以对骨折、扭伤、劳损、筋伤及不完全断裂，都应积极进行功能锻炼，使筋伤修复快，愈合坚，功能好，减轻或防止筋肉萎缩。

（5）避免关节粘连和骨质疏松　关节粘连、僵硬强直以及骨质疏松的原因是多方面的，但其主要的原因是患肢长期的固定和缺乏活动锻炼，所以积极、合理地进行功能锻炼可以促使气血通畅，避免关节粘连，僵硬强直和骨质疏松，是保护关节功能的有效措施。

（6）扶正祛邪　局部损伤能影响致全身气血虚损，《正体类要·序》说："肢体损于外，则气血伤于内"，气血、营卫和脏腑不和，容易导致风寒湿外邪乘虚侵袭。通过练功能调节整个机体功能，促使气血充盈，肝血肾精旺盛，筋骨劲强，关节滑利，扶正祛邪，有利于损伤和整个机体的全面恢复。

三、练功注意事项

① 确定练功内容和运功强度，制订锻炼计划，首先应辨明病情，估计预后，应因人而异，因病而异，根据伤病的病理特点，在医护人员指导下选择各个时期适宜的练功

方法，尤其对骨折患者更应分期、分部位对待。

② 正确指导患者练功，是取得良好疗效的一个重要环节。将练功的目的、意义及必要性对患者进行解释，可使患者乐于接受，充分发挥其主观能动性，加强其练功的信心和耐心，从而自觉地进行积极的锻炼。

③ 严格掌握循序渐进的原则，防止加重损伤和出现偏差。练功时动作应逐渐增加次数，由少到多，动作幅度由小到大，锻炼时间由短到长。

④ 定期复查不仅可以了解患者病情和功能恢复的情况，还可随时调整练功内容和运动量，修订锻炼计划。

⑤ 练功时应思想集中，全神贯注，动作缓而慢。练功次数，一般每日2～3次。练功过程中，对骨折、筋伤患者，可配合热敷、熏洗、搽擦等外用药或加理疗等方法。另外，练功过程中，要顺应四时气候的变化，注意保暖。

四、练功常用运动方式

根据损伤部位及其性质的不同，在进行功能锻炼时，所采取的运动方式也不完全一样，但无论用什么样的运动形式，都必须强调在医者的正确指导下进行自主性功能锻炼，切忌粗暴，强硬的被动活动，练功常用运动方式介绍如下。

（1）颈部　锻炼时可采取站立位或正坐位。站立时两足分开与肩等宽，两手叉腰；正坐位时两手叉腰即可。

① 与项争力势：即颈部屈伸，在练习前先进行深呼吸，在呼气时头后伸看天，使前额尽量保持最高位置，然后吸气，使颈部还原，再头前屈看地，尽量紧贴前胸，然后还原（图2-1）。

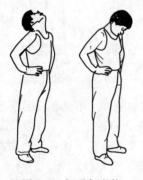
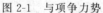
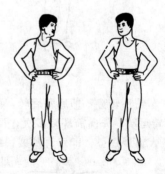

图 2-1　与项争力势　　　　　图 2-2　哪吒探海势

② 哪吒探海势：即颈部前下伸展，在深吸气时头颈伸向左前下方，双目注视左前下方，呼气时头颈还原，然后深吸气头颈伸向右前下方，双目注视右前下方。伸颈时应使颈部尽量保持伸长位置（图2-2）。

③ 犀牛望月势：即颈部后上伸展，深吸气时头颅向左后上方尽量旋转，双目视左后上方，呼气时头颅还原，然后深吸气再使头颅转向右后上方，方法同前（图2-3）。

④ 金狮摇头势：即旋转颈部，头颈先向左环绕一周，再向右环绕一周，反复6～7次（图2-4）。

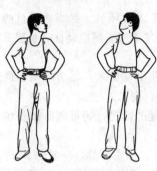

图 2-3 犀牛望月势

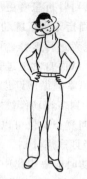

图 2-4 金狮摇头势

（2）肩、肘部 肩关节活动范围广泛，受伤机会也多，一旦遭受损伤或炎症侵袭易发生粘连致关节僵硬。肘关节易受损伤，如处理不当，则关节功能发生障碍。故肩与肘受伤后，必须加强早期功能锻炼，这对恢复关节功能活动极为重要。

① 顺水推舟势：即前后伸推，站立位，双手握拳，拳心向上置于胁下。然后手变立掌，掌心朝外，向正前方推出，双手交替进行（图 2-5）。

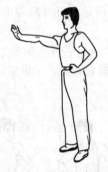

图 2-5 顺水推舟势

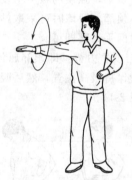

图 2-6 车轮环转势

② 车轮环转势：即肩臂旋转，两足分开比肩稍宽站立，一手叉腰，另一手握拳做肩部环转运动。先向前环转多次，再向后环转多次（图 2-6）。

③ 大鹏展翅势：即双肩扩展，站立位，两手各指交叉，放于枕后，使两肘尽量内收，然后再尽量外展（图 2-7）。

④ 蝎子爬墙势：即手指爬墙法，两足分开，面对墙壁双手五指扶在墙上，微微向上伸，使上肢高举，然后再缓缓放下。

（3）腰、髋部 主要适应腰、髋部软组织损伤以及腰椎骨折恢复期的锻炼，在临床上应按不同的病症选择不同的方法指导患者锻炼。

① 风摆荷叶势：即腰部前屈后伸和侧屈；两足微开站立，两手叉腰使躯干前屈后伸活动，幅度由小到大，活动吋腰肌要放松。然后做左右侧屈活动，活

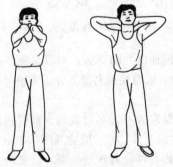

图 2-7 大鹏展翅势

动幅度由小到大，至最大限度为止，活动时腰肌也要放松（图2-8）。

②浪里荡舟势：即腰部回旋，两足分开比肩稍宽，两手叉腰。做腰部环转运动，先向左环转一周，再向右环转一周，范围由小到大，速度由慢到快（图2-9）。

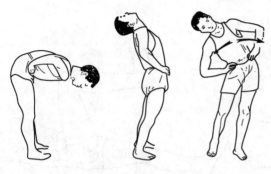 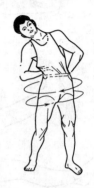

图2-8 风摆荷叶势   图2-9 浪里荡舟势

③两手攀足势：即仰卧起坐法，仰卧位两手向上逐渐坐起，两手向前触摸足尖，反复练习7～8次（图2-10）。

④鲤鱼打挺势：为背肌练习法，俯卧位，两腿伸直，两手贴在身侧，同时抬头后伸，双下肢直腿后伸，使腰部尽量后伸（图2-11）。

⑤摇椅活动势：仰卧位，两侧髋膝屈曲两臂环抱双腿，先练髋部伸屈活动，伸的限度以髋伸直范围为标准，屈的限度以双侧大腿前侧完全贴胸壁为宜，最后抱住双腿使背部做摇椅式活动（图2-12）。

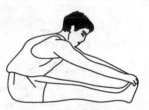

图2-10 两手攀足势

（4）膝、踝部

①蹬空增力势：即蹬空练习，仰卧位、先做踝关节屈伸活动，然后屈膝，屈髋用力向斜上方进行蹬足动作（图2-13）。

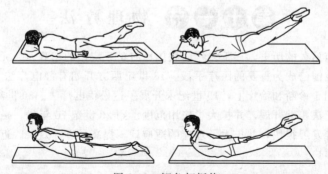

图2-11 鲤鱼打挺势

②坠举千力势：即直腿抬高，仰卧位，两腿伸直，伤肢做直腿抬高动作，然后放下，反复活动，也可在踝部加0.5～1kg的重量后练习（图2-14）。

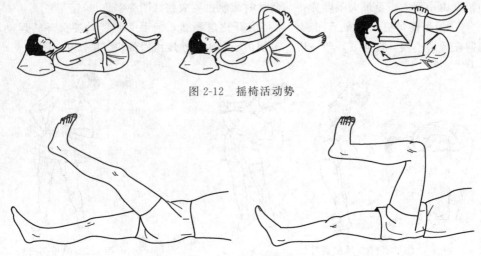

图 2-12 摇椅活动势

图 2-13 蹬空增力势

③ 白鹤摇膝势：即转摇膝法，站立位两膝并拢半屈曲，双手扶在膝上，做膝部环转动作（图 2-15）。

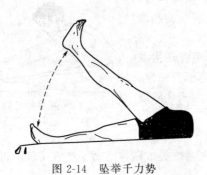

图 2-14 坠举千力势

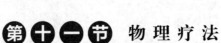

图 2-15 白鹤摇膝势

第十一节 物理疗法

物理疗法有悠久的历史，三千多年前我国已有矿泉应用的记载。公元前 2 世纪，按摩、水疗法在我国已成为重要的医疗手段。18 世纪西方开始有静电疗法，19 世纪直流电、感应电被用于诊断和治疗上，19 世纪末开展了达松伐电疗法。20 世纪以来，中波、短波和超短波疗法相继开展，并扩大了应用范围。到 20 世纪 70 年代，磁疗法，激光疗法、射频疗法等发展很快，并扩大了理疗的适应证，提高了理疗效果。近年来生物反馈疗法也被逐步推广。

一、理疗的应用范围

1. 预防

许多种物理因素应用于健康人，可以增强抵抗力，预防某些疾病。紫外线照射，可以增强对流感等的抵抗力和预防软骨病等。电疗法、体育疗法，可防止术后粘连。

2. 治疗

（1）消炎作用　无论是肌肉、关节、皮肤、黏膜、神经、韧带、器官和内脏的急慢性炎症，理疗都可促进其吸收消散。按炎症的性质，可分别选用各种疗法。急性化脓性炎症可选用微波疗法、激光疗法、超声波疗法、超短波疗法、紫外线疗法等，非化脓性炎症还可选用磁疗法、短波疗法等。慢性炎症及多发性或全身性炎症，可用电水浴疗法、水疗法、温泉疗法、全身光疗法、磁疗法。对局部炎症除上述疗法外，尚可用蜡疗法、红外线疗法及高频电疗法等。

（2）镇痛作用　主要对神经、关节、肌肉疼痛以及内脏的痉挛性疼痛。根据疼痛的部位和性质，主要选用磁疗法、脉冲中频电疗法、干扰电疗法、超刺激电流疗法、紫外线疗法、间动电疗法、超短波疗法、微波疗法、激光疗法等。对于痉挛性疼痛可选用红外线、蜡疗等引起充血性或具有内生热一类的温热疗法。

（3）镇静安眠作用　可选用静电疗法、电睡眠疗法、全身性磁疗法、镇静性水疗法、电离空气疗法等。

（4）兴奋作用　针对神经麻痹和肌肉萎缩，主要应用低频或低调、中频电疗法，并配合热疗法。对周围性运动神经麻痹，应用电体操疗法、干扰电疗法、间动电疗法等。对局部感觉障碍，选用感应电疗法、达松伐电疗法、电刺激疗法等。

（5）缓解痉挛作用　可选用短波疗法、微波疗法、超短波疗法、超声波疗法、红外线疗法、磁疗法、蜡疗法以及其他传导热疗法。

（6）松解粘连、软化瘢痕　可选用等幅中频正弦电疗法、超声波疗法、直流电-泥疗法等。

（7）脱敏　可选用紫外线疗法和离子导入疗法等。

（8）杀菌　可选用紫外线、激光等疗法。

（9）治癌　实验证明，在45℃以上温度，癌细胞可被杀死，或者呈现对放射线的敏感性增强，因而应用射频电疗等方法治癌取得一定效果，尤其在配合应用放射线治疗上获得显著疗效。

（10）其他　解热作用，如凉水浴和短时间的湿布包裹法；发汗作用，如温、热水浴、温泉浴和长时间的湿布包裹法。

3. 康复

物理疗法在病后恢复和伤残者功能重建中具有重要的实用价值。在病后，物理因素可以增进食欲，促进体力恢复，如紫外线疗法、水疗法、温泉疗法、日光浴疗法等。对伤残者功能恢复，如电疗、光疗、水疗、体育疗法均可广泛应用，能提高劳动能力和降低致残率。

二、理疗注意事项

（1）理疗方法的综合应用　为了提高疗效和缩短病程，对同一患者或同一疾病，有目的地采用两种以上的理疗方法。

① 复合疗法：复合疗法即同时在同一患者或同一部位，进行两种以上的理疗方法。

如直流电药物离子导入疗法，是直流电加药物；电水浴药物离子导入疗法，是直流电加水温与药物；高频-直流电药物导入疗法，是中波或短波加直流电与药物；电泥疗法，是中波或直流电加泥疗；超声-间动电疗法，是超声加间动电疗法。此外药浴疗法、紫外线红外线疗法、水疗法、体育疗法等均属此类。

② 联合疗法：先后连续应用两种以上的理疗方法，如先在局部热疗或可见光疗，继之进行按摩疗法。水疗或温泉浴后，再照射紫外线。局部蜡疗或红外线疗法后，做离子导入疗法等。

③ 交替联合疗法：是两疗法间隔时间较长的联合作用，也即是交替应用。如射频疗法与放射治疗的交替应用等。两种以上理疗方法之目的，是利用物理因素的协同或相加作用以增强疗效。但要注意，如使用不当，也可互相削减或产生拮抗作用。因此不可盲目综合或应用种类过多。一般运用不超过3种。

(2) 加剧反应的发生和处理 在水浴、矿泉、紫外线及某些电疗过程中，有时可出现症状、体征恶化现象。这种加剧反应一般不需特殊处理，多在理疗进行中自然消退。局部加剧反应是病灶反应，如治疗局部的关节肿胀增重，疼痛加剧等，一般理疗3～5次后迅速好转。如持续1周以上，或症状进一步加重，则宜减少剂量，延长时间，或停止理疗。待反应消退后，再从小剂量开始或改变理疗种类。全身加剧反应，如在理疗后出现全身倦怠、失眠、食欲减退等，持续不见好转，应停止数日，从小剂量开始，或更换其他理疗方法。

三、理疗的适应证和禁忌证

(1) 适应证 应选择适当的理疗方法，针对治疗某种病证。理疗适用范围包括：

① 各种炎症：急性、亚急性、慢性化脓性和非化脓性炎症。

② 神经系统疾病：中枢神经系统兴奋、抑制过程不平衡诸病，植物神经失调，末梢神经系统疾病等。

③ 心血管系统疾病：高血压病、冠心病、脑血管病及其后遗症、周围血管性疾病。

④ 骨伤科疾病：如损伤、感染、粘连、溃疡以及佝偻病、软骨病等。

⑤ 其他：皮肤病及五官科、口腔科其他疗法无显效的疾病，多数为理疗的适应证。

(2) 禁忌证 严重的心脏病，动脉硬化，有出血倾向，恶病质及可刺激肿瘤细胞生长的物理因素，均属禁用范围。此外，高热、败血症、活动性肺结核、局部急性皮炎、感觉障碍、动脉瘤等，也多不适合进行理疗。

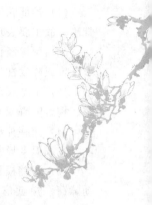

第三章 颈痛症

第一节 外伤性颈部综合征

外伤性颈部综合征亦称鞭击综合征、挥鞭样损伤，系由于外伤使颈部组织受到损伤而出现的多种综合症状。颈部挥鞭样损伤是主要的外伤形式，多发生于行车中的突然加速或减速运动中。本病归属中医颈部伤筋范畴。

【临床表现与诊断】

一、临床表现

（1）症状　主要表现为头颈部疼痛。疼痛往往不是在受伤后立即出现，而是在24～48h后出现并逐渐恶化。在初期几乎全部病例表现为扩散样的头颈部疼痛、沉重感，颈部活动明显受限，这是由于颈肌的痉挛而引起的。部分病例并发后颈交感神经综合征，出现头痛、耳鸣、眩晕、眼痛、流泪、恶心等交感神经系统的症状和颈神经根症状。如有咽后壁血肿可导致吞咽困难。后期，除颈部肌肉痉挛的症状之外，还常持续有顽固的交感神经症状和颈神经根的症状。同时可伴有健忘、焦虑、注意力下降等精神症状。

（2）体征　颈部深压痛，颈肌痉挛强直，疼痛可放射至一侧或两侧肩部、肩胛骨内侧，亦可循颈后至枕部。上肢或下肢感觉异常，腱反射异常，可以出现病理反射。皮肤温度可有异常，瞳孔大小不一。后期可出现肌萎缩。

（3）辅助检查　X线、CT、MRI及脊髓造影等检查方法有一定的辅助诊断价值，可用以确诊属何型外伤性颈部综合征，并有鉴别其他疾病的作用。X线可显示有无骨折、脱位。CT可协助诊断骨骼损伤的程度，了解椎间盘损伤、髓核脱出的情况，判断椎管横断面有无狭窄。MRI可显示软组织及脊髓受累的程度，较直观、清晰，检查有时可发现有硬脑膜外血肿或脊髓水肿等。动态X线片或MRI检查时可发现有韧带性不稳和椎间盘突出，但临床症状与MRI所见大多不符。神经电生理检查也可有异常。

二、诊断要点

根据外伤史、症状及体征诊断本病并不困难，具体属于哪一种类型，可根据各型的特征而定。

(1) 颈部软组织损伤型　基于损伤的是中胚叶组织，即肌肉、肌膜、韧带、肌腱及骨膜，故主要表现为头颈部持续性钝痛，伴有深部压痛点和肌肉强直。

(2) 颈神经根损伤型　出现与受累颈神经根支配区相一致的皮肤放射痛。疼痛呈持续性，或阵发性切割样痛。且伴有知觉过敏、迟钝及腱反射异常等表现。

(3) 椎基底动脉型　可出现眩晕、耳鸣、一过性意识消失乃至视力、视野障碍，眼震、构音障碍或小脑性运动失调等主要症状和体征。

(4) 交感神经症状型　表现为恶心、流泪、多汗、唾液分泌异常、咽干、颜面潮红、皮肤温度异常或心悸等主要症状和体征。

(5) 脊髓损伤型　系由颈椎脱臼、颈椎骨折或颈髓水肿等引起，检查可见下肢运动障碍、知觉麻痹，出现病理反射，腱反射异常，肌肉萎缩，膀胱、直肠功能障碍等。

【治疗】

一、中药内治

(1) 气滞血瘀　颈部疼痛，多为刺痛或胀痛，痛有定处，拒按，夜间痛甚，舌质紫暗或有瘀斑，脉多细涩或弦涩。

治法：活血化瘀，通络止痛。

方药：复元活血汤（《医学发明》）加减。

组方：柴胡 12g，天花粉 12g，当归 10g，红花 8g，生甘草 5g，炮山甲 10g，大黄（酒浸）18g，桃仁（酒浸）12g，香附 12g，青皮 8g，郁金 9g，川芎 9g。若疼痛较甚者，可加入乳香 9g，没药 10g，延胡索 10g，三七 6g。上肢痛可加入姜黄 12g，桂枝 10g，下肢麻痹可加入牛膝 12g，木瓜 10g。

(2) 风寒湿阻　颈部酸胀痛，有沉重感，遇风寒则疼痛加重，得温则疼痛减轻，活动不利。舌质淡，苔薄白或腻，脉紧。

治法：温经散寒，通络祛痛。

方药：黄芪桂枝五物汤（《金匮要略》）加减。

组方：炙黄芪 30g，桂枝、白芷、葛根、白芍各 12g，党参 20g，细辛、生姜各 6g，全蝎 9g，大枣 10 枚。

二、中药外治

(1) 敷贴法

① 可外用伤湿止痛膏、麝香壮骨膏、狗皮膏、宝珍膏等。

② 消肿膏（陕西中医学院附属医院经验方）：大黄、白芥子、橘皮、生地、乌药、熟石灰、血竭、儿茶各 6g，黄柏、木鳖子、半夏、白及、骨碎补、丹参、红花、天南星、自然铜、黄芩、赤芍、香附各 9g，木香、乳香、桃仁各 12g，刘寄奴、栀子、当归各 15g。以上共研细末，以鸡蛋清调成糊状，摊于纱布上，敷于患处。

本方可消肿止痛，用于一切跌打损伤，肢体肿胀疼痛。

③ 三色敷药（《中医伤科学讲义》经验方）：用蜜或饴糖调敷患处。

本方可消肿止痛，祛风除湿。治疗损伤初、中期局部肿痛。

④ 舒筋活络药膏（《中医伤科学讲义》经验方）：赤芍、红花、天南星各 1 份，生

蒲黄、旋覆花、苏木各 1.5 份，生草乌、生川乌、羌活、独活、生半夏、栀子、生大黄、生木瓜、路路通各 2 份，饴糖或蜂蜜适量。共为细末，饴糖或蜂蜜调敷，凡士林调敷亦可，外敷患处。

本方具有活血止痛的功效，主治跌打损伤肿痛。

(2) 洗法

舒筋止痛水（《林如高正骨经验》）：三七粉 18g，三棱 18g，红花 30g，生草乌 12g，生川乌 12g，归尾 18g，樟脑 30g，五加皮 12g，木瓜 12g，怀牛膝 12g，70％乙醇 1500ml 或高粱酒 1000ml。密封浸泡 1 个月后备用。将药水涂擦患处，每日 2～3 次。

本方可舒筋活血止痛，主治跌打损伤，局部肿痛。

三、针灸治疗

1. 毫针

(1) 取穴

主穴：落枕穴、外关穴、风池、天柱。

配穴：阿是穴、肩中俞、肩井、曲池、合谷、中渚等穴，有头面症状加百会、四神聪、阳白、攒竹、四白、迎香、听宫、太阳、角孙等穴。

(2) 操作 每次用穴 8～10 个，颈项及上肢穴位用泻法，头面部穴位平补平泻，留针 20min，每日 1 次，10 次为 1 疗程。可用电针，用疏密波耐受量。

2. 梅花针

(1) 取穴 阿是穴、风池、大椎、肩中俞。

(2) 操作 于颈项肩部循经往返叩打，阿是穴为重点，皮肤透红为度，然后可于患部用火罐，留罐 5～10min。每日 1 次，10 次为 1 疗程。

四、推拿治疗

慢性恢复期可应用推拿治疗，急性期及有脊髓症状者禁用。医者于患者颈肩施用㨰法 3～5min，对两侧项肌及肩肌施拿捏按揉等理筋手法，点按百会、风府、风池、天柱、肩中俞、肩井等穴，然后对颈部施以拔伸手法 3～5 次，最后摩擦局部皮肤，以透热为度。有头面症状者，可推印堂，分阳白，点按攒竹、鱼腰、丝竹空、四白、迎香等穴，按揉太阳、头维、角孙，再于头侧施以散法。有上臂症状者，点按缺盆、拿极泉，弹拨少海，点按曲池、外关、合谷、后溪等穴，搓揉肩、臂部，最后以抖法结束。

五、神经阻滞疗法

神经阻滞疗法是治疗外伤性颈部综合征非常有效的一种治疗措施。治疗时常按照临床表现的不同症状，将各种阻滞方法配合使用，常比单一的一种阻滞术效果显著。

六、外固定治疗

急性期可给予颈部固定，一般可用 2～3kg 颌枕带牵引固定，较重者可使用颈托使颈部完全固定制动。

七、其他非手术疗法

(1) 牵引疗法 出现颈神经根症状之病例，采取颈椎牵引效果较好。但应从受伤 2 个月后开始施行。

（2）物理疗法　对消除肌肉痉挛、促进局部血液循环、缓解自觉症状有良好的效果。并可在治疗的全过程中随时应用。

（3）西药治疗　作为配合治疗在患病的初期有积极的治疗价值，以口服消炎、镇痛和肌肉弛缓剂为主。如有交感神经症状或精神因素强烈者，可加精神安定剂。对慢性患者出现焦躁不安等精神症状时，应投用抗抑郁剂。有颈髓损伤者，可应用 20% 甘露醇加地塞米松以脱水消炎，神经营养药物可使用胞磷胆碱。

【运动康复】

1. 屈伸颈部：取站立位，两脚分开，与肩同宽，双手叉腰，先抬头望天，再还原；低头看地，再还原，同时配以呼吸，抬头时吸气，低头时呼气，反复数次。

2. 左右转颈：取站立位，两脚分开，与肩同宽，双手叉腰，头颈向右转，眼看右后方，还原；头颈转向左侧，眼看左后方，还原，反复数次。

3. 侧弯颈部：取站立位，两脚分开，与肩同宽，双手叉腰，头颈弯向左侧，还原；头颈弯向右侧，还原，反复数次。

4. 前伸探海：取站立位，两脚分开，与肩同宽，两手叉腰，头颈前伸，并侧转向右前下方，眼看前下方似向海底窥探一样，还原；头颈前伸，并侧转向左前下方，眼看前下方，还原，反复数次。

5. 回头望月：取站立位，两脚分开，与肩同宽，双手叉腰，头颈向右后上方侧转，眼看右后上方，似向天空看望月亮一样，还原；头颈转向左后上方，还原，反复数次。

6. 转环颈项：取站立位，两脚分开，与肩同宽，双手叉腰，头颈按逆时针转一圈，还原，再按顺时针转一圈，还原。

【预后】

本病一般性损伤愈合较快，如果损伤累及椎间盘，则愈合较慢，且不能完全愈合，易残留有慢性颈痛。脊髓损伤严重者，预后差。颈部外伤后脊髓损伤轻微，仅有颈痛、手麻，功能障碍不严重，影像学检查证明椎管尚在临界状态以上者，可以行保守治疗。对慢性小关节痛可采用阻滞病变上下两个节段的小关节来治疗。脊髓不全损伤且影像学检查显示椎管狭窄者，应手术减压。伤后不全瘫者，处理较困难，但在伤后 6～8h 内脊髓全瘫或不全瘫，椎管有明显狭窄，无明显骨折及脱位者，不能认为是脊髓休克而等待其恢复，情况允许应及时手术减压，以减少因压迫、水肿、缺血而产生的继发损伤，争取更多的恢复机会。

【预防与调摄】

外伤性颈部综合征发病初期需卧床休息，待疼痛缓解后可带围领起床。慢性恢复期，可进行颈部功能康复训练。治疗过程中还需调节情志，心情开朗。因该病症状出现需要数日且逐渐加剧，故受伤时即使被认为是轻症，也必须嘱患者安静、卧床休息。对单纯因颈部肌肉痉挛而引起的颈痛和头痛，受伤时间在 24h 左右的患者，可令回家卧床休息。对症状较严重者应尽量收留住院观察治疗。在受伤后最初 2 周内可使用颈托，使颈部完全固定制动。

外伤性颈部综合征是一种复杂的临床综合征，除上述各种组织的器质性损害之外，

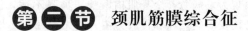

常常夹杂着神经性、功能性的障碍乃至心因性的诸多因素。在治疗该病时除采用以上提到的各种措施综合治疗之外,尚应重视对患者的心理治疗。

第二节　颈肌筋膜综合征

颈肌筋膜综合征是指源于颈肩部肌肉、筋膜、韧带、肌腱等结缔组织的疼痛综合征。本病临床上称谓颇多,诸如颈部肌筋膜炎、肌肉风湿症、肌筋膜纤维组织炎、纤维肌炎等。本病无明显器质性改变,间歇发作,可自愈。但由于其不会危及生命,故长期以来对本病研究认识不足。颈肌筋膜综合征的发病与职业因素、环境因素等有关。男、女均可发病,以女性为多见,比例约为1∶4,多见于中年以上。

【临床表现与诊断】

一、临床表现

(1) 症状

① 疼痛:疼痛为主要症状,可为隐痛、胀痛、酸痛,发生的时间长短不一,可为非持续性的疼痛,也可为突然性疼痛。多数病人可指出疼痛部位,痛可向远处放射,可由颈后部涉及头枕部,肩臂部及上背部,但并不符合周围神经或神经根的解剖分布。还可伴有自主神经症状,如头痛、头晕、耳鸣、肢体发凉、皮肤竖毛肌反应,甚至血压改变等。疼痛常因气候改变、劳累而加重,遇暖、休息而减轻。

② 颈部僵硬、活动不适:自觉颈后部僵硬感、紧束感或有重物压迫之沉重感,致使颈部活动不灵活。当静止不活动如早晨起床后,僵硬、沉重症状加重。活动后症状减轻,疲劳或过度活动后症状反而加重。

(2) 体征

① 颈部患处有特定的压痛点,一般位置局限、较浅,触压此点,可立即引起剧烈疼痛,并可向一定部位扩散,称为激痛点。位于肌肉的激痛点,疼痛可布及全肌,位于肌腱附着处者,常有局限性痛。用0.5%普鲁卡因作激痛点封闭后,疼痛可完全消失或明显缓解。

② 颈项局部肌肉痉挛、僵硬,颈后可触及皮下结节、条索肿块,压迫此点可引起患者疼痛症状的再现。

③ 颈部活动常受限。长期发作性肌痉挛,晚期导致肌挛缩,可使关节处于失衡状态而影响关节功能。

④ 一般无皮肤感觉障碍,腱反射正常。

(3) 辅助检查　X线检查无特殊发现,化验检查基本正常。

二、诊断要点

(1) 慢性劳损或风湿寒冷病史。

(2) 项背及肩部疼痛,常可因劳累或着凉受寒而加重。

(3) 颈项部及肩背部可触及激痛点,甚则可激惹远处部位的传导性疼痛。痛点封闭后症状可减轻。颈肌痉挛,颈部活动往往受限。皮肤感觉及腱反射正常。

(4) X线检查及化验检查无异常。

【治疗】

一、中药内治

(1) 风寒湿侵　表现为发病急，全身肌肉酸痛，项强不适，活动不灵，遇寒痛增，得温痛减。寒冷潮湿易诱发本病。风邪侵袭为主者痛无定处，湿邪侵袭为主者颈肩麻木不仁，身重如裹。舌质淡，苔白或腻，脉弦滑。

治法：祛风散寒，胜湿止痛。

方药：羌活胜湿汤加味（《内外伤辨惑论》）。

组方：羌活 9g，独活 9g，藁本 6g，防风 6g，甘草 6g，川芎 6g，蔓荆子 3g。寒胜者加桂枝、川乌；湿胜者加萆薢、秦艽。若寒邪偏重者可加制川乌、制草乌各 6g，桂枝 10g，以散寒通络。若湿邪偏重者可加秦艽 10g，桑寄生 12g，薏苡仁 10g。

(2) 气血瘀滞　表现为颈肩背疼，痛有定处，痛如针刺，夜痛甚，舌质暗紫，苔白，脉弦涩。

治法：活血行气，祛瘀止痛。

方药：身痛逐瘀汤加减（《医林改错》）。

组方：秦艽 3g，川芎 6g，桃仁 9g，红花 9g，羌活 3g，甘草 6g，没药 6g，当归 9g，五灵脂 6g，香附 39，地龙 6g，葛根 9g。

(3) 脾肾两虚　表现为面色淡白，形寒肢冷，纳呆，四肢乏力，下利清谷，腰酸膝软，头项沉重。舌质淡胖或有齿痕，苔白或腻，脉沉细。

治法：温补脾肾，强筋壮骨。

方药：四神丸（《内科摘要》）合当归四逆汤（《伤寒论》）加减。

组方：肉豆蔻 6g，补骨脂 12g，当归 12g，吴茱萸 6g，桂枝 9g，细辛 5g，通草 9g，甘草 6g。若以脾虚表现为主者可加茯苓 10g，白术 10g。若以肾阳虚表现为主者可加熟附子 6g，肉桂 10g。若症状久治不愈，反复发作者可加地龙 12g，全蝎 5g，以加强通络之功。

(4) 肝郁气滞　表现为肌肉麻木胀痛，或震颤抽搐，或有肌肉萎缩，有时因情志改变而发作。舌质淡，舌边有瘀斑，苔白，脉弦紧。

治法：疏肝理气，活血通络。

方药：柴胡疏肝散加减（《景岳全书》）。

组方：柴胡 15g，芍药 12g，枳壳 12g，甘草 5g，川芎 9g，香附 9g。情志不舒者加郁金 9g，桔梗 9g，栀子 9g；久病不愈者加当归 9g，鸡血藤 15g，桂枝 9g。

(5) 痰浊阻脉　表现为颈背疼痛酸胀，局部寒凉畏冷，得暖痛减，但过时如旧，并时有呕眩，舌质淡苔白腻，脉弦滑。

治法：祛痰化浊，通脉止痛。

方药：指迷茯苓丸加味（《指迷方》）。

组方：半夏 60g，茯苓 30g，枳壳 15g，玄明粉 8g，桂枝 15g，附子 9g。

(6) 肝肾亏虚　颈肩背隐痛不绝，痛处泛泛，喜温喜按，劳则痛加，筋骨痿软无力，舌质淡，苔少，脉细弱。

治法：补肝肾，益气血，壮筋骨。

方药：健步虎潜丸加减（《伤科补要》）。

组方：龟胶 12g，鹿角胶 12g，首乌 12g，杜仲 12g，锁阳 12g，当归 12g，熟地黄 12g，威灵仙 12g，黄柏 12g，人参 6g，羌活 6g，白芍 6g，白术 6g，川附子 6g，葛根 12g，甘草 6g。

二、中药外治

（1）贴法　本病的急、慢性期均可选用具有祛风散寒除湿，活血化瘀止痛功效的膏药外贴。

① 麝香壮骨膏、狗皮膏、风湿止痛膏（中成药）外用。

② 化坚膏（《中医伤科学讲义》经验方）：本方组成用法参见第二章第二节药物外治法。本方祛风化痰，用于损伤后期软组织硬化或粘连等。

③ 损伤风湿膏（《中医伤科学讲义》）：生川乌 4 份，生草乌 4 份，生南星 4 份，生半夏 4 份，当归 4 份，黄荆子 4 份，紫荆皮 4 份，生地 4 份，苏木 4 份，桃仁 4 份，桂枝 4 份，僵蚕 4 份，青皮 4 份，甘松 4 份，木瓜 4 份，地龙 4 份，乳香 4 份，没药 2 份，羌活 2 份，独活 2 份，川芎 2 份，白芷 2 份，苍术 2 份，木鳖子 2 份，山甲片 2 份，续断 2 份，栀子 2 份，地鳖虫 2 份，骨碎补 2 份，赤石脂 2 份，红花 2 份，牡丹皮 2 份，白芥子 2 份，细辛 1 份，麻油 320 份，黄铅粉 60 份。用麻油将上药浸泡 7～10 日后以文火煎熬至色枯，去渣，再将油熬约 2h 左右，滴水成珠，离火，将黄铅粉徐徐筛入搅匀，成膏收贮 1 周，待去火气，外用摊于患处。本方用于跌打损伤及风寒湿痹。

④ 万灵膏（《医宗金鉴》）：本方组成用法参见第二章第二节药物外治法。本方散瘀消肿，舒筋止痛，祛寒通络，用于跌打损伤或寒湿为患，局部麻木疼痛。

（2）擦法　本病急慢性发病中，局部酸痛不适，活动受限，均可采用具有活血化瘀，通络止痛之中药外擦，本方法简便易行。

① 正红花油、骨友灵等外擦患处。

② 活络油膏（《中医伤科学讲义》经验方）：红花 60g，没药 60g，白芷 60g，当归 240g，白附子 30g，钩藤 120g，紫草 60g，栀子 60g，黄药子 30g，甘草 60g，刘寄奴 60g，牡丹皮 60g，冰片 60g，生地 240g，制乳香 60g，露蜂房 60g，大黄 120g，白药子 30g。上药置铁锅内，放入麻油 4500g，用文火将药炸透存性，过滤去渣，再入锅武火烧熬，放黄蜡 1500g，冰片 60g，用木棍调和装盒。用手指蘸药擦患处。本方活血通络，主治损伤后期软组织硬化或粘连。

（3）热熨法　多采用温经祛寒，行气活血止痛的药物，加热后热熨局部，对于颈肌筋膜综合征急性或慢性期均适用。

① 热敷散（陕西中医学院附属医院经验方）：本方组成用法参见第二章第二节药物外治法。本方行气活血，温通经络，兼祛风湿。治慢性颈肩腰腿痛、软组织慢性炎症、肌腱及关节粘连。

② 熨风散（《疡科选粹》）：羌活、白芷、当归、细辛、芫花、白芍、吴茱萸、肉桂各等量，连须赤皮葱适量。药共为末，每次取适量，与适量的连须赤皮葱捣烂混合，醋炒热，布包，热熨患处。本方温经散寒，祛风止痛。主治流痰及风寒湿痹证所致的筋骨疼痛。

③ 熨药方（《伤科学》）：荆芥、防风各 15g，羌活、独活各 6g，透骨草、桂枝、海

桐皮、川楝子、桑枝、防己各 9g。上药为末，装在布袋中，扎紧口袋，煎热，热熨患处。注意不要烫伤皮肤。本方活血舒筋止痛。

三、针灸疗法

本病的临床表现多与手足太阳经、少阳经密切相关，故选穴时应以太阳经上穴位为主，辅以少阳经穴位。治法则以温经散寒，调和气血为主。

1. 毫针

（1）取穴　主穴：风池、大椎、天柱、肩中俞、后溪、昆仑。

配穴：阿是穴、秉风、肩井、阳陵泉、悬钟、天宗穴。

（2）操作　急性疼痛用泻法，症状缓解后用中等量刺激。肩中俞直刺 0.3～0.6 寸，使局部酸胀，大椎穴针尖向上斜刺 0.5～1 寸，使局部及两肩酸胀。针刺时可留针 20～30min，留针期间每隔 10min 捻转 1 次，隔日治疗 1 次。

2. 梅花针

（1）取穴　阿是穴、大椎、颈夹脊、肩井、肩中俞、天宗穴等。

（2）操作　阿是穴宜重叩，使局部皮肤发红或微出血。其他穴以中等强度叩击。叩后亦可在局部拔火罐。每日治疗 1 次。

3. 耳针

（1）取穴　颈、颈椎、神门、肝、肾等相应部位。

（2）操作　以强刺激捻针约 2～3min，留针 30min，每日治疗 1 次。

4. 电针

（1）取穴　同毫针治疗取穴。

（2）操作　以疏波或疏密波刺激，刺激电流输出量由小到大，以患者能忍受为度，每日治疗 1 次，每次 30min。

5. 腕踝针

（1）取穴　上 5、上 6。

（2）操作　取患侧穴，针体与皮肤呈 30°角快速刺入，针体应在皮下浅表层，针尖向上，针深一般为 1.4 寸，一般无针感，不提插，不捻转，留针 30min，隔日 1 次，10 次为 1 疗程。

6. 头皮针

（1）取穴　躯干感觉区、足运感觉区。

（2）操作　患者坐位或卧位，快速进针，刺入一定深度后，快速捻转，不提插。持续捻转 2～3min，留针 5～10min 再重复捻转，反复捻转 2～3 次后即可出针。每日针刺 1 次，10 次为 1 疗程。

7. 灸法

（1）取穴　可同毫针法的取穴。

（2）操作　常可用艾条灸、艾炷灸、温针灸、温灸器灸。每次选 3～5 个穴，灸 10～20min，每日 1 次，10 日 1 个疗程。间隔 2～3 日可行第 2 个疗程。

四、推拿治疗

（1）手法　揉法、按法、滚法、拿法、弹拨法、点穴法、击法、扳法。

（2）取穴　风池、风府、大椎、后顶、肩井、肩中俞、阿是穴等穴位。

（3）操作　患者取端坐位，医者立于其后方，先以轻柔的按揉手法在项背部、肩部操作。然后以滚法在颈肩部痉挛的肌肉处广泛松解2～3min，找到颈肩部硬性结节或痉挛的索条后（激痛点）以轻重交替的揉捻法操作，并可在揉捻的过程中施用局部弹拨和戳按法，放松痉挛的软组织，疏通经络，松解粘连。再捏拿肩井，点按风池、风府、大椎、后顶、肩井、肩中俞、阿是穴等穴位。再用滚法、按揉等法施术于患部5min，然后以虚掌在肩背部行拍法，最后以颈部的旋转扳法，听到"咯噔"声后结束手法。

（4）注意事项　手法操作的力度宜先轻后重，结束时宜用轻手法。急性期时宜用轻手法，慢性期时手法可适当加重。治疗期间宜适当休息，注意体位调节及改变工作时的不良姿势。治疗期间配合针灸、理疗、封闭等其他疗法，可收到较为满意的疗效。

五、中药离子导入疗法

中药离子导入是治疗本病的有效方法之一。治疗时多采用具有行气止痛、活血化瘀、温经通络作用的药物，通过直流电离子导入，直接到达病损处，使局部血管扩张，血供增加，而起到治疗作用。

药液制备：草乌15g，威灵仙30g，当归30g，羌活30g，红花30g，桑枝40g，伸筋草30g，丹参40g，延胡索40g，五加皮40g，艾叶30g，刘寄奴40g。加水2000ml，煎至1000ml，过滤后浓缩至500ml备用。

操作方法：治疗时，患者仰卧位，将浸有药液的绒布放在装有铅板的衬垫上，然后置于颈部患处，连接电疗机阳极、阴极置于背部一侧天宗穴处。电源接通后患者以自觉治疗部位皮肤有针刺样麻灼感但可忍受为度，时间为30min，每日1次，急性期时治疗5～7次为1个疗程，慢性期时治疗10～14次为1个疗程，间隔5日后可行下1个疗程治疗。

六、小针刀疗法

对肌腱附着点或筋膜的激痛点，可用小针刀松解因筋膜处的皮神经受筋膜肥厚处卡压所致的疼痛。

七、封闭治疗

可利用活血化瘀类中药制剂加普鲁卡因浸润激痛点，阻断疼痛刺激，缓解肌肉痉挛，扩张血管，冲洗和带走炎性代谢产物，以起到治疗作用。常用复方当归注射液或复方丹参注射液加1％普鲁卡因或2％利多卡因，按病变范围抽3～5ml，可再加入泼尼松龙或用曲安奈德25mg，以促进炎症消散。注射越早，效果越好。

八、其他治疗方法

（1）物理治疗　可给予热疗，如红外线、蜡疗、热水袋、电疗垫等，在患处进行治疗，能起到增加局部血液循环，减少充血，解除肌肉痉挛的作用。如有条件者亦可行温泉浴。

（2）西药治疗　主要是对症治疗，以缓解疼痛及肌肉痉挛，可内服抗炎、镇痛及抗风湿药物。止痛药中，如同时具有局部及中枢止痛作用的药物则更好，如布洛芬、氯唑沙宗片等。巴比妥类药物可在睡眠前服用，以缓解肌肉痉挛及神经紧张，如苯巴比妥，每日3次，每次0.03g，或戊巴比妥钠，每日1～2次，每次0.1～0.2g。

病情严重者可使用激素，如地塞米松 1.5mg，每日 3 次。也可用利尿剂或脱水剂，如呋塞米 20mg 肌注，每日 1 次，或 20～40mg 口服，每日 2 次。

（3）氯乙烷喷雾疗法　喷雾方向顺肌纤维方向，角度与皮肤呈 30°角。主要喷在激痛点区，如有效可喷用数次，若无效可再予封闭。此药易挥发，接触部位迅速散热，使局部冷却，此法机制为借助寒冷刺激抑制脊髓后角细胞的冲动，同时也抑制了激痛点的向心传入冲动，从而抑制了传出纤维产生的痉挛作用。但必须注意，一次不可喷射过多，以防局部发生冻伤。此法目前较少应用。

（4）清除感染灶　病灶感染学说尚未被公认，但有报道说扁桃体炎、鼻窦炎患者同时伴有颈肌筋膜综合征者，经相应抗炎对症治疗后可以取得很好的疗效。似乎可以说明部分患者与感染有关。

【运动康复】

1. 双手托顶：取站立或坐位，两手手指交叉相插反转，掌心向上，尽量向上伸直两上肢顶举，同时头部后仰，直视手背，使经常低头垂臂的工作姿势得以舒展平衡。

2. 单手托顶：取站立位，两手手腕尽量背屈，一手向上挺举托天，另一手向下伸压地，使两上肢在腕背屈位形成上下对抗性伸展，同时头颈转向手压低的一侧。两手交替缓慢进行。

3. 双手提颈：先将一掌置枕项部，拇指置一侧的风池穴处，另一掌压在另一手背上，拇指置另一侧的风池穴上，两掌及两拇指同时将颈后肌挤压并做提肌动作，挤提和放松反复进行，并上下移动。

【预后】

本病可经常发作，有一定的自愈倾向，间歇期及疾病治愈后可无任何后遗症状。治疗主要采取综合性的保守疗法，且绝大多数病例能收到满意疗效。当注射无效或痛性结节明显，经保守治疗无效，可行激痛点结节或痛性筋束手术切除术。手术可在局麻下进行，术前确定好痛性结节的位置，并做好记号，以免局麻药浸润后找不到。术中宜仔细寻找痛性硬节，并将其游离切除。

【预防与调摄】

为了防止本病的复发可采用与项争力、哪吒探海等练功方法加以预防。日常生活中应避免导致本病发生与复发的因素，如意外损伤、过劳、单一而不正确的劳动姿势、不正确的睡眠姿势、枕头过高等。治疗口腔及上呼吸道感染，避免受寒及注意营养，提高机体免疫力。急性期应注意休息，急性期过后应做些轻柔活动，慢性期宜经常变动体位。平时积极进行体育锻炼，如体疗、气功、太极拳等，可有针对性地进行颈部肌肉锻炼，可增强肌肉的抗损伤、抗炎能力。

第三节　项韧带钙化

项韧带钙化系指颈后筋肉（主要指项韧带）由于外伤、劳损使韧带撕裂，广泛出血，日久韧带变性、钙化，而出现颈项痛，表现出类似颈椎病的症状。钙化多见于颈椎中、下部。临床上有的患项韧带钙化病人可能毫无症状，而有些患者可伴有眩晕、耳鸣、视物不清等症状。

【临床表现与诊断】

（1）症状

① 项韧带钙化后可以毫无症状，往往在进行常规 X 线照片或体格检查时才被发现。有些病人平时可有颈项痛症状，但疼痛程度因人而异，有的主要表现为类似颈椎病症状，并伴有椎体的退行性变化，其变化节段常与项韧带钙化在同一水平。

② 急性外伤所引发的项韧带钙化，有明确的外伤、肿胀、溢血等病史，并呈现颈项部慢性钝痛。项韧带骨化时，有时可因棘突尖撕脱下来的骨折导致疼痛。

③ 颈后部酸、胀、痛，当颈部活动时，颈后发僵、不适、慢性痛。若患者有颈椎病，则以颈椎病的症状为主，如根性神经痛或头部症状。

（2）体征

① 颈部有僵硬，活动不适，自主转动受限，过度过屈或后伸引起颈项部疼痛加剧。

② 项韧带分布区域附着点有压痛点，触诊拇指下韧带变硬，甚至有钙化点，常有弹响声。

③ 注意神经征象以排除颈椎骨关节损伤。

④ 若患者有颈椎病，则会出现颈椎病体征。

（3）影像学检查　X线检查项韧带损伤多无明显变化，项韧带钙化可见到钙化点。

【治疗】

一、中药内治

（1）肝肾亏虚　表现为颈痛隐隐，日久不愈，筋骨痿弱，四肢乏力，舌红苔薄白，脉细弱。

治则：滋补肝肾，强壮筋骨。

方药：补肾壮筋汤加味（《伤科补要》）。

组方：熟地黄 15g，白芍 9g，当归 12g，吴茱萸 12g，茯苓 9g，续断 9g，牛膝 9g，五加皮 15g，青皮 9g，杜仲 15g。若久病不愈者，可加入虫类药如全蝎 3g（研末冲服），地龙 12g 等，以疏风通络止痛。

（2）风寒湿邪侵袭　表现为颈项强痛，酸沉不适，活动不利，可有上肢痛麻，舌红苔薄白，脉浮紧或缓。

治则：养血舒筋，补肾壮骨，祛除风湿。

方药：壮筋补血汤（《林如高正骨经验》）。

组方：白人参 30g，何首乌 30g，羌活 20g，黄芪 45g，续断 45g，木瓜 60g，熟地黄 60g，杜仲 60g，三七 60g，五加皮 60g，枸杞 90g，当归 90g，沉香 15g，红花 9g，高粱酒 5kg，独活 30g。上药浸酒中泡，密封 2 周后备用。每次服 20g，每日早、晚各 1 次。

（3）气血瘀滞　表现为颈项刺痛，痛处固定不移，拒按，夜痛甚，可向一侧上肢放散，局部可有肿块，舌质暗或有瘀斑，脉弦涩。

治则：活血止痛。

方药：四物止痛汤加味（《中医伤科学》经验方）。

组方：当归9g，川芎6g，白芍9g，生地12g，乳香6g，没药6g，土鳖虫9g，延胡索9g。化热者加郁金12g，赤芍12g，以凉血化瘀。

二、中药外治

项韧带钙化除用中药内服治疗外，中药外治法也很有疗效。外用药物如化坚膏、活络油膏外敷患处，熨风散、八仙逍遥散等热熨患处，以及伤湿止痛膏、麝香壮骨膏等皆有一定疗效。常用敷法、熨法、熏洗法，可根据病情、病人具体情况灵活运用。

（1）敷法

① 舒筋活络膏（《林如高正骨经验》）：海风藤60g，木瓜30g，松节60g，豨莶草60g，钩藤60g，当归60g，五加皮90g，蚕砂30g，蓖麻仁60g，穿山甲90g。用以上10味粗药与净茶油750g，桐油50g同入锅内熬炼，滤出药渣，再加上以下6味细料：铅丹500g，乳香30g，没药30g，麝香3g，地龙30g，蝉蜕15g，膏成后分摊布上，温贴患处。本方祛风活络，行血止痛，主治颈伤后期筋肉酸痛，兼风湿者。

② 温经通络膏（《中医伤科学讲义》）：乳香、没药、麻黄、马钱子各250g，共为细末，饴糖或蜂蜜调敷。本方活血通络止痛。主治颈筋内关节筋络损伤，兼有风寒湿外邪者，或寒湿伤筋，或陈伤劳损者。

③ 活血止痛膏（陕西中医学院附属医院经验方）：连翘60g，当归30g，大黄60g，独活30g，赤芍30g，白薇30g，川芎30g，生地60g，甘草15g，乳香90g，麦芽70g，自然铜120g，木鳖子150g，木瓜90g，儿茶150g，三七60g，无名异90g，龙骨90g，麦冬90g，地龙150g，续断90g，延胡索60g。上药置于大锅内，放入麻油5000g，用文火将药炸透。过滤去渣，再放入锅内武火烧熬，放铅丹2180g，冰片60g，煎至滴水成珠为宜。去火毒，摊药备用。本方通经活络，祛瘀止痛。治一切跌打损伤，瘀血留滞及无名疼痛。

（2）擦法

活络油膏（《中医伤科学讲义》）：红花60g，没药60g，白芷60g，当归240g，白附子30g，钩藤120g，紫草60g，栀子60g，黄药子30g，甘草60g，刘寄奴60g，丹皮60g，冰片60g，生地240g，制乳香60g，露蜂房60g，大黄120g，白药子120g。上药置于大锅内，放入麻油4500g，用文火将药炸透。过滤去渣，再放入锅内武火烧熬，放黄蜡1500g，冰片60g，制好装入瓶内备用，用手指蘸药擦患处。本方温经通络，祛风寒湿。主要用于颈后软组织结块、钙化。

（3）热熨法

① 熨风散（《疡科选粹》）：羌活3g，防风3g，白芷3g，当归3g，细辛3g，芫花3g，白芍3g，吴茱萸3g，肉桂6g，生赤皮葱240g，醋适量。葱捣烂，其他各药共为细末，与葱和匀共为细末加醋炒热，用布包裹，热熨患处，稍冷即换。本方有温经通络，祛风除湿，消肿止痛之功。主要用于治疗颈筋损伤血瘀气滞，风寒湿邪外侵。

② 八仙逍遥散（《医宗金鉴》）：防风、荆芥、川芎、甘草各3g，当归、黄柏各6g，苍术、丹皮、川柏各9g，苦参15g。上药共合一处，装袋内，扎口，水熬热熨患处。本方祛风胜湿，活络舒筋。主治颈后肿硬疼痛，外感风湿，筋骨血肉酸痛诸症。

（4）熏洗法

① 舒经活络洗剂（陕西中医学院附属医院经验方）：当归、红花、透骨草、伸筋

草、丹参、牛膝、木瓜、桑枝各 15g，川乌、草乌、刘寄奴各 12g，艾叶、花椒、桂枝各 9g。水煎，熏洗患处。本方舒筋活血，消瘀止痛。主治创伤肿胀及无名疼痛。

② 五加皮汤（《医宗金鉴》）：当归、没药、五加皮、皮硝、青皮、川椒、香附各 9g，丁香 3g，麝香 0.3g，地骨皮 3g，牡丹皮 6g，青葱适量。水煎浸熏洗患处，可去麝香，用白芷 6g 代之。本方舒筋活血，消瘀止痛。主治颈伤后期，瘀阻作痛，筋骨肌肉疼痛者。

③ 舒筋活血洗方（《中医伤科学讲义》）：伸筋草 9g，海桐皮 9g，秦艽 9g，独活 9g，当归 9g，钩藤 9g，乳香 6g，没药 6g，红花 6g。水煎后，温洗颈项。本方舒筋活血止痛。主治损伤后筋络挛缩疼痛。

三、针灸治疗

针灸治疗项韧带钙化，可缓解或消除疼痛症状，但难以痊愈，尤其伴有颈椎病者需配合推拿等方法治疗原发病。治疗时当以疏通经络，舒筋散瘀止痛为法。项韧带钙化所表现的症状，多与督脉、足太阳膀胱经有关，选穴时应以督脉和足太阳经穴位为主。

1. 毫针

（1）取穴

主穴：天柱、颈 2～7 夹脊穴、大椎、后溪。

配穴：风池、肩中俞、昆仑、阿是穴。

（2）方法　大椎穴用补法，其他穴位用中等刺激。颈夹脊穴，针尖向椎体方向斜刺 0.3～0.5 寸，注意针尖不宜向外或过深，以免伤及椎动脉，风池穴向对侧眼睛方向斜刺 0.5～1 寸，使局部酸胀并向头顶、颞部、前额眼眶扩散，大椎穴针头向上斜刺 0.5～1 寸。酸胀沿督脉向上或向下扩散，肩中俞穴，针尖朝上斜刺 0.3～0.6 寸。每次选 2～4 穴，每日或隔日 1 次。

2. 梅花针

（1）取穴　颈 2～7 夹脊穴，颈部督脉线，阿是穴周围。

（2）方法　自上而下，自内而外叩刺，以局部皮肤红晕而无出血为宜。

（3）注意事项　操作前应注意检查针具，凡针尖有钩毛或缺损，针尖参差不齐者，应及时修理，严格消毒，以防感染。局部皮肤有破损或溃疡者，不宜用本法。

3. 耳针

（1）取穴　颈椎、颈、神门、肾、内分泌、枕小神经点、膀胱。

（2）方法　每次选 2～3 穴，以强刺激捻转数秒钟后，留针 20～30min，留针期间，每隔 5～10min 捻转 1 次，每日或隔日治疗 1 次。

（3）注意事项　耳针治疗即时止痛效果较好，远期疗效尚不肯定。因刺激强，应防止晕针现象出现。严格消毒，防止耳廓皮肤感染和软骨炎的出现，耳部有皮肤病不宜针刺。

4. 腕踝针

（1）取穴　上 6，上 5。

（2）方法　取双侧穴，针体与皮肤呈 30°角，快速进针，针体应在皮下浅表层。针尖朝上。针深一般为 1.4 寸，一般无针感，不提插，不捻转，留针 30min，隔日 1 次，10 次为一疗程，嘱患者可以活动头颈部。

(3) 注意事项　腕踝针进针时应以不痛为度，若患者出现酸、麻、胀、沉、痛等感觉，说明针入筋膜下层，需退回皮下浅表层，调整针尖方向再进针。

5. 水针

(1) 取穴　颈2～7夹脊穴、阿是穴。

(2) 药物　当归、红花、丹参、川芎等中药制剂，5%～10%葡萄糖注射液，维生素B等西药注射液。

(3) 方法　按各药不同用量准确注入穴位。

(4) 注意事项　某些中药制剂可能有反应，不宜在神经根上注射，如针尖触及神经根，患者有触电感，要稍退针，然后注入药物，以免损伤神经。严格消毒，勿注入血管内及关节腔，掌握适当针刺深度。

6. 电针

(1) 取穴　同毫针。

(2) 方法　选取1～3对穴，一般用疏波、疏密波，调节电流应从小到大，颈部穴位电流输出量宜小，每日治疗1次，每次10～15min。

(3) 注意事项　每次治疗前应检查电针器输出器是否正常，电针刺激度应从小到大，不可突然加强，电流强度亦不可太强，以免伤及脊髓。治疗后须将输出调节全部退至零位，随后关闭电源，撤出导线。

7. 灸法

(1) 取穴　同毫针。

(2) 方法　一般皆可应用。临床常用艾条灸、艾炷、温针灸、温灸器灸，每次选3～5穴，灸10～20min，每日1次，10日为1疗程，间隔2～3日可行第2疗程。

(3) 禁忌　高血压患者禁灸。

四、推拿治疗

1. 手法及操作

(1) 一指禅推颈项部　患者坐位，医生立于患者侧后方，一手扶持患者头项部，另一手示指、中、环、小指自然弯曲，拇指指端着力附于患者头颈部做一指禅推法。自头项部交界处后侧、后外侧开始沿足少阳胆经、足太阳膀胱经从上到下，往返移动，重点在颈椎下段，时间约5～10min。

(2) 㨰颈项肩背部　患者正坐，医生站立于患者侧后方，一手扶患者头项部，另一手用㨰法在颈项肩背部操作5～6min，然后，在一手做㨰法的同时，另一手配合做颈椎的被动屈伸、侧屈、旋转活动。

(3) 轻揉颈项部　患者正坐，医生站于患者侧后方，以一手拇指指腹轻揉患者颈项部。重点在项韧带钙化区。

(4) 拿颈项部　患者正坐，医生站立于其侧后方，一手扶患者头项部，一手虎口张开，五指伸直，指腹内收用力夹捏颈部皮肤和皮下组织，然后腕关节背伸，提起所夹捏组织，拇指和其余四指松开，让所夹捏组织逐渐从手指间滑出，由上而下，从风池穴开始而下，动作绵延不断，力量由轻到重，一直到颈肩交界处共3遍。

(5) 弹拨按揉项韧带钙化区　患者端坐，医生站立于其背后，以一手拇指指腹着力于颈椎一侧，虎口张开，像拨琴弦样自外向内弹拨按揉项韧带钙化区，重点在钙化点区，约 2min。手法要深沉缓和，力量透达深层，以患者有较强烈的酸胀痛感为佳。

（6）擦法于项韧带钙化区 患者正坐，医生站立于其侧后方，在患者项韧带钙化区涂适量的润滑油或软膏，医生用一掌尺侧在钙化区进行直线来回摩擦，约 2min，以患者感觉透热为度。

（7）颈椎斜扳法 患者端坐，微屈颈，嘱患者放松，医生站立于其侧后方做颈椎斜扳法。扳动要轻巧，短促，随发随收，关节弹响虽常标志手法复位成功，但不可强行追求弹响。颈椎斜扳法适用于颈椎一旁有明显压痛，颈部向一侧转动受限者。

2. 注意事项

① 推拿手法一定要轻柔，符合手法基本要求，切忌暴力。

② 颈椎扳法要严格掌握适应证，操作时切忌生拉硬扳，务必稳、准、快，切忌强行追求关节复位时弹响，以免发生意外。

③ 推拿治疗本病适用于病情轻，病理反射不明显者，可配合理疗、体疗及封闭等。

④ 本病伴有其他疾病如颈椎病者，应以治疗其他病为主，可参考有关章节的推拿治疗。

五、中药离子导入疗法

本法用于项韧带钙化伴有疼痛症状时具有明确的止痛效果，可以消除神经根炎性水肿，改善局部的血液循环和代谢状态。从而对颈部软组织劳损引起的一系列症状具有良好的效果。

方药与操作：川乌、草乌各 1000g，丹参 100g，以 50％乙醇 1000ml 浸泡 7 天后去渣存液备用。将棉垫浸药液稍拧干，放于颈部疼痛部位，连接电疗机阳极极板，将阴极极板衬垫置于一侧天宗穴处。开启电疗机，电流量 10～15mA，时间 20min，每日 1 次，12 次为 1 疗程。

高热，恶病质，心力衰竭，湿疹及对直流电不能耐受者禁忌使用中药离子导入疗法。

六、封闭疗法

可于局部压痛点应用 0.5％～1％普鲁卡因做浸润封闭，1 周 2～3 次，每次 1～2ml。

七、小针刀疗法

项韧带钙化多是伤后失治，迁延不愈，以及项韧带长期疲劳性损伤所致，疼痛长期存在。用小针刀直接切碎钙化块，解除周围组织之粘连，通畅经脉气血，具有显著疗效。

（1）操作方法 诊断明确后，在颈项部寻找敏感的压痛点，尤其是硬结、筋结、条索等处。患者多取颈部前屈位，可反坐于靠背椅上，双手搭于椅背，使肩、颈部放松，坐位低头。然后按朱汉章"四步规程"进针。小针刀刀口线与颈椎棘突顶部平行，小针刀与颈部平面成 90°角垂直刺入，深度在颈棘突顶上（上端）。也可不到棘突顶部（上端），而到项韧带，切开纵行剥离数刀，然后横行铲剥数下，在项韧带钙化点处，将钙化块切开、切碎、疏通。如项韧带病变点在上段，即在枕骨隆凸下缘，小针刀刀口方向不变，针体与枕骨隆凸下缘平面成 90°角，要使针体垂直于骨面刺入，以免针刀刺入枕骨大孔，做切开剥离，然后再铲剥两次即可。出刀后用手法过度前屈颈部，按摩病变部位几分钟，效果更好。

施术时患者的正常针感为酸、胀或向上脊柱两侧或经头部两侧太阳经脉向前额及两颞侧放散。以上治疗一次未愈，可间隔1周至2周后再做一次，一般做2～3次。

（2）注意事项　该法可以作为项韧带钙化治疗的主要疗法和重要辅助疗法，但要求诊断明确，严格掌握适应证。对颈韧带钙化治疗次数不宜太多太频，两次间断时间至少1～2周。

八、西药治疗

口服常规消炎止痛药萘普生、布洛芬等。

【运动康复】

运动康复要求稳慢，不求速度，但求动作认真、到位。

1. 颈部屈伸锻炼：取端坐或双足等肩分开站立位，双手叉腰。第一拍为颈前屈，第二拍为头恢复正视位，第三拍头后仰，第四拍头复正，第五拍颈左旋，第六拍头复正，第七拍颈右旋，第八拍头复正。要求颈前屈时，下颌务必抵触胸骨柄部位，颈向左、右旋时，务必看到同侧的肩头。

2. 颈部侧屈锻炼：取端坐或双足等肩分开站立位，双手叉腰。第一拍为颈左侧屈，第二拍复正，第三拍颈右侧屈，第四拍复正，第五拍为颈向前平伸，第六拍复正，第七拍颈向后平伸，第八拍复正。要求颈侧屈及向前、后平伸时，幅度尽量大。

3. 耸肩锻炼：取端坐或双足等肩分开站立位，双手叉腰。第一拍至第四拍，耸肩并向前旋肩尽量缩胸，第五拍至第八拍，耸肩向后旋肩并尽量扩胸。要求耸肩基础上做向前、后旋肩的动作。

【预后】

项韧带钙化并不会引起严重的症状，但往往可由此提示与项韧带钙化相对应的椎节部位有病变发生，这在X线片上观察更为明显。另外，项韧带钙化在某种意义上预示，颈椎其余韧带也可能存在不同程度的硬化或钙化，而一旦这种变化发生在黄韧带、后纵韧带，其增生、钙化则极易造成对脊髓的刺激与压迫而产生较严重的后果。

对于项韧带钙化的保守治疗适用于病情轻、病理反射不明显者。如以椎管狭窄为主，应行手术减压。如是连续型后纵韧带钙化，可行广开门式椎板成形术，将受侵犯的颈椎一侧切开以扩大椎管。对椎间盘病变引起脊髓病变者，宜行颈前路椎间盘摘除，椎体间植骨治疗。

【预防与调摄】

颈部急性外伤，需充分休息，积极治疗，以免血肿不吸收发生钙化。钙化无症状者可不予治疗，平时坚持颈部康复锻炼。

第四节　落　　枕

落枕又称"失枕"，是常见的颈部软组织损伤之一。临床上以急性颈部肌肉痉挛、强直、酸胀、疼痛以致转动失灵为主要症状，严重者疼痛向头部及上肢放射。本病好发于青壮年，以冬春季多见，与睡枕及睡姿有密切关系。落枕病程较短，1周左右即可痊愈，及时治疗可缩短病程，不经治疗者也有可能自愈，但容易复发。

【临床表现与诊断】

一、临床表现

（1）症状 起病突然，睡眠醒后突然出现颈部疼痛，或在颈部扭动时突然发病，主要表现为疼痛，头歪向患侧，颈项活动受限，转头时常与上身同时转动，以腰部代偿颈部的旋转活动。疼痛范围各不相同，一般集中在颈部，也可超过颈根部至一侧肩臂部。头颈僵直状弯曲并转向健侧偏斜，活动限制呈斜颈。一旦转向患侧，即发生刀割样剧痛，并可传导到头颈部斜方肌或肩部。

（2）体征 颈部肌肉痉挛，尤其以胸锁乳突肌和斜方肌明显，触之如条索状或块状。肌肉压痛阳性，压痛点多在乳突、肩胛骨内上角、冈上窝、冈下窝等处。风寒外束者，颈项僵痛的同时，可有恶风、头痛、微发热等表证。椎间孔挤压试验及臂丛神经牵拉试验均为阴性。

（3）辅助检查 X线检查可表现为颈椎生理曲度变直。实验室检查多无异常。

二、诊断要点

（1）起病突然，多在晨起后突感颈后部、上背部疼痛不适。

（2）颈项部活动受限，头不能自由转动后顾，旋头时常与上身同时转动，以腰部代偿颈部的旋转活动。病情严重者颈部的屈伸活动亦受限，颈项僵直，头偏向病侧。

（3）颈椎X线照片可见颈椎生理弧度变直，甚或反张成角。

【治疗】

一、中药内治

中药内治法是本病一种辅助疗法，以配合推拿或针灸等外治法的治疗。尤其是对于原有局部退行性变，软组织劳损的病例，中药内治法的作用尤显重要。

1. 辨证论治

（1）气滞瘀阻 表现为睡醒后突然颈部刺痛、痛有定处，转头不利，稍有活动即感疼痛加剧，颈项部压痛点固定、肌肉痉挛。舌质紫暗或有瘀斑，苔薄白，脉弦紧。

治则：活血化瘀，理气止痛。

方药：和营止痛汤加味（《伤科补要》）。

组方：赤芍9g，当归尾9g，川芎6g，苏木6g，橘皮6g，桃仁6g，乌药9g，乳香6g，没药6g，木通6g，甘草6g。若疼痛剧烈者，可加服三七粉6g（研末冲服）。

（2）肝肾亏虚 表现为素体虚弱，突遭外邪侵袭后颈肌酸痛、麻木不仁，同时伴有身重疼痛、腰膝酸软、心悸气短、面色不华、耳鸣、耳聋、失眠多梦。舌质淡，苔白，脉细弱。

治则：补肝益肾，祛风止痛。

方药：独活寄生汤加减（《备急千金要方》）。

组方：独活12g，桑寄生12g，杜仲9g，葛根9g，细辛5g，肉桂10g，川芎9g，防风9g，秦艽9g，茯苓6g，当归9g，白芍9g，干地黄9g，甘草5g，人参6g。若湿邪偏盛者可加羌活9g；若寒邪偏盛者可去干地黄、茯苓，加附子6g；若病久难愈者可加地龙10g，全蝎3g（研末冲服）。

（3）风寒湿盛 表现为颈项强痛，痛引肩臂，或颈肩部麻木不仁，可伴有渐渐恶风，微发热，头痛身重，时有汗出，时而无汗。舌质淡，苔薄白，脉浮紧或浮缓。

治则：祛风胜湿。

方药：羌活胜湿汤（《内外伤辨惑论》）。

组方：羌活 9g，独活 9g，藁本 9g，防风 9g，川芎 6g，蔓荆子 9g，炙甘草 6g。如身重腰中沉沉然，为中有寒湿，加酒洗防己、附子。

2. 中成药

大活络丹或小活络丸口服，1 次 1 丸，1 日 2 次。

二、中药外治

适用于症状较轻，疼痛不甚或日久不愈的患者，起辅助治疗作用。

（1）贴法

① 狗皮膏、风湿止痛膏、风湿跌打膏（中成药）等，外用。

② 消瘀止痛药膏（《中医伤科学讲义》）：木瓜 60g，栀子 30g，大黄 150g，蒲公英 60g，土鳖虫 30g，乳香 30g，没药 30g。共为细末，饴糖或凡士林调配，外敷颈项部。

③ 活血止痛膏（陕西中医学院附属医院经验方）：本方组成用法参见第三章第三节项韧带钙化。本方通经活络，祛瘀止痛。治一切跌打损伤，瘀血留滞及无名疼痛。

（2）敷药 选用具有温经散寒，行气活血止痛的药物，加热后用布包裹，热熨患处，对于风寒湿浸淫所致的落枕有较好的疗效。亦可用黄沙、米糠、麸皮、吴茱萸等炒热后入布袋热敷患处，或用铁砂加热后与醋水煎成的药汁搅拌后，热熨患处。适用于肝肾亏虚，颈痛久治而不愈者。

① 八仙逍遥散（《医宗金鉴》）：防风、荆芥、川芎、甘草各 3g，当归、黄柏各 6g，苍术、牡丹皮各 9g，苦参 15g。装袋内，扎口，水煎热熨患处。本方有祛风胜湿，活络舒筋之功。主治颈后肿痛及外感风湿，筋骨肌肉酸痛诸症。

② 熨风散（《疡科选粹》）：羌活、防风、白芷、当归、细辛、芫花、白芍、吴茱萸各 3g，肉桂 6g，生赤皮葱 240g，醋适量。葱捣烂，各药共为细末，与葱和匀共为细末加醋炒热，用布包裹，热熨患处，稍冷即换。本方有祛风散寒，活血通络之功，主治颈部冷痛，得温则减，遇寒则重者。

③ 热敷散（陕西中医学院附属医院经验方）：本方组成用法参见第二章第二节药物外治法。本方行气活血，温通经络，兼祛风湿。治慢性颈肩腰腿痛、软组织慢性炎症，肌腱及关节粘连。

（3）擦法 可采用酒剂、红花油等外擦，也可采用油膏外擦。

① 活血酒、舒筋药水：具有活血止痛，舒筋活络，祛风散寒的作用。

② 活络油膏、红花油：具有温经通络，消散瘀血，散寒除湿的功效。

三、针灸疗法

针灸的方法对于落枕具有很好的疗效，临床上针灸常配合推拿治疗共同使用。落枕的主要症状为颈部疼痛，针灸施治应重视经络辨证。一般说来，疼痛集中在颈部，不能前屈后伸者，多与督脉、足太阳经有关，颈疼及肩、头颈强直，弯曲向患侧偏斜者，多与督脉和手、足少阳经有关。因此，选穴时应根据症状表现特点而有所侧重，以局部取穴为主，配以肢体远端穴位，以祛风散寒，调和气血，通络止痛为治则。

1. 毫针

（1）取穴

主穴：阿是穴、落枕、天柱、风池、肩外俞、悬钟、承山、后溪。

配穴：大椎、肩中俞、颈 2～7 夹脊穴、外关；不能前俯后仰，加昆仑、列缺；不能左右回顾，加支正。

（2）操作　每次选取 3～5 个穴位，所有穴位均用泻法，强刺激。先刺阿是穴，刺时不留针。亦可单用落枕穴，刺法为直刺 0.5～0.8 寸，或后溪直刺 0.8 寸左右，得气后用提插捻转泻法，行手法操作 1～3min，同时令患者左右摇头，待自觉颈项转动轻松、疼痛有所减轻或消失时，徐徐退针，不按针孔。

2. 梅花针

（1）取穴　大椎、肩井、风池、肩中俞、颈 2～7 夹脊穴、阿是穴周围。

（2）操作　自上而下，自内而外，沿穴间连线叩刺。阿是穴要重叩，以局部出现红晕或微出血为宜，其他穴位中度叩刺。每日 1 次治疗。

3. 耳针

（1）取穴　颈、颈椎、肩、枕、神门。

（2）操作　每次取 2～3 点，常规取穴，对准穴点快速刺入，深度 1 分左右，约至软骨组织，以不刺透对侧皮肤为度。捻转数秒钟后，留针 20～30min，每日或隔日治疗 1 次。或用王不留行籽进行耳穴贴敷，自行按压穴位，手法由轻到重，按至有热胀感和疼痛（以患者能耐受为度），并嘱患者转动头颈，每日按压 4 次以上，每次 2min 左右。

4. 电针

（1）取穴　同毫针的取穴部位。

（2）操作　以疏波或疏密波刺激，调节电流的输出量值由小到大，或以患者能忍受为度，每日 1 次，每次 20～30min。

5. 灸法

（1）取穴　阿是穴、风池、天柱、肩中俞、落枕穴、悬钟。

（2）操作　可用艾条灸、艾炷灸、温针灸、温灸器灸，每次选 3～5 个穴位，每穴灸 10～20min 或 5～7 壮，每日 1 次，10 日为 1 个疗程，间隔 2～3 日可行第 2 个疗程。高血压患者不宜重灸。

四、推拿治疗

推拿是治疗该病的有效方法。本病治疗以舒筋活血，温经通络为原则，使颈项部气血通畅，肌肉放松，则诸症亦随之而解除。

1. 操作方法

（1）放松手法　患者坐位，医者立于其后方，用轻柔的㨰法、一指禅推法、揉法等在患侧颈项及肩部治疗，以放松痉挛的颈项部肌肉。找到明确的压痛点和痉挛的条索状硬块后，配合轻缓的头部前屈、后伸及左右旋转活动，用拿法提拿颈项及肩部或弹拨紧张的肌肉，使之逐渐放松。

（2）颈部扳法　待颈项部肌肉放松后，用摇法，使颈项做轻缓的旋转，摇动数次后，在颈部微向前屈位时，迅速向患侧加大旋转幅度做扳法。手法要稳妥而快速，旋转幅度要在病人能忍受的幅度之内。

（3）结束手法　患者坐位，按拿风池、风府、风门、肩井、天宗等穴，手法由轻到稍重。再拿颈椎棘突两侧肌肉。最后可在患部用擦法，以活血止痛。亦可行如下操作。患者取坐位，医者站在患者身后，双手拇指置于枕骨乳突处，余四指托住下颌。医者双前臂压住患者双肩，双手腕立起，牵引颈椎。保持牵引力，环转摇晃头部数次，并做头部前屈后伸运动。然后医者左手改为托住下颌部，同时用肩及枕部顶在患者右侧颞枕部以固定头部，保持牵引力，以右手拇指在右侧痉挛的颈部肌肉处做自上而下的快速揉捻，同时将患者头部缓缓向左侧旋转。以同样的方法在对侧操作 1 次。

2. 注意事项

落枕急性期手法操作宜轻柔，不可用重手法，操作时间不宜过长，以免加重损伤。严重落枕，颈部不敢转动者，行推拿治疗前可先按揉患侧天宗穴 2～3min，并嘱患者轻缓转动颈项，当疼痛稍减后，再用上述推拿治疗。手法操作时的扳法不可强求弹响声，以免造成损伤。

五、中药离子导入法

中药离子导入治疗落枕具有肯定的临床疗效，单独应用即可收到良好的效果。多采用温经通络、活血化瘀、行气止痛的药物进行离子导入，可镇痉止痛，活血消炎，缓解痉挛，改善局部血液循环而使局部病损得到恢复。

药液制备：川乌 30g，草乌 30g，羌活 20g，独活 20g，木瓜 30g，木通 20g，用 50％乙醇 500ml 浸泡 24h，去渣存液备用。

操作方法：治疗时将乙醇萃取液浸透一块约 8cm×8cm 纱布垫，置于落枕之颈肌痉挛处，接通电疗机阳极，阴极置于疼痛一侧天宗穴处，电流 5～15mA，以患者自觉治疗部位皮肤有针刺样麻灼感但可忍受为度。每日 1 次，每次 20min，5～8 次为 1 疗程，间隔 3 日后可行下 1 个疗程治疗。

六、封闭治疗

局限性疼痛严重者，可用复方丹参注射液 5ml 加 1％普鲁卡因 5～10ml，或 25％硫酸镁 5ml 加 2％盐酸普鲁卡因 1ml，在局部痛点行封闭治疗，注意应无菌操作，注射前应回吸以免误入血管。封闭后如症状还不缓解，7 日后可再行 1 次封闭。

七、西医治疗

轻者制动休息，隔日后不愈者可热敷，或给予抗炎止痛药物，如萘普生、布洛芬、舒筋灵等，以缓解肌肉痉挛。疼痛严重者可用颈托固定或 3～5kg 做颈部牵引。

八、物理治疗

可在患处给予红外线、蜡疗、电疗垫、热水袋等外用治疗，促进局部血液循环，缓解肌肉痉挛，加速炎性物质的代谢。本病经物理疗法后一般可痊愈。

【运动康复】

1. 颈部的前屈后伸法：两脚平行分开，与肩同宽，双手叉腰，在练功前可先进行深呼吸，然后在吸气时抬头看天，使前额尽量保持最高位置，再呼气使颈部还原；再行吸气并使头前屈看地，然后还原。

2. 颈部的大回环动作：两脚平开，与肩等宽，双手叉腰，头颈自左开始做缓慢的回旋运动，回旋一圈后，再从右行反方向运动。左旋时吸气，右旋时呼气。

【预后】

落枕具有自愈性，一般 1 周后即可痊愈，一般不存在康复治疗的问题。经过积极治疗可缩短病程。但对于反复发生落枕者，则是患者本身存在颈部软组织劳伤，外平衡失调，所以在微小的剪力作用下，即可发病。这部分患者在临床治愈后，一是应继续治疗软组织疾患，二是在医生的指导下加强颈部肌肉的运动锻炼，经较长一段时间的康复治疗方能真正达到治本的目的。

【预防与调摄】

一般落枕的预防，主要是睡眠的枕头要高低适宜。一般来讲，枕头的高度应符合个体的颈椎的生理曲度，以中间低，两头高的枕头最好，枕芯应选择质地柔软，通气性能好的充填物。同时养成良好的睡眠姿势，可平卧或侧卧位，平卧时，最好在腘窝下垫一适度的枕头，使膝盖稍屈曲。注意睡眠时颈部保暖，勿使颈肩部直接暴露在风口处。平时宜经常行颈部的功能锻炼，如与项争力、哪吒探海、金狮摇头等锻炼方法。若患者本身患有颈部软组织疾病而反复发作落枕的话，治愈软组织疾病是预防落枕的根本方法。

第五节 颈椎间盘突出症

颈椎间盘突出症是由于颈部突然的、无防备的过度活动，或者椎间盘发生退行性改变而出现急、慢性压迫性颈神经根病或脊髓病表现。本病发病年龄多在25～50岁，年轻人多见，男女之比约为2∶1，但总的发病率较少，为全部椎间盘突出症的4%～6%，为腰椎间盘突出症的1/10。突出部位以颈5～6水平最多，其次为颈6～7，颈4～5，颈3～4，颈7～胸1，中央型占半数，其次为外侧型或旁中央型。此外，由于颈椎间盘之间有一定的活动代偿，且一旦某一节发生突出，则产生自我保护性相对固定状态，故较少出现骨性颈椎病那种广泛多发的情况。

【临床表现与诊断】

一、临床表现

主要临床表现取决于所压迫的组织及压迫程度。轻者可无症状或症状不明显，如椎间盘膨出。当椎间盘突出或脱出时可引发较多、较明显的临床症状。由于椎间盘突出的大小和方向，以及神经组织受损程度的不同，其临床表现各异。根据椎间盘突出部位及压迫组织不同，可分为三型：侧方型、中央型、旁中央型。临床上椎间盘突出至椎间孔所致神经根损害者最为多见，单侧发病居多，亦可为双侧。

1. 侧方型（或称神经根型）颈椎间盘突出症

突出部位在后纵韧带外侧和钩椎关节内侧，由于突出的椎间盘压迫该处的颈脊神经根而产生根性压迫症状（图3-1）。

（1）症状

① 颈部疼痛、僵硬、活动受限，犹如"落枕"。一般均有定位点，并常影响休息和睡眠。可有间歇性颈部僵硬感，特别是晨起较明显。患者有时可伴有椎旁肌或斜方肌的痉挛，疼痛可放射至肩胛内侧。

② 颈部过伸时可产生剧烈疼痛，并可向肩胛或

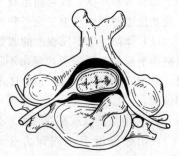

图 3-1 侧方型颈椎间盘突出症

枕部放射。

③一侧上肢有疼痛或麻木感，轻者为持续性胀痛，重者有沿脊神经节段走行方向的烧灼样、刀割、针刺样疼痛，神经分布区皮肤过敏、麻木或感觉减退等。但很少两侧同时发生。肩部的束带样疼痛可由于颈长肌区的牵涉痛（肌束内）引起或由于 C4 或 C5 神经根受压引起。检查时，应了解整个颈椎的形态、触诊疼痛区域以及诱发压痛点，应记录颈椎的活动范围。

（2）体征 ①颈部处于僵直位。②病变节段椎旁压痛、叩痛，下颈椎棘突间及肩胛内侧可有压痛。③颈脊神经根牵拉试验和 Spurling 试验阳性。④压头试验或称椎间孔压缩试验时，患肢可出现放射性疼痛者为阳性。⑤受累神经根支配区感觉、运动和反射改变。颈神经根仅受到刺激时，其支配区疼痛过敏；颈神经根受到压迫较重或者时间较久时，其支配区疼痛减退。支配肌肉可有萎缩及肌力减弱现象。

继发于颈椎间盘突出的神经根性压迫，视受累神经根的不同均有明确的皮肤分布区的感觉障碍和所支配肌肉的肌力改变，具体椎间盘节段和受累神经根水平及所产生的相应症状见表 3-1。

表 3-1 神经根症状和体征与受累椎间盘水平和神经根的关系

椎间盘	神经根	症状、体征
C2~C3	C3	项部疼痛和麻木，无上肢肌力和反射改变
C3~C4	C4	后颈部疼痛和麻木，沿肩胛提肌放射，无上肢肌力和反射改变
C4~C5	C5	疼痛自一侧颈部放射至肩上部，麻木超过三角肌中部，上臂和肩部外展力减弱，三角肌萎缩，肱二头肌、肱桡肌反射减退
C5~C6	C6	疼痛放射至上臂、前臂外侧，累及拇指、示指，前臂桡侧，拇、示指麻木，肱二头肌肌力减弱，反射减弱或消失
C6~C7	C7	疼痛放射至前臂中部，可到中指，示、中指麻木，肱三头肌肌力减弱，反射减弱或消失
C7~T1	C8	疼痛放射至前臂中部，可到环指、小指，环、小指麻木，肱三头肌肌力和手部肌肉握力减弱，有或无肱三头肌反射减退或消失

2. 中央型（或称脊髓型）颈椎间盘突出症

突出部位在椎管中央，脊髓正前方，可压迫脊髓前面而产生脊髓压迫症状（图 3-2）。

（1）症状 ①不同程度的四肢无力，下肢往往重于上肢，表现为行走不稳，如无力、腿软或易绊倒，或抬腿困难等。②严重者出现四肢不完全性或完全性瘫痪。③大、小便功能障碍，表现为尿潴留和排便困难。

（2）体征 ①不同程度的四肢肌力下降。②感觉异常，深浅感觉均可受累，依椎间盘突出节段的不同，而表现出不同的感觉异常平面。③四肢肌张力增高。④腱反射亢进，可出现病理征阳性，如 Hoffmann、Babinski、Openheim、髌阵挛及踝阵挛等征阳性。

3. 旁中央型（或称混合型）颈椎间盘突出症

突出部位偏于一侧而介于颈脊神经根和脊髓之间，压迫单侧神经根和脊髓（图3-3）。

除有侧方型症状、体征外，尚有不同程度的单侧脊髓受压症状，表现为不典型的

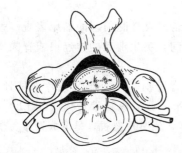

图 3-2 中央型颈椎间盘突出症

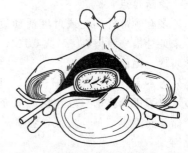

图 3-3 旁中央型颈椎间盘突出症

Brown-Sequard 综合征。此型常因剧烈的根性疼痛掩盖了脊髓压迫症，而一旦表现脊髓压迫时，病情多较严重。

椎动脉受压可出现在巨大椎间盘突出伴或不伴骨赘时。椎动脉受压的主要症状为中枢性视物障碍性眩晕，从椎动脉进入脑血流占脑血流量的 11%，每分钟通过椎动脉的血流量为 45ml，主要供应枕叶视觉皮层，当血流量低于视区脑组织正常代谢的需要时，就可造成中枢性视物障碍性眩晕。另外还可出现血管性头痛和一过性失明等。椎动脉血栓形成可累及大脑后下动脉，产生 Wallenberg 综合征，表现为同侧面部、对侧肢体和躯干温痛觉丧失，同时运动失调、咽下困难、发音障碍和眼震等。

二、辅助检查

（1）X 线检查　X 线正位片，可显示颈椎侧弯畸形。在侧位片上可显示颈椎生理弧度改变、椎间隙变窄及增生性改变。斜位片上可显示椎间孔的大小及关节突情况。颈椎 X 线照片不能显示是否有椎间盘突出，但可排除颈椎的其他器质性病变，如颈椎结核、颈椎肿瘤、颈椎先天性畸形等。

（2）脊髓造影　正常情况下，造影剂充盈的椎管无论在正位或侧位 X 线片上均呈直柱状，在椎间盘水平，正位片上，神经根鞘充盈时在其造影剂柱的两侧可见细小条状突出影，侧位上与椎间盘相对应的部位造影剂柱正常或有轻度压迹，一般不超过 2mm。当椎间盘突出时脊髓造影表现为硬膜前间隙明显的压迹或充盈缺损，椎管内结构受压后移。椎间盘突出时，正位片造影剂柱呈一侧性椎管充盈异常或两侧对称性狭窄，同时合并一侧或两侧神经根鞘显影不良或中断。单纯神经根受压的颈椎间盘突出症无脑脊液梗阻，只有脊髓部分受压或完全受压的病例则能显示硬脊膜管的外形、椎间盘和骨刺向后突入椎管，脑脊液可出现部分梗阻或完全梗阻。

（3）CT 与 CTM 检查　CT 可以了解颈椎骨结构、软组织和脂肪的轮廓，对颈椎间盘突出症的诊断和定位很有价值，可显示颈椎管的大小及突出物与受累神经根的关系。CTM 可以提供更清晰的椎管内组织形态改变图像，如肿胀的神经根、受压脊髓的定量分析、硬膜内外组织的分界等。

（4）MRI 检查　矢状位 T1 加权像和 T2 加权像均可较好地显示椎间盘和颈髓的轮廓以及椎间盘和椎体的退行性改变，以了解椎间盘突出对脊髓压迫的程度及脊髓有无萎缩变性。

（5）肌电图检查　可用来确定对神经根的损害，并对神经根的定位有所帮助。

三、诊断要点

患者多有颈部外伤史或过度活动后呈现颈神经根或脊髓损害的临床表现。颈椎 X 线片，未见骨损伤，但在 CT 或 CTM、MRI 有椎间盘突出所致的神经根或脊髓受压的影像学表现，因而诊断不难。

当外力不大，颈过伸性损伤后，呈现严重的脊髓损害，颈椎 X 线片未见骨损伤，但可显示出颈椎管狭窄（发育性或退变性椎管狭窄）或后纵韧带骨化（OPLL）存在。其椎管储备间隙小，是导致颈脊髓损害的潜在因素，但常被忽视，是造成误诊、误治的主要原因。

【治疗】

一、中药内治

（1）气滞血瘀　患者有明显的颈部外伤史，颈部疼痛剧烈，活动受限，根据其受压部位不同，可出现一侧或双侧肩、臂、手的麻木疼痛，头痛、头晕等，也可突然出现下肢废用或易跌跤。下颈部压痛点固定，伴有一侧或两侧上肢放射痛。舌紫暗或有瘀斑，脉弦涩。

治则：活血祛瘀，通络止痛，行气消肿。

方药：和营止痛汤（《伤科补要》）加复元活血汤（《医学发明》）。

组方：赤芍 9g，归尾 9g，川芎 6g，苏木 6g，橘皮 6g，桃仁 6g，续断 9g，乌药 9g，乳香 6g，没药 6g，木通 6g，甘草 6g，柴胡 15g，天花粉 10g，红花 10g，酒大黄 30g，酒桃仁 12g。上述诸药水煎取汁，黄酒 20ml，加入麝香 0.4g 冲服。若血瘀痛甚者加三七粉 3g 冲服。

（2）痰瘀互结　患者头颈项背部剧烈疼痛不移，双上肢或一侧有放射性疼痛，手指麻木，头目昏蒙，不能转侧。发作时伴恶心呕吐，胸闷不适，肢体痿软无力。舌质紫暗，苔白腻，脉迟、滑或结代。

治则：祛瘀通络，行气化痰。

方药：桃红四物汤（《医宗金鉴·妇科心法要诀》）合导痰汤（《重订严氏济生方》）加减。

组方：桃仁、红花、白芍、熟地黄、茯苓各 15g，法半夏、制天南星、赤芍各 12g，橘红、枳实、石菖蒲各 10g。寒邪偏重，加制川乌、制草乌各 6g，以祛寒止痛。

（3）肝肾不足　患者颈部酸困疼痛，头晕头痛，耳鸣健忘，失眠多梦，一侧或双侧肩、臂、手麻木，颈部广泛压痛，有放射痛，腰膝酸软无力，易跌跤甚或下肢瘫痪，舌质红少苔，脉细数。

治则：补益肝肾，益气养血。

方药：六味地黄汤（《小儿药证直诀》）加十全大补汤（《医学发明》）。

组方：熟地黄 25g，山药 12g，茯苓 10g，泽泻 10g，山茱萸 12g，牡丹皮 10g，党参 10g，白术 10g，甘草 5g，当归 10g，川芎 6g，白芍 10g，黄芪 10g，肉桂（冲服）0.6g。

二、中药外治

（1）贴法

祛瘀止痛膏（《伤科学讲义》）：姜黄、羌活、干姜各 30g，栀子 15g，乳香、没药各

12g。共为细末，用饴糖或凡士林调，贴于患处。

本方有活血祛瘀，消肿止痛之功。用于损伤初期，局部肿痛者，或局部红肿热痛者。

（2）熏洗法

散瘀和伤汤（《医宗金鉴》）：马钱子15g，红花15g，生半夏15g，骨碎补9g，甘草9g，葱须30g，醋60g。加水、醋，煎十数滚熏洗患处，每日3～4次。

本方有活血祛瘀止痛之功，主治本病损伤初期，瘀血积聚，肿痛剧烈。

（3）热熨法

烫药方（《伤科学》经验方）：荆芥、防风各15g，桂枝、透骨草、海桐皮、川楝子、桑枝、防己各9g，羌活、独活各6g。各药共为末，用布包包好，加水煎热，热熨患处。

本方有温经，活络，通脉之功。用于本病损伤后风寒湿邪侵袭所致痹痛者，或局部肿痛者。

三、推拿治疗

推拿治疗是本病治疗的首选方法。推拿治疗本病以解痉止痛、舒筋活血、理筋整复为原则。通过手法的施治可使局部气血通畅，促使突出的颈椎间盘还纳，以此治疗各种临床症状。

1. 推拿手法

① 放松手法：用轻柔的按揉、一指禅推法、㨰法在颈项及肩部治疗5min，配合轻缓的头部前屈、后伸及左右旋转活动，使紧张的肌肉逐渐放松。舒筋手法点压、拿捏、弹拨、按摩等手法，是颈椎病常用的推拿手法，具有舒筋活血，和络止痛的效果。

② 牵引推揉点穴法：患者于颈椎中立位或轻度前屈位用颈椎牵引架牵引，达15min，重量以舒适为度，并可逐渐加大重量。牵引完后，患者坐位，两臂自然下垂，放松，术者立于后方，以拇指指腹分别推揉、按摩颈椎两侧，自上而下至两侧肩井穴，约3～5min，分别点按两侧风池、肩井、天宗、曲池、合谷及大椎穴。

③ 牵引还纳手法：患者坐位，医者立于患者右侧，右臂呈屈曲状，放于患者下颌下，然后用力向上牵引颈项，嘱患者自然下垂坐位，勿顺势上抬颈项或用力对抗。同时医者左手大拇指放于突出的颈椎间盘部位用力还纳复位，如此施术3～5min。施术过程中，密切注意观察患者的变化情况。

④ 结束手法：用轻柔的按揉施术于颈项部3～5min，勿用力过重且不能使患者颈部有所活动。并嘱患者保持颈部的同一姿势10min左右，方可离开。

2. 注意事项

① 必须明确诊断，推拿只适用于本病的侧方突出型和旁中央突出型，而中央突出型则需手术治疗。操作前，复查拍片，排除其他颈椎器质性病变。骨质疏松、颈椎结核、颈椎肿瘤等，则不宜施行牵引、推拿手法。

② 手法要纯熟，用力均匀持久，柔和深透。注意力要高度集中，务必求稳、求准，切忌苛求复位弹响等。

③ 牵引复位是治疗本病的关键所在，推拿治疗同时可配合理疗，选取一定的经络、

穴位，如足太阳膀胱经、足少阳胆经、手太阳小肠经、手少阳三焦经施针灸等治疗方法。急性期可冷敷。临床治愈后应避免颈部活动过度，防止复发。

四、针灸治疗

针灸治疗急性颈椎间盘突出症，可有效缓解或消除临床症状，尤其对急性期的疼痛有良好的止痛效果。治疗慢性颈椎间盘突出症，可减轻神经根水肿，缓解临床症状，促进肢体功能恢复，是中医综合治疗中一种重要的辅助疗法。但单纯应用针灸治疗，难求痊愈，需及时配合其他治疗方法。

由于颈椎间盘突出的方向不同，临床表现各异，针灸治疗应重视经络辨证。一般来说，侧方突出型症状表现多在手足太阳经和手少阳三焦经循行部位，并与手三阴经有关。中央突出型表现为四肢瘫痪时，与三阳经关系密切。旁中央突出型病变表现部位与前二型之经络分布均有关。选穴时，应局部取穴与循经远端取穴并重。

1. 毫针

（1）取穴　侧方突出型主穴取风池、天柱、颈夹脊、合谷、后溪、曲池、外关、尺泽。配穴取风府、大椎、天井、悬钟。

中央突出型上肢瘫痪主穴取风池、颈夹脊、天柱、肩井、手三里、合谷、外关、后溪。配穴取天井、曲池、阳池。下肢瘫痪主穴取风池、颈夹脊、天柱、环跳、髀关、承扶、阳陵泉、足三里、委中、解溪、昆仑。配穴取秩边、殷门、伏兔、风市、悬钟、丘墟、申脉。旁中央突出型取穴同中央突出型。

（2）方法　每次选3～5穴，每日治疗1次。急性期用泻法，恢复期用补法。采用中等刺激或强刺激。风池穴向对侧眼方向斜刺0.5～1寸，使局部有酸胀感，风府穴向下颌方向缓慢刺入0.5～0.8寸，使局部感觉酸胀，针尖不能向上，颈夹脊穴针尖向椎体方向斜刺0.3～0.5寸，注意针尖不宜向外或过深，以免伤及椎动脉。

也可每次选2～3对穴位，用电针疏密波刺激，每次15min，每日1次。

2. 梅花针

（1）取穴　颈夹脊、督脉颈部或感觉障碍部位循经取穴。

（2）方法　自上而下叩刺，以局部泛红而无出血为宜。

五、牵引疗法

颈椎牵引可解除颈部肌肉痉挛，增宽椎间隙，从而减少对椎间盘的压力，使已经向外膨隆或突出的纤维环及后纵韧带紧张，有利于突出的髓核还纳，增大椎间隙和椎间孔，使神经根所受的压迫和刺激得以缓和，限制颈椎活动，有利于组织充血、水肿的消退等。经牵引恢复其椎间盘高度，部分突出物有望还纳。对颈椎间盘突出症的神经损害者效果显著，因而是常用的一种有效治疗方法。对颈脊髓损害者，残留症状较多，一般牵引只用作急诊处理的术前疗法。

牵引方法采取卧位或坐位枕领带牵引，重量2.0～3.0kg，根据情况可增到5～6kg。症状轻者，可用间断牵引，每日1～3次，每次2～4h；症状重者行持续牵引，每日6～8h。一般认为持续牵引比间断牵引效果好，2周为1个疗程。牵引适用于侧方型颈椎间盘突出症，对中央型颈椎间盘突出症有加重病情可能，应慎用。

六、中药离子导入

川乌、草乌、红花各100g，浸入50%乙醇中浸泡15天备用。取药液10ml，洒在阳极衬垫上，置于颈部疼痛部位，电流密度 0.05～1mA/cm²，每日 1 次，每次 20min，10 次为 1 疗程。

【运动康复】

1. 按拿颈项：端坐位或站立位。首先按后颈，双手拇指分别按压两边风池穴，其余四指并列竖直托于枕顶部，拇指按节拍按揉或点压风池穴，每按揉或点压一次为一拍，重复 2 个 8 拍。然后拿后颈，颈部放松，左手抓拿右颈后部，按节拍从上至下 4 拍，然后从下至上 4 拍，共 8 拍；再右手抓拿左颈后部，按节拍从上至下 4 拍、然后从下至上 4 拍，共 8 拍。注意：风池穴位于颈项枕顶骨下两侧凹陷处。按压方向为内前方，力度有酸胀感为宜。

2. 运动天柱：端坐位，双手置双股部，颈肩部放松。或站立位，双上肢在体侧自然垂直。头颈前屈（1 拍），回至起始部（1 拍），头颈后伸（1 拍），回至起始部（1 拍）。共 8 拍。重复 2 个 8 拍。头颈向左侧屈（1 拍），回至起始部（1 拍），头颈向右侧屈（1 拍），回至起始部（1 拍）。共 8 拍。重复 2 个 8 拍。注意：颈活动范围在无不适的情况下尽可能大，头颈活动如出现不适，活动范围要小，或不做。颈椎曲度反向的人，头颈前屈应避免。

3. 耸降肩部：端坐位，双手置双股部，肩部放松。或站立位，双上肢在体侧自然垂直。双侧肩关节按节拍同时耸起（1 拍），回到起始位并顺势下沉（1 拍），然后至起始位置，重复 2 个 8 拍；然后双侧肩关节按节拍同时向前摇转并回到起始位（1 拍），连续 8 拍，回到起始位置。共 2 个 8 拍。注意：肩部尽可能放松，不要缩颈部，活动幅度尽可能到最大范围。

4. 展扩胸廓：端坐位或坐立位。双手虎口向上叉于腰部，双侧肩后伸（1 拍），回至起始位（1 拍）；然后双肩向前缩（1 拍），回至起始位（1 拍）。重复 4 个 8 拍。注意：双肩部要充分后伸、前缩。

5. 颈部环绕：患者站位或坐位，头颈部放松，将头做顺时针方向缓慢的、大幅度的旋转动作 3～5 圈，再改为逆时针方向旋转 3～5 圈，交替进行。

【预后】

颈椎间盘突出症以颈椎间盘的退行性改变为主，这是一个无法抗拒的自然规律，同时颈椎又是一个承受压力较大和活动频繁的组织，因而无论是急性或慢性颈椎间盘突出症，如能采取及时有效的治疗，其疼痛和麻木等症状可减轻或消除，但如有活动不慎、过度劳作等则又可复发，致使病情反复。

急性颈椎间盘突出症单纯神经根受压者，以保守治疗为主，应注意保持颈椎处于中立位，严重者可用枕颌带牵引 7～14 天，同时给予脱水、镇静止痛等处理。急性期切忌做重手法推拿。颈脊髓受压者如出现脊髓受压迫症状应尽早手术减压，同时脱水，尽可能保护脊髓功能。慢性颈椎间盘突出症以非手术疗法为主。在非手术治疗范围内，应用推拿治疗和中药内外治法综合疗法为首选。推拿治疗可以在牵引作用前提下，缓解局部的软组织痉挛，纠正筋骨的错位，在中药内外治法的配合下，活血祛瘀，消肿止痛，使疾病得以全面有效的治疗。若损伤初期，局部疼痛较重者，可以使用针灸疗法，加强止痛之效。但若颈椎间盘突出引起脊髓损害者，或急性颈椎间盘突出致神经损害，症状较重而经上述治疗无效者当选用手术治疗。

【预防与调摄】

"流水不腐，户枢不蠹"，对于颈椎病既可通过太极拳、广播操等做全身性的锻炼，也可通过颈项功能的锻炼，增强局部肌力，滑利颈椎关节，缓解症状，使病变逐步好转。要尽量避免颈部意外伤害的发生，如过度屈颈、过度旋颈、颈部的超负荷挤压和头颈部的剧烈抖动（如突然刹车、足球队员顶球、跌倒）等。

急性颈椎间盘突出症应保持头颈制动，不宜做颈部活动，在饮食上以清淡为主，不宜食辛燥之品，以保持大便通畅。采取牵引者，要注意牵引体位和调整牵引重量。慢性颈椎间盘突出症可缓慢做颈部的前屈、后伸及左右侧弯等活动，锻炼中要注意循序渐进，以不增加颈部疼痛为原则，注意避免因工作和生活的不良习惯使颈部肌群和骨关节造成过度受力。

第六节　颈　椎　病

颈椎病，是指颈椎间盘退行性改变，及其继发改变刺激或压迫邻近组织引起的各种症状和体征的一组症候群，又称颈椎综合征。临床常表现为颈、肩臂、肩胛上背及胸前区疼痛，手臂麻木，肌肉萎缩，甚至四肢瘫痪。其发病率据报道在 $1.7\%\sim17.6\%$ ，大多数发生在 40 岁以后，50 岁以上可达 25%，60 岁以上达 50%，而 70 岁以上几乎可达 100%。

【临床表现及诊断】

1. 颈型颈椎病

本型颈椎病临床较为常见，多在夜间或晨起时发病，有自然缓解和反复发作的倾向，30~40 岁女性多见，多与长期低头的职业或颈部不良习惯姿势有关。本型颈椎病的病因是损伤。基本病理是椎间盘退变，椎体移位，小关节错缝。最常损伤的肌肉是胸锁乳突肌、斜方肌、前斜角肌、椎旁肌等。诊断要点为：

① 颈项部酸、痛、胀等症状及颈部压痛点。

② X 线片有颈椎曲度改变、轻度位移、不稳定等。

③ 应除外其他疾病，如落枕、冻结肩、肌筋膜炎等。

2. 神经根型颈椎病

神经根型颈椎病是传统的颈椎病。本病多因颈部软组织劳损、外伤、骨赘形成、韧带劳损、关节囊松弛、椎间关节变异等，造成椎间孔缩小，刺激或压迫神经根所致。椎间孔缩小分前后径与上下径缩小。前后径缩小，主要是纤维环破裂、髓核后突、椎体后缘骨赘和上下关节突移位突入椎间孔内或椎体滑移所致；上下径缩小主要是椎间盘变性引起椎间隙狭窄所致。诊断要点为：

① 根性症状、体征与病变节段相一致。

② 颈神经根牵拉试验、后仰位椎间孔挤压试验、头部叩击试验等检查阳性。

③ 影像学检查所见与临床表现一致。

④ 排除颈椎外其他病变。

3. 脊髓型颈椎病

脊髓型颈椎病相对其他型较少见，但临床症状严重，致残率高，早诊断早治疗对本病的恢复具有重要意义。诊断要点为：

① 颈脊髓受损的临床表现。

② 影像学检查显示椎管狭窄，颈椎退行性变。

③ 除外肌萎缩侧索硬化病、椎管内肿瘤、末梢神经炎等。

4. 椎动脉型颈椎病

本型颈椎病是临床常见而又复杂的疾病之一，随着年龄的增长其发病率有增高的趋势。诊断要点为：

① 颈性眩晕，可有猝倒病史。

② 旋颈征阳性。

③ 颈椎 X 线片有椎动脉损害的异常所见。

④ 多伴交感神经症状。

⑤ 除外眼源性眩晕、耳源性眩晕。

⑥ 除外椎动脉 1、3 段供血不全、神经官能症与颅内肿瘤等。

⑦ 确诊、手术前需行椎动脉造影或数字减影椎动脉造影。

5. 交感神经型颈椎病

本型颈椎病表现复杂，症状差别较大，甚至症状互相矛盾。诊断要点为：

① 有头面、颈、上胸、上肢、心脏等部位自主神经功能紊乱的症状。

② 伴有颈神经根或脊髓受损的临床表现，或颈椎病的影像学改变。

③ 颈胸神经节阻滞或颈部硬膜外阻滞后，症状消失或明显减轻。

6. 其他型颈椎病

根据损伤的部位和表现，除前几型颈椎病外，还可见食管压迫型、膈神经受累型、喉返神经受累型等几个特殊类型的颈椎病。

7. 混合型颈椎病

两型或两型以上颈椎病表现同时出现，称为混合型颈椎病。临床常见以一型颈椎病为主，兼见他型。颈椎部位的损伤通常不是只损伤某一组织，而是多组织同时受损。

【治疗】

一、中药内治

1. 辨证论治

（1）寒湿阻络（本型常见于颈椎病颈型和神经根型） 患者头痛或后枕部疼痛，颈僵，转侧不利，一侧或两侧肩臂及手指酸胀痛麻；或头疼牵涉至上背痛，肌肤冷湿，畏寒喜热，颈椎旁可触及软组织肿胀结节。舌淡红，苔薄白，脉细弦。

治则：散寒除湿，通络止痛。

方药：独活寄生汤（《备急千金要方》）化裁。

组方：羌活 9g，川芎 9g，葛根 15g，秦艽 12g，桑寄生 15g，杜仲 12g，桂枝 9g，细辛 3g，防风 9g，当归 9g，川芎 9g，赤芍 9g，熟地黄 18g，党参 9g，茯苓 9g，炙甘草 6g。若病久，寒湿痹阻经脉，气血失畅而生瘀者，可有舌质青紫或见瘀斑、瘀点，加桃仁、红花各 6g，乳香、没药各 3～6g，或酌加通络之品，如地龙 6g，鸡血藤 15g，伸筋草 15g；对于病程较久，常有肢体拘挛，抽掣疼痛者，可配伍使用全蝎、蜈蚣（此二味药研末吞服，疗效较佳）穿山甲、露蜂房、土鳖虫等虫类药物，以加强通络止痛，祛风除湿的作用。

（2）气血不足（本型常见于椎动脉型颈椎病）　患者头昏，眩晕，视物模糊或视物目痛，身软乏力，纳差，颈部酸痛，或双肩疼痛。舌淡红或淡胖，边有齿痕，苔薄白而润，脉沉细无力。

治则：补气养血。

方药：归脾汤化裁。

组方：人参 3～6g（或党参 9～12g），黄芪 12～30g，炒白术 9g，当归 12g，熟地黄 24g，山药 12g，茯苓 9g，陈皮 6g，炒枣仁 15g，远志 9g，炙甘草 6g，木香 6g，焦三仙各 6g，肉桂 1.5g。若脾虚夹痰，可加半夏 9g，竹茹 6g。若有中气不足加黄芪12～24g，炒白术 9g。

（3）肝肾阴虚（本型常见于椎动脉型和交感神经型颈椎病）　患者眩晕反复发作，甚者每日数十次，即使卧床亦视物旋转，伴恶心，呕吐，身软乏力，行走失稳，或心悸，气短，烦躁易怒，咽干口苦，眠差多梦等。舌红、苔薄白或微黄而干，或舌面光剥无苔，舌下静脉胀大。脉沉细而数，或弦数。

治则：滋水涵木，生精填髓。

方药：虎潜丸（《丹溪心法》）化裁。

组方：黄柏 9g，知母 9g，龟甲 12～18g，熟地黄 24g，白芍 9～12g，锁阳 12g，狗骨12～18g（代虎骨），陈皮 6g，牛膝 12g，当归 9g。热甚者，可去锁阳、干姜；若兼有气血不足者，可酌加黄芪 12～30g，党参 12g，鸡血藤 12～18g，以补益气血。

（4）脾肾阳虚（本型常见于脊髓型颈椎病手术后遗症或久治不愈者）　患者四肢不完全瘫（硬瘫或软瘫），大小便失禁，畏寒喜暖，饮食正常或纳差。舌淡红，苔薄白或微腻，脉沉细弦，或沉细弱。

治则：补肾健脾。

方药：鹿角胶丸（《医学正传》）加减。

组方：鹿角胶 9g，鹿角霜 12g，熟地黄 24g，牛膝 12g，菟丝子 12g，人参 6g，白术 8g，茯苓 9g，炮干姜 8g，肉桂 6g，当归 8g，炒杜仲 12g，龟甲 12g，狗骨 12～18g（代虎骨），炙甘草 6g。

2. 中成药

（1）颈复康　开水冲服，每次 1～2 袋，每日 2 次，饭后为宜。孕妇忌服，消化道溃疡、肾性高血压者慎服。有活血通络、散风止痛之功。用于颈椎骨质增生引起的脑供血不足、头晕、颈项僵硬、肩背酸痛、手臂麻木等症。

（2）颈痛灵　口服。每次 10～15ml，饭后服用，1 个月为 1 个疗程。因本品含麝香，孕妇忌服，高血压患者慎用。用于椎-基底动脉和椎动脉在颈椎处供血不足引起的头痛、眩晕、颈肩臂背痛，肢体麻木无力等症。

（3）壮骨关节丸　口服。1 次 1～2 丸，每日 2 次。有补益肝肾，养血活血，祛风通络之功。用于颈椎骨质增生。

二、中药外治

颈椎病除用中药内服治疗外，中药外用也很有疗效，常用的有敷法、熨法、贴法、洗法等。根据病情、病人具体情况灵活运用，或配合其他疗法则疗效更好。

（1）敷法

① 蛇麝散：白花蛇 10g，麝香 1～5g，肉桂、乳香、没药、草乌、川椒、白芥子各 5g，冰片少许。先将白花蛇焙黄，乳香、没药去油后再同上药共研为细末，装瓶密封备用。使用时可取胶布一块，约 3cm×4cm 大小，在胶布上撒药粉少许，贴于颈部压痛最明显处，大椎、肩井等穴（根据症状，左者贴左，右者贴右，双侧者贴双侧）。1 周换药 2 次，4 周为 1 个疗程。本方有温经散寒，活血化瘀，通络止痛之功。用于局部疼痛较重，或风寒侵袭者。

② 热敷方：紫荆皮 15g，生栀子、大黄、五加皮、羌活、独活各 12g，威灵仙 15g，防风 10g，生马钱子 4g。共研细末，加酒、水各半的混合液调成糊状，文火炒热后装入 10cm×15cm，厚 2.5cm 的纱布袋中，乘热敷于颈部，每天 2 次，12 日为 1 疗程，每疗程间隔 3～5 日。该方具有活血化瘀，通络止痛，祛风除湿的功能，借助热气和药力直接作用于病变部位，使气血流通，经络通畅。用于风湿侵袭，痹阻经脉者。

（2）熨法

① 熨洗方：草乌、赤芍、当归、天南星、透骨草各 20g，羌活、川芎、乳香、没药各 10g，威灵仙 30g。加水 100ml，浸泡 24h，温火煎熬 30min，过滤后浓缩约 500ml 备用。然后将浓缩好的中药药液浸毛巾，将毛巾湿敷于患处，再用电压 220V，300W 电熨斗插 3min，于患处反复熨之，每次熨 0.5h。本方有活血祛瘀，疏风止痛之功。用于风寒侵袭，痹阻经脉，或痰瘀相结者。

② 熨敷方剂：川乌、草乌、威灵仙、桂枝各 15g，木瓜、当归、川芎、乳香、没药、红花各 10g，杜仲、巴戟天、透骨草各 20g，米醋 50g。将上药装入一个 20cm×25cm 的自制纱布袋中，放入煎药盆中，添水没过药袋即可，煎熬 30min，然后将药袋取出稍凉一下，以不烫伤皮肤为度，敷于患处，每日 2 次，每次 30min。用后将药液及药袋放置阴凉处，留下次再用，每剂药连用 2 日。

（3）贴法

① 骨质增生膏穴位贴敷法：麝香、皂角、狗骨（代虎骨）、淫羊藿、骨碎补、千年健、桑寄生、五加皮、川乌、草乌、威灵仙、海桐皮、川芎、鸡血藤经加工提取制成便于穴位贴敷的外用药膏，每贴 0.2g，在相应穴位贴敷。本方有祛风除湿散寒，活血通络止痛之功。用于本病骨质增生明显，神经根症状明显，或兼风寒湿邪痹阻者。

② 骨质增生膏外贴法

Ⅰ号骨质增生膏：三七、血竭、延胡索、乳香、没药。Ⅱ号骨质增生膏：肉桂、生草乌、生天南星、当归、三棱。两种膏药分别熬制，以Ⅰ号为例，三七等入麻油铁锅内，熬至焦黄捞出，继续熬油至滴水成珠，放入铅丹，比例是 1 斤油，半斤铅丹，搅匀成膏。

Ⅱ号膏：制法与Ⅰ号膏相同，使用前Ⅰ号膏、Ⅱ号膏均分别放入研成细粉的全蝎尾、冰片、麝香即成，每张净重 25g。摊于纱布中央成长方形，孕妇禁贴。

两方皆具有活血祛风，通络止痛功效，但各有侧重。Ⅰ号膏活血祛瘀，理气止痛功效强，适用于神经根型；Ⅱ号膏侧重于温经祛风，散寒化痰，止痛镇痛，适用于椎动脉型、交感型及混合型。

（4）洗法

① 舒筋活络洗剂（陕西中医学院经验方）：当归、红花、透骨草、伸筋草、丹参、牛膝、木瓜、桑枝各15g，川乌、草乌、刘寄奴各12g，艾叶、花椒、桂枝各9g。将上药用大脸盆熬半盆药，再用毛巾蘸药水热洗患处。1日2次，每剂药洗2天。本方有活血温经，舒筋止痛之功。用于寒凝血瘀，筋急挛缩者。

② 颈腰痛擦剂：马钱子、生天南星、白芷、防己、生草乌、川乌、没药、僵蚕各10g，防风、威灵仙、徐长卿各15g，细辛、红花、樟脑各5g。上药水煎浓缩，75%乙醇提取总量1000ml，另加地塞米松50mg和匀，装入带有喷头的50ml安瓿中备用。孕妇、皮肤过敏、局部皮肤破溃者禁用。用时将药液喷于患处，再以热毛巾外敷。

三、针灸治疗

针灸治疗颈椎病，可缓解或消除临床症状，但单纯应用针灸治疗本病，往往难以痊愈，尤其是对有明显神经根、血管、脊髓压迫症状者，需及时配合或采用其他治疗方法。由于颈椎病变的部位，范围以及受压组织的不同，临床表现复杂。针灸施治，应根据症状表现，既要注重经络辨证，又要重视脏腑辨证。选穴时应根据受累部位的不同辨证分型，选取有关经脉的腧穴。

1. 毫针

（1）取穴

神经根型颈椎病取穴。主穴：风池、天柱、风府、颈夹脊、曲池、天井、尺泽、外关、合谷、后溪。配穴：肩中俞、大椎、大杼、肩井、天宗、曲泽、少海、悬钟。

脊髓型颈椎病取穴。主穴：风池、颈夹脊、手三里、外关、合谷、后溪。配穴：天柱、少海、天井、曲池。

下肢瘫痪取穴。主穴：颈夹脊、环跳、髀关、承扶、阳陵泉、足三里、委中、解溪、昆仑、申脉。配穴：秩边、殷门、伏兔、风市、悬钟、丘墟。

椎动脉型颈椎病取穴。主穴：风池、颈夹脊、风府、百会、足三里、三阴交、太溪、太冲。配穴：天柱、大椎、印堂、太阳、合谷。

交感神经症状为主者取穴。主穴：风池、风府、颈夹脊、百会、内关、神门、足三里、三阴交。配穴：大椎、合谷、太冲、通里、血海、心俞。

颈型颈椎病取穴。主穴：风池、风府、天柱、颈夹脊、大椎。配穴：肩髎、肩井、大杼、合谷、后溪。

（2）操作　每次选3～5穴，急性期每日治疗1次。足三里、三阴交、太溪均用补法，其余穴位用中等刺激或强刺激。其中，风池穴向对侧眼睛方向斜刺0.5～1寸，使局部酸胀，并向头顶、颞部、前额、眼眶扩散。天柱穴直刺0.5～1寸，使局部酸胀，或向头顶部放散。风府穴针尖向下颌方向缓慢刺入0.5～0.8寸，使局部出现胀感，注意针尖不可朝上。颈夹脊穴，针尖向椎体方向斜刺0.3～0.5寸，注意针尖不宜向外或过深，以免伤及椎动脉。

2. 梅花针

对颈型神经根型软组织症状较重者疗效较好。

(1) 取穴　阿是穴周围、颈夹脊、疼痛及感觉障碍循经部位。

(2) 操作　自上而下叩刺，以局部皮肤红晕而无出血为宜。

3. 耳针

(1) 取穴　颈、神门、内分泌、肾、肝、颈椎。

(2) 操作　每次选2～3穴，以强刺激捻转数秒钟后，留针20～30min。留针期间，每隔5～10min捻转1次。亦可行埋针。每日或隔日治疗1次。

4. 头皮针

(1) 取穴　神经根型颈椎病取穴：对侧感觉区1/5的下段、对侧上肢感觉区。

脊髓型颈椎病取穴：对侧运动区、双侧足运感区。伴感觉障碍者加对侧感觉区。

(2) 操作　患者取坐位或卧位，急性期每日针1次，缓解期可隔日针1次，10次为1疗程。快速进针，刺入一定深度后快速捻转，不提插。持续捻转2～3min，留针5～10min后重复捻转。反复捻针2～3次即可起针。

5. 电针

(1) 取穴　同毫针。

(2) 方法　选取1～3对穴，一般用疏波，或用疏密波。调节电流应从小到大，颈部穴位电流输出量宜小。每日治疗1次，每次10～15min。注意，电流强度不可太强，以免波及脊髓，发生针刺意外。

四、推拿治疗

1. 常规操作

① 一指禅推颈项部：自头颈交界处后侧、后外侧开始沿足少阳胆经，足太阳膀胱经循行从上向下，往返移动，重点在风池穴和病变节段，先推健侧后推患侧，时间约5～10min。

② 㨰颈项肩背部：在一手做㨰法同时，另一手配合做颈椎的被动屈伸、侧屈、旋转活动，操作5min。颈部被动运动幅度应由小逐渐增大，至患者颈项部有弹性限制时，再做一轻巧、短促而有控制的扳动。

③ 弹拨按揉颈项部：患者端坐，医生站立其背后，以一手拇指指腹着力于颈椎一侧，虎口张开，像拨琴弦样自外向内弹拨揉按病变节段上下棘突旁开0.5～1寸处约1min，手法要深沉缓和，力量透达深层，以患者有较强烈的酸胀感为佳。如患者颈项肌强硬，肌张力较高，可适当延长本法操作时间。

④ 弹拨按揉肩部：在肩胛内上角附近寻找敏感压痛点，指下可有条索或结节状反应物，在其上施加弹拨按揉手法约1min。

⑤ 拿颈项部：自上而下，从风池穴开始而下，动作连绵不断，力量由轻到重再由重到轻，一直到颈肩交界处共3遍。

⑥ 拿肩井：拿大椎穴与肩峰连线中点处的肩井穴1min，以患者有酸胀感为佳。若患者肩部肌肉紧张，酸痛明显，可延长本法操作时间。

⑦ 摇颈椎：患者端坐，医生站立其侧后方，一手托患者下颌部，另一手扶持其头顶部后侧，两手协同将头摇转，顺逆时针各5～7次，注意摇颈时应缓慢柔和，转动幅度由小到大，逐渐增加，切忌暴力，同时头颈部不宜过度后伸。

⑧ 扳法：患者端坐，将头颈向运动受限侧转动至最大限度，术者一手顶住高起的

棘突，其他四指扶住颈部，另一手掌心对准下颌，手指拿住下颌骨，将头向上及受限侧牵提、旋转，另一手拇指用力将棘突高隆处向颈前方顶住，可听到一响声，表示移位已经纠正。注意操作时切不可使用暴力，扳动要"轻巧、短促、随发随收"，关节弹响虽常标志手法复位成功，但不可追求弹响。本法虽常用，但定位性较差，有一定风险性，应注意。

2. 分型加减

(1) 神经根型　增加下列手法。

① 按揉天宗穴：患者端坐，医生站立其后方，肩关节放松，肘关节微屈，腕关节放松，两手虎口张开，五指伸直，示指、中指、环指、小指四指扶持患者两肩背部，两拇指螺纹面着力于肩胛骨冈下窝中央凹陷处的天宗穴，前臂做主动摆动，带动腕关节做环转运动，从而带动皮下组织一起同拇指运动，以患者感到酸胀为佳，约 2min。同时嘱患者缓慢活动颈椎（前屈、后伸、旋转、侧屈），可以缓解颈部功能障碍。

② 㨰上肢：患者端坐，医生站立其侧方，一手托患肢，另一手在患肢自上而下做㨰法 3～5min，重点在受累神经分布区域。

③ 按揉上肢腧穴：患者端坐，医生站立患者侧方，一手托患肢，另一手拇指依次按揉曲池穴、手三里穴、合谷穴各 1min，以患者有酸胀感为佳。

④ 搓上肢：患者端坐，患肢自然下垂，医生站立其患侧，上身略前俯，以双手掌面夹紧患肢，快速搓动，并缓慢自肩部向下移至腕部，连续操作 3 遍。注意搓动时医生不可进气。

⑤ 抖上肢：患者端坐，医者用手握住患者肢体远端，在向远端引伸的基础上，将肢体用力上下、左右抖动 1min。抖动幅度由小到大，用力大小以带动患者肢体抖动为限。

⑥ 拔伸五指：患者端坐，医生站立其患侧，一手托患肢腕部，另一手五指自然弯曲，示指、中指中节夹紧患肢手指向外依此拔伸五指。

(2) 椎动脉型　常规操作中去颈部摇法，增加下列手法。

① 开天门：患者端坐，颈椎略后伸，医生站立患者前方，以两手拇指指腹螺纹面交替从眉心印堂穴至神庭穴自下而上推 1min，手法宜轻快柔和。

② 分推坎宫：患者端坐，颈椎略后伸，医生站立患者前方，以两手拇指指腹螺纹面从眉心印堂穴沿两眉弓自内向外分推 1min，手法宜轻快柔和。

③ 运眼眶：患者端坐，颈椎略后伸，医生站立患者前方，以两手拇指指腹螺纹面，沿两眼眶周缘做环转推动约 1min，手法宜轻快柔和，避免伤及眼球。

④ 按揉太阳穴：患者端坐，颈椎略后伸，医生站立患者前方，以两手拇指指腹螺纹面着力，按揉太阳穴约 1min。

⑤ 运耳轮：患者端坐，颈椎略后伸，医生站立患者前方，两拇指伸直，其余四指自然弯曲，夹住患者两耳轮，沿耳轮弧线自上而下捋动，约 0.5min，以患者觉耳部有烘热感为佳。

⑥ 扫散颞部：患者端坐，医生站立患者前方，两手用拇指桡侧面自患者额角头维穴起，沿发际向耳后方向做快速往返推擦，其余四指微屈以助力，随拇指移动同时做推擦动作约 0.5min。

⑦ 拿五经：患者端坐，医生站立患者后方，一手扶持额部，一手五指分开成爪状，中指对准督脉循行路线，指端着力，自前向后拿头部 5 遍。

（3）以交感神经症状为主者，在椎动脉推拿治疗基础上增加下列手法。

① 推桥弓穴：患者端坐，医生站立一侧，用拇指螺纹面在胸锁乳突肌部桥弓穴自上而下推动 20 次，另一侧同此。注意桥弓穴不允许两侧同时操作，以免引起意外。

② 横擦胸廓：患者端坐，医生站立一侧，一手扶持患者背部，另一手五指伸直并拢，腕关节伸直，自锁骨下缘起至 12 肋止，做往返直线横向摩擦 2～3min，以透热为度。对于女性患者只擦上胸部。

③ 直擦背部：患者端坐，医生站立一侧，一手五指伸直并拢立掌，用小鱼际沿背部足太阳膀胱经循行路线自上而下做直擦法 2～3min，以透热为度。

3. 注意事项

颈椎病从根本上说是颈椎生物力学异常改变的结果，矫正椎体的病理性解剖位置，恢复脊柱的内平衡尤为重要，必须重视正骨推拿手法的运用，这是提高推拿疗效的关键。颈椎病的发生和经筋关系密切，经筋具有"起、结、聚、布"的特点，且循行和本经路线一致，和运动系统疾病密切相关，故临床施治时应重视在头颈部循行诸经之经筋。因此软组织推拿手法就显得十分重要，是临床取得满意疗效的基础，并且推拿为一系列操作，切不可因强调正骨推拿手法而忽视软组织推拿手法。

五、中药离子导入疗法

一般认为，本法用于颈椎病急性症状明显时效果较好，可以消除神经根炎性水肿，改善局部的血液循环和代谢状态，从而解除颈椎间盘退变、椎体骨质增生及颈部软组织劳损等引起的一系列症状。临床观察，本法对各型颈椎病均有一定疗效，尤其对神经根型颈椎病效果更好。

（1）方药配制　当归、白芷、川芎、蒲公英、秦艽、杜仲、乳香、草乌、赤芍、桃仁各 20g，牛膝、没药各 10g，威灵仙、透骨草各 30g，羌活 50g，上药加水 1500ml，浸泡 4h 后水煎，沸后 40min 用 4 层纱布滤出药液 900ml。第二煎加水 1000ml，沸后 25min 滤出药液 500ml。两煎混合，装入瓶内放置冰箱备用，用时加温至 40℃。

（2）操作　把 10cm×15cm 大小的药垫浸泡在加温的药液中，将吸有药液的药垫放置于病变部位，其上再放 7cm×10cm 极板（阳极），非作用极（阴极）用生理盐水浸湿放置于前臂麻木疼痛部位，然后盖以塑料布或人造皮革，用沙袋、绷带或借患者身体重力将电极加以固定。徐徐转动电位器逐渐增大电流量，参照患者的感觉将电流量控制在 5～15mA 之内。每次治疗 20～25min，每日 1 次，12 次为 1 疗程，每疗程间隔 4～7 日，一般治疗 2～5 个疗程。

六、小针刀疗法

尽管小针刀用于颈椎病的治疗还处于探索阶段，但从临床资料上看，该疗法对本病的治疗作用是肯定的。

（1）选穴　颈椎病多于患者的枕外隆突、项韧带、肩胛骨内上角等处有明显压痛点，尤其是可触及硬结、筋结、条索之处，或者选取风池、肩井、天柱、扶突、新设、颈百劳等穴位之有明显压痛者，取 2～3 穴。

（2）操作方法　患者反坐于靠背椅上，坐位低头，双手搭于椅背，使肩、颈部放松。根据进针的具体部位，其进针深度可达枕骨半面、棘突尖，或棘突两侧。沿骨面或肌肉走向做先纵后横剥离数次，即可出针。对于棘突、棘间压痛明显，肌肉痉挛较甚或形成条索者，可行棘间韧带和头尖肌松解。对于颈椎小关节处压痛剧烈、活动受限者，可行关节囊切开及周围松解，并可在肌肉松弛的情况下行推拿治疗或牵引颈部，使颈部椎间孔加大，促使椎体复位。如痛点在肩胛内上角则施术时刀口线和提肩胛肌走向平行刺入肩胛骨内上角，做纵向剥离数次，然后针体倾斜做横向铲剥数次后快速出针，并以无菌纱布覆盖、包扎。神经根型和脊髓型颈椎病早期，可在相应棘间松解黄韧带。施术时患者的正常针感为酸、胀或向上肢、脊柱两侧或经头部两侧循太阳经脉向前额及两颞侧放散感。

以上治疗 1 次未愈，可间隔 1 周至 2 周后再做 1 次，一般做 2～3 次。

七、硬膜外隙药物疗法

由于临床疗效显著，该方法已成为颈椎病非手术治疗的重要方法之一。

（1）操作方法　首先是硬膜外穿刺。病人应在手术室内严格无菌下进行。患者取坐位，反骑坐于靠背椅上，双手抓握椅背双角，双肩自然下垂内收，头额部顶放于椅背上（垫布巾），颈椎尽可能前曲。通常取颈 7～胸 1，或胸 1～胸 2 棘突间隙进针。常规消毒，铺洞巾。于进针棘突间局麻后刺入穿刺针，针尾向骶侧适当倾斜，当针尖有黄韧带突破感后，负压抽吸无回血或脑脊液流出，注气无阻力，则确定已进入硬膜外腔，可以直接注射药物或向头端置入硬膜外导管 2～3cm，将导管外端接输液器或注射器，持续点滴或推注已配好之药液。开始时速度宜慢，并注意观察有无反应，如在 3～5min 内无明显反应，可将剩余药液注完。最后快速出针，无菌纱布包扎。使患者抬头坐位或侧卧位休息 15～30min，观察约 1h 后如无反应，可许其离开。

（2）参考药物配伍

① 生理盐水 50ml，地塞米松 10mg，2%利多卡因 5ml，维生素 B_{12} 100mg，芬太尼 0.05mg，滴速 4ml/min。

② 生理盐水 50ml，地塞米松 10mg，2%利多卡因 5ml，复方丹参注射液 6ml（或脉络宁注射液 10ml）。滴速 4ml/min。

以上各种治疗间隔期至少 1 周，治疗次数视病情而定。

八、封闭疗法

用于切断疼痛的反射弧，解除局部痉挛，改善其缺血、缺氧状况。

（1）红花、当归、川芎注射液 5ml 加 2%普鲁卡因 2ml。做压痛点或条索状硬结区局部注射。隔 3～4 日重复注射 1 次，可减轻疼痛，逐步软化硬结。

（2）骨宁注射液封闭颈夹脊穴，每次选 2 个夹脊穴位，每穴注射 2ml，每日 1 次，1 个月为 1 疗程，同时配合针刺天井、肩髎、少海、内关、合谷等穴，以得气感有如电麻为好。局部可加刺血拔罐法。

（3）复方丹参注射液 2ml，加 10%葡萄糖注射液 5～10ml，在大椎穴从病变侧旁开 0.5 寸处常规消毒进针、以 45°角斜向大椎穴注射。如局部有凸起者，可稍作按摩，慢慢缓解，以助吸收。每 2 天注射 1 次，7 天为 1 疗程，每 2 个疗程之间休息几日。

（4）1%普鲁卡因 5～8ml，加泼尼松龙 25mg。痛处局部注射封闭，5～7 日 1 次，3 次为 1 疗程。

（5）注意事项　注意严格消毒，盐酸普鲁卡因应先做皮试，阴性才可使用。注入穴位应及时回抽，避免注入血管内及关节腔，掌握适当针刺深度。某些中药制剂也可能有反应，不宜在神经根上注射，如针尖触及神经根，患者有触电感，要稍退针，然后再注入药物，以免损伤神经。

九、其他非手术疗法

（1）颈椎枕颌带牵引　常用的有坐式、卧式牵引两种，从颈椎生物力学的角度看，卧式效果较好。患者卧床，后枕及上颌部用枕颌带兜住，牵引绳通过床头滑轮，牵引重量为 1.5～2.5kg。此牵引方法的优点是患者可以在休息或睡眠中牵引。坐式牵引亦用枕颌带通过头顶上的两个滑轮，牵引重量为 6.5～7.5kg。通过牵引能限制颈椎活动，解除颈部肌肉痉挛，增大椎间隙及椎间孔。这有利于突出物的还纳，缓解对神经根的压迫和刺激，减轻神经根及突出物的充血和水肿。

（2）颈椎制动法　颈椎制动方法有颈围和颈托支架等。制动的目的是使颈部得到充分的休息，缓解肌肉痉挛，减轻突出物及骨赘对神经根、脊髓及椎动脉的压迫刺激，避免新的外伤，促使颈椎恢复内外平衡。亦可作为术前准备和术后的康复。

（3）西药　硫酸软骨素 A、复方软骨素片，有一定的降血脂、抗凝、改善血循环、促进新陈代谢以及对骨软骨病变的修复和早期骨刺的吸收等起到一定作用。每次口服 8～10 片，每日 3 次，1 个月为 1 疗程。维生素 E，有抗氧化作用，可影响肌肉的代谢过程，适用于肌肉萎缩的根性和脊髓型颈椎病。每日 300mg，分 1～3 次口服。

【运动康复】

一、颈型及交感型颈椎病

1. 颈部前下伸展：站立位，双脚展开，与肩同宽，两手叉腰。头颈部前伸、侧转向右前下方，眼看前下方，似向海底窥视一样，还原；然后头颈部向前伸、侧转向左前下方，眼看前下方与前相似，还原。转动时吸气，还原时呼气。

2. 颈部后上伸展：站立位，双脚展开，与肩同宽，两手叉腰。头颈部尽力向右后上方转，眼看右后上方，似向天空望月亮一样，还原；然后头颈部转向左后上方，眼视左后上方，还原。转动时吸气，还原时呼气。头颈部转动时不向前伸出。

3. 颈部旋转法：头颈先向左环绕 1 周，再向右环绕 1 周，反复 6～7 次。急性损伤及椎动脉型、脊髓型禁用。

二、神经根型颈椎病

1. 点头侧颈运动：取站位，躯干挺直，双脚自然放开与肩同宽，全身放松，双眼自然开合，头颈中立位，精神集中于动作上。双手叉腰，头颈左侧屈右侧屈，头颈前屈后仰。按此反复做完 4 个 8 拍后，头颈复回中立位。可锻炼颈项前、后、左、右的活动功能。

2. 上肢旋前运动：双手开掌自然放下，左手向外举起平肩水平，掌心向下，右手内收旋肩，掌心搭于左肩，头颈随右肩旋转于左边，然后左右手换位，如此反复做 4 个 8 拍。

3. 拍打颈肩运动：双手开掌自然放下，同步进行，左右手在胸前交叉，用掌心分别拍打左右肩峰三角肌，然后左右手分别拍打同侧颈肌。拍打的力量以自然感到舒服为宜。如此反复做 4 个 8 拍。

4. 旋颈举臂摩圈运动：双手开掌自然放下，同步进行，左手外展平肩，右手向左侧斜举，掌指均伸直放开，头颈随手旋转向左侧，双目转向双手所指的前方，然后双手由左侧向正上方至双手并肩自然举起，头颈随手旋转，至仰面朝天，双目望向天空，左右交替。如此反复做 4 个 8 拍，动作复原。

5. 顶天压地运动：双手开掌自然放下，十指交叉，双手从前方举于头上，双掌心向天，头颈后仰，双目望天，然后掌心向地下压，头颈前屈，双目向下望。如此交替做 4 个 8 拍后，收回预备动作。

三、椎动脉型颈椎病

1. 屈肘扩胸：两手自然下垂，分腿站立。两臂屈肘，同时后摆扩胸，反复进行 20 次。

2. 斜方出击：两手屈肘置于胸部两侧，分腿站立。上体稍向左转，右手向左前斜方击出，左右交替，各重复 10 次。

3. 侧方出击：两手屈肘置于胸部两侧，分腿站立。右手向右侧击出，左右交替，各反复 10 次。

4. 上方出击：两手屈肘置于胸部两侧，分腿站立。右手向上方击出，左右交替，各重复 10 次。

5. 直臂外展：两手下垂，分腿站立。右上肢直臂外展 90 度，左右交替，各重复 10 次。

6. 直臂前上举：两手下垂，分腿站立。右上肢直臂由前向上举，左右交替，各重复 10 次。

【预后】

多数颈椎病患者有从急性发作到缓解、再发作、再缓解的规律。其发病缓慢，病程长，临床症状复杂，治疗以非手术治疗为主。

多数颈椎病患者预后良好；神经根型颈椎病预后不一，其中麻木型预后良好，萎缩型较差，根痛型介于两者之间。椎动脉型颈椎病多发于中年以后，对脑力的影响较严重，对体力无明显影响，有的椎动脉型患者终因椎-基底动脉系统供血不足形成偏瘫、交叉瘫，甚至四肢瘫，脊髓型颈椎病对患者的体力损害较为严重，如不积极治疗多致终生残疾，但对脑力的影响小。

【预防与调摄】

(1) 合适的枕头对颈椎病的防治起重要作用，枕头不宜过高。过高常使头部处于强迫屈曲位，使颈后部软组织长期处于牵伸状态而造成软组织的劳损，影响颈椎的稳定。枕头过低或不用枕头仰卧位睡眠时，头顶枕部形成支点，可使颈曲减小，甚至反张，造成椎间关节的劳损，加速颈椎的退行性改变。合适枕头应以柔软的圆枕，高度以压缩后略高于自己的拳头 10～15cm 为宜，枕头的位置要放在脖子后方，不要放在后枕部，以免抬高头部，使颈部肌肉疲劳，颈曲变小或反张。

(2) 在工作和生活中，不宜长期低头伏案或长期仰头看书和工作。若必须长期低头工作时，在工作 0.5～1h 后适当活动头部。长时间低头或仰头都可破坏颈椎的生理平衡，造成颈椎周围的软组织劳损或肌肉、韧带、关节囊的松弛而影响颈椎的稳定。

（3）应尽量避免或减少颈部外伤的发生。外伤可使颈部肌肉、韧带、关节囊、椎间盘等出血、水肿，发生机化、钙化或骨化，加快或导致颈椎病的发生。

（4）加强颈部功能活动锻炼能增强局部肌力，防止关节囊痉挛，松解滑膜粘连，缓解症状。持久锻炼，可使病变有所好转。

第七节　前斜角肌综合征

前斜角肌综合征是指因前斜角肌发生病理改变（痉挛、肥厚）或前、中斜角肌先天发育异常导致前、中斜角肌与第一肋围成的间隙狭窄，直接或间接压迫通过其中的臂丛神经和锁骨下动脉，而产生的一组症状。本症多见于中年人，女性多于男性，右侧多于左侧。中医称本病为"肩臂痛"，归属"筋痹"范畴。

【临床表现与诊断】

一、临床表现

（1）症状

① 锁骨下动脉受压症状：其疼痛具有血管源性，起病突然并有酸痛不适，从颈部放散到手与手指，以麻木、刺痛为主，疼痛部位无清楚界限。颈部伸直时疼痛加重；颈部屈曲，疼痛可以缓解，牵引患侧上肢使肩胛下降，也可使症状加重。在夜间加重，深吸气并将头向患侧旋转时，疼痛增加，患肢外展上举梳头时，疼痛更加剧烈。此外可有血管症状，患肢发凉、发绀或呈苍白色、以手部明显，前臂较轻，尤其下垂时更加明显。患侧脉搏减弱，血压减低，可出现患肢水肿，严重者可有指坏死，点状瘀斑等。

② 臂丛神经受压症状：这种情况发生于长期病变，臂丛下干受压。表现为锐性疼痛并向前臂内侧及4、5手指放射，并有蚁行、针刺、麻木等感觉异常。时间长久后出现受累区及手部小肌肉萎缩、肌力减低，如大、小鱼际肌，蚓状肌及骨间肌等。

（2）体征

① 头倾向患侧，患侧肩带下垂，肩胛部肌肉不发达。

② 颈部压痛：明显者在锁骨上窝有胀满或增粗现象，前斜角肌肥大、硬化，局部有明显压痛，并向患肢放射，颈部伸直疼痛加重。

③ 有时手部可出现感觉过敏或减退，长时间后可有肌力减低。局部注射麻醉药可解除前斜角肌痉挛，使症状缓解。

④ 挺胸试验：触摸桡动脉搏动时，嘱患者挺胸，如立正姿势，使肩部移向后下方，由于锁骨向下移动而压迫动静脉，桡动脉搏动减弱或消失。

⑤ Adsom试验：患者坐位，两手置膝上。首先记录两侧桡动脉搏动力量，再令患者头后伸，并将下颌转向患侧，同时让病人深吸气后屏住气，再触摸桡动脉搏动，若此时桡动脉搏动减弱或消失为阳性，说明锁骨下动脉受到压迫。

⑥ 上肢牵拉试验：使患手提重物，同时将肩向上向后推压时，短时间内出现疼痛及脉搏变弱现象。

⑦ 举臂运动试验：上肢旋后及外展 90°，同时快速伸屈指间关节，可诱发患侧手至前臂向心性麻木，甚至感觉疲劳无力或下垂者为阳性。

⑧ 肋锁操作试验：患者两臂外展上举 90°肘屈 90°，同时手指做快速伸屈活动数十次，立即出现皮肤苍白及疼痛，再继续上举两臂，将两手搁置头顶时，疼痛加剧，脉搏消失或变弱。

⑨ 过度外展试验：触摸桡动脉搏动时，将上肢被动过度外展，由于动脉受胸小肌腱在喙突下构成的压迫而减弱或消失。

二、辅助检查

（1）X 线检查　常规拍照颈椎下段及上胸部正位及颈椎侧位片，除外有无颈肋、颈七横突过长、锁骨或第一肋骨畸形及上肺部肿瘤，拍颈椎左、右斜位片确诊或排除颈椎病。

（2）肌电图检查　有助于鉴别肌性神经源性病变，并可测量受压神经的传导速度。肌肉失去神经支配，神经传导减慢，可明确神经功能障碍情况。当神经受压致所支配的肌肉部分或全部失去控制时，则肌电图出现正尖波、纤颤波，小力收缩出现单个运动电位，大力收缩出现单纯相。

（3）尺神经传导速度（UNCN）检查　尺神经的电冲动传导速度减慢可表示尺神经受压。UNCN 正常值在穿胸出口部位为 $65\sim70m/s$；尺神经受压时传导速度减慢。Caldwell 认为 UNCN 在 $60m/s$ 以下时建议手术治疗，疗效良好者 UNCN 可恢复至正常值。

（4）血流图检查　血管受卡压或发生栓塞时，血流量、血流速度的改变反映在血流图上则有波形改变，可作为本病的辅助性诊断。但影响桡动脉搏动的因素较多，如桡动脉位置变异、呼吸、颈后伸及旋转等均可影响桡动脉搏动和血流量，因而在评定波形时应排除其他干扰因素。

（5）血管造影　血运障碍较重者，可施行肱动脉插管、锁骨下动、静脉造影术，以了解血管受压情况、闭塞或狭窄部位及侧支循环建立情况，不宜作为常规检查方法。

【治疗】

本病一般首先采取保守治疗，多数病例症状可缓解。应用保守疗法一个月疗效不明显者可采取手术治疗。

一、中药内治

（1）风寒阻络　肩臂疼痛，风胜则疼痛游移放散，如有蚁行感；寒胜则疼痛剧烈，肢、手发凉，色苍白；湿胜则见肢肿、指僵、皮肤麻木。舌苔薄白，脉弦紧。

治法：祛风散寒，除湿止痛。

方药：蠲痹汤加味（《医学心悟》）。

组方：羌活 9g，独活 9g，桂心 6g，秦艽 12g，当归 12g，川芎 9g，海风藤 12g，桑枝 15g，乳香 9g，木香 6g，川牛膝 9g，炙甘草 3g，风胜加防风、白芷；寒胜加附子、川乌、细辛；湿胜加防己、萆薢、薏苡仁。

（2）气血瘀滞　肩臂刺痛麻木，痛有定处，夜痛甚，肢青紫，青筋暴露，舌质暗有瘀斑，脉紧涩。

治法：活血行气，祛瘀通络，通痹止痛。

方药：身通逐瘀汤加味（《医林改错》）。

组方：秦艽3g，川芎6g，桃仁9g，红花9g，甘草6g，羌活3g，没药6g，当归9g，五灵脂6g，香附3g，牛膝9g，地龙6g。夜痛甚加全蝎、蜈蚣；夹寒湿加桂枝、独活、威灵仙。

（3）肝血亏虚 肩臂酸痛麻木，筋骨软弱无力，舌淡苔薄白，脉沉细。

治法：补肝肾，益气血，祛风湿，止痹痛。

方药：独活寄生汤加味（《备急千金要方》）。

组方：独活9g，桑寄生6g，杜仲6g，牛膝6g，细辛6g，秦艽6g，茯苓6g，肉桂6g，防风6g，川芎6g，人参6g，甘草6g，当归6g，芍药6g，干地黄6g，可加羌活、桑枝等上肢引经药，筋挛加伸筋草、木瓜。

二、中药外治

（1）贴法

① 消肿膏（陕西中医学院附属医院经验方）：本方组成用法参见第三章第一节外伤性颈部综合征。本方消肿止痛。用于一切跌打损伤，肢体肿胀疼痛。

② 万灵膏（《医宗金鉴》）：本方组成用法参见第二章第二节药物外治法。本方温通经络，消瘀散毒、止痛。用于损伤后颈肩上肢麻木不仁，寒湿疼痛。

③ 痹证膏（《娄多峰论治痹病精华》经验方）：马钱子10g，川乌、草乌、乳香、没药各150g，青风藤200g，当归200g，香油2000g，铅丹100g（冬季用750g）。将马钱子入油炸至棕黑色，捞出，除铅丹外，余药入油煎，至药枯，去渣留油。下丹炼油，出尽浓烟，置冷水内浸泡8～10日，每日换水1～2次。将膏药分摊于羊皮纸上，对折待用。用时微温撒开，外贴患处。本方活血祛风，除湿散寒，舒筋定痛。用于风寒湿痹，颈肩腰腿痛。

（2）擦法

① 伤筋药水（《中医伤科学讲义》经验方）：生草乌120g，生川乌120g，羌活120g，独活120g，生半夏120g，生大黄120g，生木瓜120g，生栀子120g，路路通120g，生蒲黄90g，樟脑90g，苏木90g，赤芍60g，红花60g，生天南星60g，白酒10000g，米醋2500g。将药在酒醋中浸泡7日，严密盖闭，装瓶备用。患处热敷或熏洗后，用棉花蘸本品在患处轻擦，每日3～5次。本方活血通络止痛。用于筋络挛缩，筋骨酸痛，风湿麻木。

② 八仙逍遥散（《医宗金鉴》）：防风、荆芥、川芎、甘草各3g，当归、黄柏各6g，苍术、丹皮各9g，苦参15g。装袋内，扎口，水煎热熨患处。本方可祛风胜湿，舒筋活络。用于跌扑损伤肿硬疼痛，及一切风湿，筋骨肌肉肢体酸痛诸症。

三、针灸治疗

1. 毫针

（1）取穴 天鼎、扶突、阿是穴、臂臑、曲池、少海、外关、神门、合谷、中渚等穴。

（2）方法 选定5～6个，每穴提插捻转得气留针20min，可加用电针或加用艾炷温针。

2. 梅花针

以局部阿是穴为重点，自上而下循环叩刺，局部皮肤出现红晕为度。

3. 灸法

（1）取穴 天鼎、扶突、气舍、阿是穴。

（2）方法 艾条灸，每穴灸 10～15 分钟，每日 1 次。

四、推拿治疗

推拿手法可以舒筋通络，活血散瘀，消肿止痛，能够缓解斜角肌痉挛，纠正斜角肌解剖位置的异常，从而达到治疗目的。

（1）手法及操作

① 在颈项部用轻柔的一指禅推法、按法、揉法、拿法治疗，以放松颈项部紧张的肌肉，重点在颈部的前斜角肌起止点。

② 先在患侧桥弓穴用推法治疗，手法宜深沉缓和。再沿胸锁乳突肌后缘用拿法、揉法治疗。然后在天鼎穴自前向后按压弹拨，手法要求轻柔而有节律，同时配合头部向健侧侧弯被动活动。

③ 拇指点按缺盆穴，拿极泉、曲池，弹拨少海，点按内关、外关、合谷、后溪、中渚等穴。

④ 在颈项部用擦、按、揉等推拿治疗，重点在前斜角肌体表投影区，然后，用擦法沿前斜角肌纤维方向治疗，以透热为度。最后以抖、搓臂部结束手法。

（2）注意事项

① 做推、擦类手法时，可配用红花油、按摩乳之类介质，以减少皮肤损伤，同时增强效果。

② 弹拨手法宜柔和，以免增加损伤，加重症状。

③ 可与热敷、膏药、三角巾悬吊患肢等保守疗法综合运用。

五、中药离子导入疗法

本法能解痉镇痛，改善血液循环，提高组织细胞活力，恢复正常神经功能。

组方：苏木 12g，红花 12g，豨莶草 30g，透骨草 30g，伸筋草 10g。

操作：上药加水浸泡 0.5h 后煮沸 20min，滤出药液 300ml。治疗时将棉垫置药液中浸透，敷于铅板衬垫上置颈部于同侧上肢疼痛、麻木部位或内关穴处。电流量10～20 mA，每日 1 次，连续治疗 10～15 次为 1 疗程。

六、外固定治疗

急性期患肢可用三角巾悬吊，避免患肢活动或负荷，以减轻血管神经压迫。

七、西药治疗

（1）解热止痛药 吲哚美辛 25mg，每日 3 次，口服；氨糖美辛片 1 片，每日 2 次，口服；萘普生 0.25g，每日 2 次，口服；布洛芬 0.6g，每日 2 次，口服。

（2）扩血管药 氟桂利嗪 5～10mg，每日 1 次，睡前口服；山莨菪碱每次 10mg，每日 3 次，口服；地巴唑 10mg，每日 3 次，口服；烟酸 100mg，每日 3 次，口服；肢端有类雷诺现象者可用盐酸罂粟碱。

（3）B 族维生素 维生素 B_1 10mg，口服，每日 3 次，或肌注，每日 1 次；维生素 B_6 10mg，口服，每日 3 次，或 50mg 肌注，每日 1 次；维生素 B_{12}，500u，肌注，每日

1次。

八、封闭疗法

（1）前斜角肌封闭　坐或卧位，头转向对侧，在锁骨上 2.5cm 处，胸锁乳突肌锁骨头后缘处，嘱患者深吸气憋住，以确定前斜肌位置，然后用细针直接刺入皮肤，深度约为 0.5cm 左右，即可穿至该肌内。回抽无血或脑脊液，注入 0.5%～1%普鲁卡因 5～10ml。

（2）穴位封闭

① 取穴：天鼎、阿是穴。

② 方法：维生素 B_1、B_{12}，0.25%～2%盐酸普鲁卡因等西药或当归注射液、红花注射液、丹参注射液等中成药穴位注射。按各药不同用量准确注入穴位，深度约 0.5～1寸。注意严格消毒，勿注入血管内。

九、其他疗法

（1）间动电疗法　本法具有止痛、促进血液循环、调节神经肌肉组织紧张等作用，能够缓解斜角肌痉挛，消除炎症，减轻、消除神经血管症状。

（2）经皮神经电刺激疗法（TENS疗法）　本法主要作用为镇痛，可治疗各种原因引起的疼痛。

（3）超声波疗法　本法能够软化组织，增强渗透、提高代谢、促进血液循环、刺激神经系统及细胞功能，并能减轻急性炎症及疼痛。

【运动康复】

1. 颈部屈伸锻炼：端坐或双足等肩分开站立位，双手叉腰。第一拍为颈前屈，第二拍为头恢复正视位，第三拍头后仰，第四拍头复正，第五拍颈左旋，第六拍头复正，第七拍颈右旋，第八拍头复正。

2. 耸肩锻炼：第一拍至第四拍，耸肩并向前旋肩尽量缩胸，第五拍至第八拍，耸肩向后旋肩并尽量扩胸。要求耸肩基础上做向前、后旋肩的动作。

【预后】

本病痛苦，但预后良好。前斜角肌综合征的手术效果不很理想，优良率仅 70%～80%，虽然绝大多数患者术后有不同程度的症状改善，但约 40%的患者术后还需要不同程度地做一些辅助治疗，如理疗、局部封闭等，术前均应向患者讲清楚。术后几乎每个患者都立即感到患肢轻松舒适，肌力增大，感觉灵敏，但 3～4 天后症状又重新出现，甚至较术前为重，而 3～4 周后症状又逐渐消失。因此，常规对术后的患者给予地塞米松 10mg 静脉滴注 7～10 天，后期症状复发明显减轻，时间亦缩短。手术时机应选择在患者症状最为严重、最难以忍受的时期，此时效果最佳。

【预防与调摄】

首先做好体位休息，避免血管再受压迫损伤或刺激。改正不良工作体位与习惯。避免患肢持重及过度活动。睡眠时注意头肩部位置，不宜睡过高枕头，可于患肩下垫适当大小的软垫。急性期过后，可做适当颈肩部肌肉操练，增强颈肩及胸部肌肉肌力，注意患部保暖，以缓解症状。

第八节 颈椎小关节紊乱症

颈椎小关节在扭转外力的作用下，发生侧面的微小移动，且不能自行复位而导致颈椎功能障碍等一系列症状，称为颈椎小关节错缝。颈椎除寰椎和枢椎的结构特异外，第3~7颈椎的结构都是相同的，其中第4、5颈椎常发生错缝。

颈椎小关节紊乱症多见于中青年，初次起病者一般年龄较轻，常因外伤、劳累或受凉等因素诱发，起病较急，治愈后容易复发，常可反复发作。

【临床表现与诊断】

一、临床表现

（1）症状 局部表现为颈部疼痛酸胀，颈项强直，肩背部有牵拉感，活动明显受限，多伴有双侧上肢麻木无力，其感觉与肌力均有减退，重者肌力仅 1~2 级，即肌肉可抽动而不能自举，或肢体仅能自举而不能持物。严重病例可出现斜颈样外观，头偏向健侧，向患侧活动受限。此外，因颈椎病变局部的自主神经末梢受到刺激以后可发生一系列反射性症状，病人可感有头昏、视物模糊不清、复视、眼震、面部麻木等表现，即头-颈综合征。

（2）体征

① 病变颈椎棘突向一侧隆起或呈现明显偏歪，颈项呈僵硬状，头取前倾位，下颌指向对侧之肩部呈斜颈外观：如于乳突向下引一垂直线，可移向肩前6~10cm。

② 颈部斜方肌及胸锁乳突肌有僵硬痉挛感。

③ 颈椎棘突或棘突旁有压痛，风池穴或肩胛内缘也可有压痛，肩胛冈上缘有时可触及硬韧索状物。

④ 有时可能触及棘突偏歪。压痛点常在第4、5颈椎棘突部位，若用双手拇指在棘突旁相对触摸检查时，多能在指下感到棘突有轻度侧偏，出现棘突偏离脊中线。

⑤ 向上牵引头颈部，疼痛可趋缓解。

（3）影像学检查 颈椎X线摄片检查一般无颈椎退行性改变，正位片可显示颈椎侧弯畸形，病变棘突偏歪；侧位片可发现患椎有旋转表现，即可出现病变颈椎椎间小关节双影改变（双凸现象），椎根切迹呈现双影改变（双凹现象）及椎体后缘双影（双边现象），即关节突、椎弓切迹及椎体后缘双影现象，而其上下颈椎却显影正常；斜位片显示椎间关节间隙有相对增宽或狭窄现象。

二、诊断要点

（1）有颈部扭闪外伤史。

（2）起病急，颈部疼痛，活动受限，功能障碍，可伴有双上肢麻木无力等症状。

（3）颈肌紧张痉挛，棘突或棘突旁有压痛，或有牵涉痛。

（4）X线正位片显示颈椎侧凸，棘突偏离中线，侧位可见颈椎生理弯曲减少或消失，或生理前弯减少，甚至有后突，有时可见其棘突偏离中线。

【治疗】

本病治疗方法有颈部牵引、局部制动、痛点封闭、推拿治疗等保守治疗方法，一般均有很好的疗效，症状可迅速缓解或消失，其中以按摩推拿方法最为简便有效。

一、推拿治疗

推拿治疗具有缓解肌肉痉挛、疏通脉络、松解粘连、整复椎体移位、恢复颈椎的正常解剖位置和正常生理曲线的作用，尤其对颈椎小关节紊乱症的治疗效果为佳。

（1）操作方法

① 旋转复位法：患者取低坐位，医者立于患者身后（以颈3左偏为例），术者右手拇指指端顶住偏歪棘突的左侧固定，令病人颈部前屈30°，左手扶持面部，再向左旋转45°，在左手向上方旋转力达患椎的瞬间，右手拇指将棘突轻推向右侧，可听到响声及棘突复位的轻移感。复位后将头部转向中立位顺压棘突和项韧带，松动两侧颈肌，手法结束。

② 拔伸牵引复位法：患者正坐，颈部自然放松，向旋转活动受限侧主动旋至最大限度。术者一手拇指顶推高起之棘突，其余4指挟住颈部。另一前臂掌侧紧贴下颌骨，手掌抱住后枕部。然后术者抱患者头部之手向上提牵和向受限侧旋转头颅，同时另一手拇指向颈前方轻轻顶推棘突高隆处，多可听到一响声，指下棘突有轻移感，嘱患者头颈部处中立位，用拇指触摸无异常，手法结束。

（2）注意　在复位过程中，一般可以听到一声或数声"喀哒"清脆响声，此时再检查棘突偏歪现象已消失，患者即感症状明显好转，表明棘突偏歪已得到矫正，但不能盲目强求听到响声。复位时也可以不出现响声，应以矫正棘突偏歪为原则。若棘突偏歪未能矫正，患者症状未获减轻，可重复操作一次。复位后适当限制颈部活动，睡眠时使用低枕，无需特殊处理。

二、牵引治疗

（1）牵引复位法　患者取俯卧位，头伸至床沿。医者立于患者头前，一手托住其下颌角，另一手握其枕部，做缓慢的对抗牵引，在牵引下使患者颈部伸直即可复位。对不能复位者，在对抗牵引下，医者用两手拇指分别放在偏歪棘突左右两侧，用力向中间顶压使其复位。

（2）布带牵引法　患者俯卧，戴好枕颌带。术者站在患者头侧，将枕颌带的牵引绳系于腰间，两手分别扳按患者枕部及下颌处。助手双手扳按患者双肩，持续稳定用力做对抗牵引，待肌肉松弛，关节间隙拉开后行手法复位。前后脱位者，用双手拇指重叠按在后凸的棘突上，在维持牵引下突然向下按压，旋转脱位者，术者双手拇指相对放在偏歪棘突和下位棘突的侧方，然后在维持牵引下用力向颈中线对挤，幅度不超过颈中线。复位时均可听到复位声。

三、固定疗法

陈旧性颈椎小关节错缝复位后，应予以颈围固定防止颈部过屈，固定3周后拆除。去掉固定后应积极锻炼颈部肌肉，使颈部保持在伸直位，睡眠时颈下或肩下垫枕头，使颈处于轻度伸直位。

四、药物疗法

（1）中药治疗　伤气为主者治宜理气止痛，用柴胡疏肝散、金铃子散等加减。以伤血为主者治宜活血化瘀、理气止痛，用复元活血汤加减。气血两伤者宜活血化瘀、理气止痛并重，用顺气活血汤加减。

（2）西药治疗　消炎镇痛类药物口服。

五、针灸疗法

针灸对本病的治疗起辅助作用，往往与推拿治疗结合使用。

（1）取穴　风池、风府、天宗、曲池、外关、合谷及阿是穴等。

（2）方法　取用28号1.5寸毫针直刺，用捻转泻法，待得气后可加断续波电针刺激。

六、局部封闭疗法

可于痛点处用曲安奈德5ml加2％利多卡因5ml局部封闭。

七、其他

理疗、药熨、中药熏洗配合使用。

【运动康复】

1. 捶打大椎运动：双手半握拳自然放下，左右手交叉用半握拳捶打大椎穴。做完4个8拍后，双手收回至预备动作。

2. 左顾右盼法：患者取坐位或站位，双手叉腰，头颈轮流向左、右旋转。每当转到最大限度时，稍稍转回后再超过原来的幅度。两眼亦随之尽量朝后方或上方看，两侧各转动10次。

3. 拔伸牵引法：患者取坐位或站位，将左手置于枕部固定，用右手拖住下颌部，这时两手行向上的牵引力，侧转缓慢摇动，以病人头部舒服为宜，左右手互换，15min/次。

【预后】

由于颈椎小关节紊乱症患者的小关节错位，多可导致关节囊、韧带松弛及颈椎失稳，当移位整复后，可能再次复发。对复发者，可再次施用旋转复位推拿治疗。对复发频繁及疗效不够满意者，应加强颈部锻炼，加强颈部功能锻炼，并注意休息。颈椎小关节紊乱症常经常复发，影响颈椎的稳定性，长期反复发作者可促使颈椎的退行性改变，加速颈椎病的发展。

【预防与调摄】

参照颈椎病的预防与调摄。

第九节　Grisel 综合征

Grisel综合征又名颅椎间过度松动症，属中医学"筋肌痹""筋跳槽"范畴。本病属炎症性病变所致。因 Grisel（1930）首先报道由于扁桃体炎等引起咽喉部的感染，伴有斜颈发生寰枢椎半脱位的病例而得名，是儿童斜颈的常见原因，但多为暂时性半脱位和斜颈，而持续存在成为所谓的寰枢关节"固定"性脱位则很罕见。13岁以下的儿童发病率较多。

【临床表现与诊断】

一、临床表现

（1）症状　患儿先有急性感染史或感染反复发作后，逐渐感觉颈痛及颈部僵硬，颈部旋转时疼痛加重，枕部麻木，头颅有向前下坠感，严重时上肢麻木无力、下肢走路不稳。

（2）体征 颈部僵硬，颈肌痉挛，呈"斜颈"位姿势。有时出现颅椎关节交锁现象。局部无明显压痛及放射痛。

（3）辅助检查 X线照片检查，在侧位片示寰齿间隙（atlas-densinterval，ADI）即寰椎前弓后下缘到齿状突前缘之间距离加大。其正常值成人为 3mm，儿童为 4mm。若 ADI＞4mm，提示颈 1 向前半脱位；若 ADI＞6mm 时，则有压迫脊髓的危险。在颈椎前屈时，其距离可更加增宽，这说明寰椎横韧带松弛或断裂，引起寰枢、颅椎间结构过度松动而发生症状。

一般情况下，在颈椎过度屈曲的活动过程中，颈椎多有向前移动的现象，尤其在儿童，寰椎可出现过度活动，但在过伸位时，寰椎又恢复到正常位置，这种现象多为过度松动，尚未发生脱位。儿童颈椎屈曲及后伸，其变化距离不应超过 4.5mm，否则有脱位的可能。在张口正位片，注意投照时，以门齿间正中裂隙对准齿状突的正中线。正常时，齿状突应位于寰椎两侧侧块之间的正中，并与两侧侧块之间的距离相等。若寰枢关节在常规 X 线片上显示不清楚，应行断层扫描检查。

二、诊断要点

本病主要发生于儿童及少年，以颈痛及颈部僵硬、颈肌痉挛呈"斜颈"位姿态为特点。有时颈部旋转时疼痛加重，枕部麻木，严重者上肢麻木无力、下肢走路不稳。另外，本病往往有咽炎、上呼吸道感染、耳部及颈部感染、类风湿关节炎等症状。

根据上述表现及颈椎 X 线片检查，诊断多不困难。关键是认识到这个疾病，并且在临床中考虑到这个疾病。

【治疗】

一、中药内治

中药内治法在本病的治疗中起主要作用，但应分清虚实。外邪侵袭者，当以祛邪为主；没有外邪时，以补益肾气为主。

（1）外感风热 发病初期，外感风热之邪，自口鼻而入，内通于肺，肺与皮毛相合，故见发热、头痛或微恶风寒，温热之邪，上熏口咽，故口渴、咽痛、咳嗽等。舌尖红，苔薄白或薄黄，脉浮数。

治则：辛凉解表，清热解毒。

方药：银翘散加减（《温病条辨》）。

组方：连翘 6g，银花 8，桔梗 3g，薄荷 3g，竹叶 3g，甘草 2g，荆芥 3g，淡豆豉 2g，牛蒡子 6g。若项肿咽痛者，加马勃 6g，玄参 9g；若口渴者加天花粉 10g。

（2）风寒湿盛 汗出当风，或久居寒湿之地，风湿之邪着于肌表，颈肩背痛，头痛身重乏力，颈项难以转侧，舌淡苔白，脉浮或浮紧。有时恶寒头痛较严重。

治则：祛风胜湿。

方药：羌活胜湿汤加味（《内外伤辨惑论》）。

组方：羌活 6g，独活 6g，藁本 3g，防风 3g，甘草 3g，川芎 3g，蔓荆子 3g。若兼有恶寒发热、口苦微渴时，去独活、藁本、蔓荆子，加苍术 6g，细辛 5g，生地黄 6g，黄芩 6g，以清内热；若寒邪偏重者，可加附子 3g。

(3) 肾气不足　肾气先天不足，或后天失养，体质虚弱，头大囟门迟闭，脚软行迟，或行走不稳，头重而不举，极易感受风寒湿之邪而引发本病。

治则：温补肾阳。

方药：肾气丸加味（《金匮要略》）。

组方：熟地黄 9g，山药 6g，山茱萸 6g，泽泻 3g，茯苓 3g，牡丹皮 3g，桂枝 3g，附子 3g。若颈筋疼痛者加乳香 2g，没药 2g；若颈筋痉挛者加木瓜 6g，羌活 6g。

二、中药外治

本病一般不采用中药外治法进行治疗，但对一些经常有过度低头看书习惯，而感到颈部疼痛不适的患儿，在采取手法按摩的同时热熨患处，能起到辅助治疗作用。如外用热敷散、熨风散等。

三、针灸治疗

针灸治疗 Grisel 综合征可缓解症状，促进炎症吸收，是中医学综合治疗中的一种辅助疗法。由于病变主要在寰枢关节及其韧带，临床表现为颈痛及颈部僵硬，因此本病与督脉和足太阳经关系密切，治疗当以舒筋活血、调和气血为法。本病多见于小儿，所以选穴不宜过多。

1. 毫针

(1) 取穴

主穴：肩髃、风池、天柱、后溪。

配穴：昆仑、肩中俞。

(2) 方法　每次选 2～3 穴，隔日针刺 1 次。用中等刺激手法，颈部穴位应根据年龄及颈围长度决定针刺深度。

2. 梅花针

(1) 取穴　颈部督脉线、颈夹脊穴。

(2) 方法　自上而下、自内而外轻叩，以局部皮肤微红为宜，每日 1 次。

3. 水针

(1) 取穴　风池、天柱。

(2) 药物　当归、丹参等中药制剂，维生素 B_1、维生素 B_{12} 等西药注射液。

(3) 方法　根据年龄决定不同药物的用量，准确注入穴位；注意要严格消毒，勿注入血管内或关节腔，并掌握针刺深度。

4. 灸法

(1) 取穴　风池、天柱、大椎。

(2) 方法　常用艾条灸。每穴灸 5～10min，每日 1 次，10 日 1 疗程，间隔 2～3 天，进行第 2 疗程。

四、推拿治疗

本病治疗以舒筋活血、理筋整复为原则，通过手法施治可使颈椎间诸韧带、肌肉紧张度增强，颈椎关节解剖位置的异常得以纠正。

(1) 操作手法

① 在颈椎棘突两侧用轻柔的㨰法、按法、揉法或一指禅推法治疗，以舒筋活血、

放松受损的肌肉韧带。

② 在颈项部肌肉放松的情况下做牵引复位。病人低坐位，头前屈 $10°\sim15°$。医生站于后方，用一侧上肢肘部托住病人额部，另一手扶住枕部，轻轻提起，做手法牵引 1min 左右，再做左右 $30°\sim40°$ 旋转活动各 $1\sim2$ 次。

③ 在患部做轻柔的按、揉、弹拨等理筋手法后，在颈部直擦，以透热为度。

（2）注意事项　推拿治疗本病有一定疗效，但需注意以下几点。

① 若有明确的炎症病史，首先要消除炎症，在急性炎症消退后再做推拿治疗，可起到缩短病程、提高疗效的作用。

② 改变不良看书习惯，调整坐椅与书桌之间合适的比例，使用颈牵引和颈托或石膏的保护是争取早期复位的有效措施。

③ 对急性顽固性儿童"斜颈"应仔细作出诊断，忌随便滥用手法活动。

五、牵引治疗

Phillips 和 Hensinger 基于半脱位的持续时间制定了一套治疗计划。

（1）若旋转性半脱位持续不足 1 周，则推荐使用软的颈托制动，服用止痛药并卧床休息 1 周，若不能自行复位，应该住院牵引。

（2）当旋转性半脱位持续时间长于 1 周少于 1 个月时，应住院治疗，进行颈部牵引，一般使用头部皮牵引，然后用颈托固定 $4\sim6$ 周。

（3）当斜颈持续时间超过 1 个月时，需要住院进行骨牵引，持续牵引至畸形矫正为止，然后用颈托固定 $4\sim6$ 周。

六、中药离子导入疗法

本法治疗 Grisel 综合征对颈部疼痛及肌肉痉挛有缓解作用。由炎症引起者，本法尚有消炎散肿作用。

方药配制及操作：葛根、桃仁、红花、赤芍各 10g，羌活、紫花地丁、败酱各 20g，共研细末，装入纱布袋备用。用时将药袋蒸透，用 YL-3 型音频电疗机，将药袋放于 10cm×6cm 阳极电极下置颈枕部患处，阴极衬垫置于一侧肩背或上肢麻木处，$15\sim20$mA 电流耐受量，每次 35min，日 1 次，一般治疗 $8\sim12$ 次。

七、西医治疗

本病多由于上呼吸道感染、耳或颈部感染、类风湿关节炎等引起颅椎间韧带松弛所致，可根据感染的原因，选择恰当的抗生素，进行抗炎、抗风湿治疗，并在治疗中注意改变长期过度低头看书习惯。

【预后】

本疾患多数经保守治疗可以治愈，很少需要手术治疗。只有在 X 线片上明显前脱位或不稳定时，才采用手术治疗。

【预防与调摄】

平时应注意适当颈部功能锻炼并尽量避免呼吸道感染等疾患的发病。改变、纠正生活和看书写字中的不良习惯，调整坐椅和书桌间的合适比例。本病严重者，应防止关节脱位，因此，使用颈领、石膏等护颈是必要的。

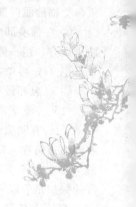

第四章 肩痛症

第一节 肩部扭挫伤

打击或碰撞、牵拉、扭曲等因素使人体肩部软组织遭受损伤称为肩部扭挫伤。当伤及关节时称为肩髃筋扭伤。本病可发生在任何年龄。

【临床表现与诊断】

一、症状与体征

肩部肿胀、疼痛逐渐加重，局部片状钝性压痛。损伤范围较广者，有组织纤维断裂，局部瘀肿，皮下常出现青紫，关节功能暂时性受限。轻者1周内症状明显缓解，较重病例伴有组织部分纤维断裂或并发小的撕脱性骨折损伤者，症状可迁延数日或数周。扭伤的压痛点多在肌腱、韧带的起止点，而挫伤则多在损伤部位。一般性挫伤在当时多不在意，休息之后开始出现症状，逐渐加重，瘀肿或不瘀肿，但有压痛。多在5日左右减轻。

二、辅助检查

X线检查对本病诊断无实际意义，可排除肱骨、肩胛骨、锁骨及肩关节、肩锁关节、胸锁关节等结构骨折或脱位征象。

三、诊断要点

有明显外伤史，肩部肿胀，疼痛逐渐加重，或皮下青紫，局部片状钝性压痛，肩关节活动受限。轻者1周内症状明显缓解，伴有部分纤维组织的断裂或并发小的撕脱性骨折损伤者，症状可迁延数周。X线检查，无骨折或脱位征象。

【治疗】

一、中药内治

1. 辨证论治

① 气滞血瘀：肩部肿胀疼痛明显，功能受限，或见瘀斑，常见于损伤初期。

治法：舒筋活血，行气止痛。

方药：舒筋活络汤（《伤科补要》）加减。

组方：生山楂50g，桑椹50g，桑枝25g，乌梅25g，白芍20g，伸筋草20g，延胡索

20g，姜黄 15g，桂枝 15g，威灵仙 15g，红花 15g，香附（醋制）15g，甘草 10g。痛重者合用云南白药或七厘散。

② 寒湿闭阻：肩部以酸胀痛为主，有沉重感，常见于损伤后期。

治法：祛风散寒，通络止痛。

方药：三痹汤加减（《妇人良方》）。

组方：独活、秦艽、防风、芍药、茯苓、当归、牛膝各 9g，干地黄、杜仲、黄芪、续断各 12g，川芎、人参、甘草各 5g，肉桂 15g，细辛 3g，生姜 5 片。

2. 中成药

云南白药内服，每次 0.5g，隔 4h 1 次。有活血止痛，祛瘀定痛之功。

二、中药外治

（1）贴法

① 麝香壮骨膏、关节止痛膏、伤湿止痛膏、精制风寒膏等外用。

② 活血止痛膏（陕西中医学院附属医院经验方）：本方组成用法参见第三章第三节项韧带钙化。本方通经活络，祛瘀止痛。治一切跌打损伤，瘀血留滞及无名疼痛。

③ 消瘀止痛药膏（《伤科学讲义》）：木瓜 60g，栀子 30g，大黄 150g，蒲公英 60g，地鳖虫 30g，乳香 30g，没药 30g。共为细末，饴糖或凡士林调敷。本方活血祛瘀，消肿止痛。肩部扭挫伤急性损伤早期，肿胀明显，疼痛剧烈者。

（2）擦法　正骨水、跌打万花油等外用。

（3）熏洗法

① 新伤用散瘀和伤汤：马钱子（油炸去毛）、红花、生半夏各 15g，骨碎补、甘草各 9g，葱须 30g，醋 60g。用水煎药，沸后，入醋再煎 5～10min，熏洗患处，每日 3～4次，每次熏洗都把药液煮沸后用。

② 陈伤用旧伤洗剂（《林如高正骨经验》）：生草乌 9g，生川乌 9g，羌活 15g，独活 25g，三棱 9g，莪术 9g，泽兰 9g，肉桂 9g，当归尾 9g，桃仁 9g，红花 9g，乌药 9g，土牛膝 15g。水煎后熏洗患处。

三、推拿治疗

（1）放松手法　患者端坐位，医者沿患者颈项和背部使用揉法、滚法、点按、拿捏和搓法等，以缓急解痉、行气活血、通络止痛。在肩前部、肩胛内上角处（胸大肌、斜方肌等）和腋下筋痛处（大、小圆肌等）采用拨筋、弹筋手法 3～5 次，以解痉舒筋止痛。

（2）旋肩法　患者取坐位，医者立于患者身后，右手虎口托于其右腕上，医者屈肘内收带动患者屈肘，由下向胸前上举，再旋外、外展后伸放下。幅度由小变大，患者肘关节的活动随医者肘关节的屈伸而屈伸。重复 5～7 遍。

（3）结束手法　以抖法、捋顺手法收功。

四、功能锻炼

以主动活动为主，被动活动为辅。其目的是恢复肌肉的力量及韧带、肌腱、关节周围组织的弹性，改善和恢复肩关节的基本功能。肩部运动包括外展、内收、前屈、后伸、旋外、旋内和环旋等。具体如下。

（1）卧位操练法（图 4-1）　患者仰卧位，两手指交叉抱于颈后，然后使两肘触及床面，维持 20min。

（2）立位操练法（图 4-2） 患者弯腰，患肢自然下垂，先做前后甩动，然后做环旋运动。活动范围逐步由小到大，每次 10～15min。

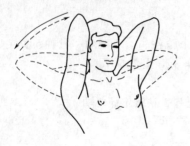

图 4-1　卧位操练法

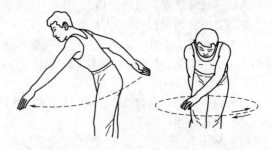

图 4-2　立位操练法

（3）被动运动 借助外力活动肩关节，多在患者不能做主动运动的情况下采用。动作要协调，循序渐进，逐步加大活动量，以牵伸挛缩的肌肉和韧带。活动应保持在无痛范围内进行，且应略加牵引力量。

五、固定方法

患侧上肢屈肘 90°，掌心向胸，为了防止急性损伤变成慢性伤筋，应注意处理好伤后固定与练功的关系。较重者早期宜制动，三角巾悬吊 5～7 天。以后逐渐加大肩部活动锻炼。

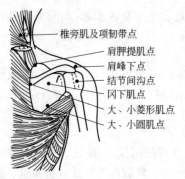

图 4-3　肩部的主要封闭点

六、其他疗法

（1）针灸疗法 可取肩髃、肩井，风池、合谷、阿是穴等用平补平泻法针刺。

（2）物理疗法 红外线理疗治肩部扭挫伤，能促进局部炎症吸收，增强组织再生能力。超声波具有镇痛、缓解肌肉痉挛和加强组织代谢的作用，疗效较好，可选择使用。电子脉冲理疗仪具有镇痛，缓解肌肉痉挛、改善局部微循环的作用，可选择使用。

（3）局部封闭疗法 是常用的一种治疗方法，一般以泼尼松龙 12.5～25mg 加 1% 普鲁卡因 6～8ml，行痛点封闭。肩部的主要封闭点见图 4-3。

【预后】

肩部扭挫伤很常见，总体预后良好。早期如果得到合理治疗，可以将伤害降低到最低程度。否则，形成慢性，影响生活和工作，部分患者可诱发肩周炎，病程迁延。不合理治疗如热敷、推拿按摩及不正确的康复锻炼甚至可以加重损伤。

为防止急性损伤变成慢性损伤，应注意处理好伤后固定与练功的关系。较重者早期宜制动，三角巾悬吊患侧上肢 10～15 日。以后逐渐加大肩部活动范围，多做肩外展外旋、后伸、高举与自动耸肩等活动，使肩关节功能尽早恢复。

【预防与调摄】

肩部扭挫伤的初期，出现瘀肿时忌热敷，可用冷水、冰块、冰袋或冰冻手巾贴敷，以减轻疼痛和抑制患部出血。在治疗过程自始至终要注意动静结合，制动时间不宜过长，要早期练功，争取及早恢复功能，尽量预防转变为慢性筋伤。发病早期宜休息静养，约 2 周后开始活动。注意肩部保暖，忌受寒凉。

第二节 冈上肌肌腱炎

冈上肌肌腱炎为慢性劳损或损伤所致的无菌性炎症。以局限性疼痛和活动受限为主要表现，是临床上较常见的疾病。易继发冈上肌肌腱钙化，好发于 40 岁左右的中年人。常因劳损、外伤或感受风寒湿邪引起。属于中医"伤筋"范畴。

【临床表现与诊断】

一、临床表现

（1）症状与体征

① 肩部外侧疼痛并扩散到三角肌附着点的附近。有时疼痛可向上放射到颈部，向下放射到肘部、前臂及手指。在冈上肌肌腱抵止点大结节处有明显压痛。

② 肩关节活动一般不受限制，"疼痛弧"试验阳性。当肩关节外展高举时疼痛加重，以外展 60°～120°疼痛最为明显，临床上将这个范围的疼痛称为"疼痛弧"，而肩关节其他功能无明显异常。这是本病的主要特点，可以和冻结肩相鉴别。因冈上肌有增加肩关节外展力的作用，所以当冈上肌发炎后，肩关节抗阻力外展时，力量较弱且疼痛，日久可导致肩部肌肉萎缩。

（2）辅助检查　X 线检查偶见冈上肌肌腱钙化沉着，主要由肌腱纤维缺血、变性所引起。

二、诊断要点

（1）发病与肩部外伤、劳损或感受风寒湿邪等因素有关。

（2）发病人群以中老年人为主，呈缓慢发病，肩部外侧渐进性疼痛，活动受限。

（3）肱骨大结节处或肩峰下有明显压痛，"疼痛弧"试验阳性，部分病例有冈上肌肌腱钙化存在。

（4）X 线检查偶见冈上肌肌腱钙化，骨质疏松等，为组织变性后的一种晚期变化。

【治疗】

一、中药内治

1. 辨证论治

（1）气血虚弱　多见于后期，肩部疼痛，局部不肿，劳累、寒冷时疼痛加剧，肩部各方活动有轻度受限。舌质淡，苔薄白，脉沉细或沉迟。

治法：益气养血，通络止痛。

方药：黄芪桂枝五物汤（《金匮要略》）加减。

组方：黄芪 18g，白芍 10g，桂枝 10g，生姜 12g，大枣 6 枚。气虚甚者，黄芪用量改为 30g，加党参 18g；血虚甚者，加鸡血藤 18g，当归 12g；风邪明显者，加防风 12g，荆芥12g；兼有痰湿者，加法半夏12g，白芥子10g，白附子8g；麻木者，加全蝎4g，僵蚕8g。

（2）瘀血阻滞　多有外伤史，肩部疼痛肿胀，入夜尤甚，活动患肩，可闻肩部肌筋"咿轧"作响。舌淡红或有瘀斑，苔薄白或薄黄，脉弦或细涩。

治法：活血化瘀，通络止痛。

方药：化瘀通痹汤（《娄多峰论治痹病精华》）。

组方：当归18g，丹参30g，鸡血藤21g，制乳香9g，制没药9g，香附12g，透骨草3g，延胡索12g。有寒象者加桂枝、细辛、制川乌、制草乌、有热象者加牡丹皮、败酱草；气虚者加黄芪、党参；久病骨关节肿大变形者加何首乌、生地黄、淫羊藿、穿山甲、地鳖虫、全蝎、乌梢蛇。

（3）风寒湿侵袭　肩部疼痛，外展受限，遇寒痛重，得温稍舒，局部不肿，入夜疼痛加剧。舌质淡，苔薄白，脉弦紧。

治法：祛风散寒除湿，通经活络。

方药：独活寄生汤（《备急千金要方》）加减。

组方：独活、杜仲、牛膝、秦艽、防风、茯苓、白芍各9g，桑寄生18g，党参、当归各12g，川芎、甘草各6g，肉桂、细辛各3g，熟地黄15g。若疼痛较剧者，加白花蛇1条，蜈蚣6条，炮穿山甲、红花各6g；寒邪偏盛者，加制川乌、制附子、干姜各6g；湿邪偏盛者，加防己、苍术各10g；兼有热象者，去肉桂，加忍冬藤、桑枝各10g，生地黄15g。

2. 中成药

急性期口服三七伤药片，一日3次，每次3片；或口服活血止痛散，每日2次，每次1/2瓶。慢性期口服舒筋丸每日2次，1次2丸；或小活络丹1日2次，每次1丸。

二、中药外治

① 消瘀止痛膏（《中医伤科学讲义》）：木瓜60g，栀子30g，大黄15g，蒲公英60g，地鳖虫30g，乳香30g，没药30g。共研为细末，用饴糖或凡士林调敷。每日1次。有活血祛瘀，消肿止痛之功。用于急性期肿痛较重者。

② 消肿膏（陕西中医学院附属医院经验方）：本方组成用法参见第三章第一节外伤性颈部综合征。本方消肿止痛。用于一切跌打损伤，肢体肿胀疼痛。

三、针灸疗法

1. 毫针

（1）取穴　肩髃、巨骨、肩井、肩髎、养老、合谷等。

（2）操作　近取巨骨、肩髃，垂手沿水平方向直刺，使针尖向冈上肌肌腱病变部位，同时选配其他1～2穴。用泻法，提插、捻转至肩臂感酸痛胀麻，留针20min。或加灸，或温针灸等。每日针1次，10次为1疗程。

2. 梅花针

选取压痛点，局部叩刺，少量出血，然后拔火罐。

四、推拿治疗

手法可起到活血化瘀、消肿止痛、疏通经络、理顺筋结的作用。急性期手法宜柔和，患肩活动适当控制；慢性期手法宜深沉；使用弹拨法不宜过分剧烈；要配合适当的功能锻炼。

（1）放松手法　患者端坐靠背椅上，医者先用拿法捏拿冈上部、肩部、上臂部，自上而下，疏松痉挛。然后，以冈上肌为重点，用拇指在局部弹拨，轻柔按摩，以舒筋活络。

（2）治疗手法　患者正坐，医生一手扶患侧肩关节，一手拿腕部，相对用力将肩关节拔伸，拿腕之手将肩摇晃6～7次，拿肩之手放于腋下，拿腕之手向下牵拉，握拳之手向外上提，使冈上肌肌腱受到牵拉。在保持拔伸力量的情况下，使肘关节屈曲，并摸到对侧肩部；在腋下之手拿出。

（3）结束手法　患者坐位，医者两手紧扣患肢大小鱼际部，松臂，在向下牵引的同时手臂用力均匀颤动数次，以疏通筋络。

五、其他疗法

（1）制动　急性期局部疼痛较剧者可用三角巾悬吊5～10日，做短暂制动。

（2）理疗　可用红外线灯照射患处，每日1次，每次30min。

（3）封闭疗法　在肩峰前下方寻找压痛点，以泼尼松龙12.5～25mg加1%普鲁卡因6～8ml行痛点封闭。

【运动康复】

冈上肌肌腱炎急性期宜避免做外展、外旋等用力动作。急性期后应在无痛范围内做有规律的运动康复，如前后左右甩手、上下通臂、弯肱拔刀、展旋动作等。外展活动至引起疼痛为限。待肿胀缓解，疼痛减轻后开始做肩关节前屈、后伸、外展、内收、内旋、外旋活动。每次做5～10次，力量由轻到重，范围由小到大，循序渐进，不可操之过急，并可预防肩关节周围炎的发生。

【预后】

本病易演变为顽固的肩周炎，早期治疗可预防慢性化，充分休息十分重要。

【预防与调摄】

在运动及劳动中注意劳动、运动姿势，避免损伤。损伤早期严格制动，随病情好转，渐起活动。宜暖忌寒，免吹冷风。

第三节　肱二头肌长头肌腱炎

肱二头肌长头肌腱起自肩胛骨的盂上结节，在肱骨结节间沟与横韧带形成的纤维管道中通过。在肩关节运动中，肌腱与肱骨结节间沟反复摩擦，特别是上肢外展位屈伸肘关节时，肱二头肌长头肌腱在腱沟内对肱骨产生压力，增大摩擦力，这种长期的摩擦或过度活动可引起腱鞘充血，水肿，增厚，导致粘连和肌腱退变，产生症状。

【临床表现与诊断】

一、临床表现

（1）症状　急性期肩前部疼痛，主要位于肱骨结节间沟处，可反射至三角肌止点，有时难以指出确切的疼痛部位。肩部活动受限，肩部运动时加重，休息后缓解，夜间重，常将上臂紧贴身体，避免上肢旋转活动。一般受凉后症状加重。凡引起肱二头肌长头肌腱滑动的动作，如肘关节屈伸，均可引起肩部疼痛加重。

慢性劳损致伤者，往往病史叙述不清，仅诉三角肌部疼痛，压痛点常局限于结节间沟处，上臂外展、上举和后伸时肩关节疼痛。

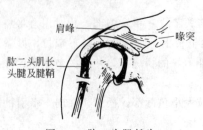

图4-4　肱二头肌长头
肌腱炎压痛部位

（2）体征　肩前相当于肱骨结节间沟内的肱二头长头肌腱部位局限性深压痛。肩部外展、外旋和前屈活动可因疼痛而受限。

抗阻力试验表现无力或疼痛加重。肱二头肌抗阻力试验阳性是本病特有体征。沿肱二头肌长头肌腱通过肩关节和结节间沟处有明显的压痛（图4-4）；主动或被动牵张肌腱均可引起疼痛，包括外展、旋外、后伸和伸肘旋外，以及伸肘抗阻力外展。大部分患者出现肱二头肌长头肌腱紧张试验阳性，即抗阻力屈肘旋后位时，肩部前内侧疼痛。

（3）辅助检查　X线片显示部分患者可见结节间沟变窄、变浅，沟底或沟边有骨刺形成。

二、诊断要点

（1）明显外伤史。

（2）局部疼痛及活动有僵滞感或急性发病，在突然抗阻力收缩后发生。

（3）肱二头肌肌腱断裂，或为自发性断裂，多有肌腱炎的病史，发病均有局部锐利撕割样疼痛，屈肘无力，肩前肿胀，皮下瘀斑等。

（4）结节间沟部有压痛，或可摸到轻微捻发感或摩擦感。断裂后，屈肘时可见上臂有肿物隆起，其下方可见凹陷。

【治疗】

一、中药内治

1. 辨证论治

（1）外邪侵袭　肩部疼痛，活动不利，遇寒冷或气候变化时加剧，或伴发热、恶寒，头痛、舌苔薄白，脉弦紧。

治法：疏风散寒。

方药：独活寄生汤加减（《备急千金要方》）。

组方：独活10g，防风10g，当归9g，川芎9g，桂枝10g，桑寄生12g，党参9g，秦艽9g，细辛3g，生地黄9g，茯苓6g，葛根9g。湿邪偏盛者加羌活9g；病久难愈者可加地龙10g，全蝎3g（研末冲服）。

（2）瘀血阻滞　肩臂活动受限，疼痛呈刺痛，夜间加重。舌紫暗或有瘀斑，脉弦或涩滞。

治法：活血化瘀止痛。

方药：活血止痛汤（《伤科大成》）。

组方：当归12g，川芎6g，乳香6g，苏木8g，橘皮8g，红花10g，落得打8g，鸡血藤 30g，续断 10g，桑寄生 9g，三七 3g（冲服）。

（3）气血两虚　局部疼痛，劳累后痛剧，畏寒，少气懒言，面色㿠白，或有肌肉萎缩，关节活动明显受限。舌质淡苔白，脉沉细无力。

治法：补气养血，续筋接骨。

方药：八珍汤（《正体类要》）化裁。

组方：人参、当归、川芎、白芍、熟地黄、白术、茯苓各 9g，桑寄生 12g，牛膝、五加皮各 10g，鸡血藤 30g。

2. 中成药

口服正骨紫金丹，1 次 4.5g，1 日 2 次。具有活血、祛瘀、止痛的功效，治疗跌打损伤，瘀血积聚，内外疼痛。

二、中药外治

（1）敷法

① 外敷消炎止痛膏或狗皮膏（成药）。

② 活血止痛膏（陕西中医学院附属医院经验方）：本方组成用法参见第三章第三节项韧带钙化。本方通经活络，祛瘀止痛。治一切跌打损伤，瘀血留滞及无名疼痛。

（2）熏洗法

舒筋活络洗剂（陕西中医学院附属医院经验方）：本方组方用法参见第三章第三节项韧带钙化。本方舒筋活血，消瘀止痛。主治创伤肿胀及无名疼痛。

三、推拿治疗

推拿治疗具有舒筋活络、消炎镇痛的作用。操作方法如下。

（1）擦法　患者取坐位，医者站其后外侧，一手托握住患侧上臂并使其旋外，手用掌擦法于肿胀处，以温热且有深透感为佳，随后在局部给予热敷。

（2）揉法　患者取坐位，患肢自然下垂，医者站其患侧，一足踩踏在患者的坐凳上，用膝部顶托患臂的腋下，并使患臂架托在医者大腿的前侧，此时患臂已处于外展位（外展角度应限制在患者无明显疼痛范围之内）。随后，医者一手用掌揉法施于肩前缘、天府、尺泽、曲泽、肱二头肌长头腱附着处，另一手托握患臂肘部做肩关节的旋外活动。

（3）拨法　患者坐位，医者将患者前臂屈曲，上臂外展 90°平肩（或略小于 90°），以单侧拇指顺肱二头肌长头肌腱止行方向，取与肌腱纵轴相垂直的方向左右弹拨，分离肱二头肌长头肌腱抵止端，随之理顺。弹拨应达到筋膜深部。

（4）按法　患者坐位，医者站其前外侧，分别按揉天府、曲池、肱二头肌长头肌腱附着处。

（5）搓法　患者取坐位，患肢自然放松下垂，医者站在外侧，用搓法从肩向前臂方向移动，反复 3～5 次。

（6）抖法　医者双手握住患侧腕关节，两臂用力均匀颤动 3～5 次，抖动幅度以传至肩部为佳。

四、局部封闭疗法

在患肩结节间沟进行封闭。一般用泼尼松龙 0.5ml 配 2% 普鲁卡因做局部封闭。每周1次，常常一次有效。

【预后】

大多数患者转归良好，少数需手术才能根治。

【预防与调摄】

急性期最好使肘关节屈曲90°，并用三角巾悬吊患肢，使肌腱松弛，制动，促进愈合。治疗期间宜避免过度使用肩关节，切忌抬举重物或牵拉患肩。当局部疼痛缓解后，主动开始进行有规律地操练，以不很疼痛为限度，以防止发生肩周炎。可做摇肩、晃肩与摆肩锻炼。同时注意局部保暖，避免风寒。

第四节　肩袖损伤

肩袖也称旋转袖、肌腱袖、肌腱帽等，由冈上肌、冈下肌、肩胛下肌和小圆肌组成，起于肩胛骨。肩袖的作用是支持和稳定肩关节，即当上臂运动时，冈上肌在上，冈下肌及小圆肌在后，肩胛下肌在前悬吊肱骨头，使其固定在关节盂内。所以肩袖如同有收缩力的韧带，经常把持肱骨头紧贴关节盂，在臂运动时使肱骨有个支点，肩袖断裂将减弱甚至丧失这一功能，而严重影响上肢外展功能。

肩袖损伤在肩部筋伤中并不少见，随年龄的增长肩袖肌腱退变或因累积性损伤所致的肌腱变性使其变脆，弹性和伸展性降低，以致在轻微外力的作用下即可造成肩袖挫伤乃至完全性肌腱断裂。新鲜外伤性肩袖破裂容易漏诊、误治，而引起慢性肩部痛，导致肩部功能障碍，故应提高对本病的认识。肩袖损伤发病率占肩关节疾患的17％～41％。

【临床表现与诊断】

一、临床表现

（1）症状　当肩袖破裂时，肩关节疼痛和外展活动受限，患者自觉有撕裂响声，局部肿胀。伤后局部疼痛多限于肩顶，时有向三角肌止点部放射痛；夜间疼痛加重，不能卧向患侧，严重者影响睡眠。休息后症状减轻。由于疼痛和肌肉紧张而影响肩关节活动。如有慢性肩峰下滑囊炎存在，则疼痛呈持续性和顽固性。疼痛分布在肩前方及三角肌区。搬运重物、肩部剧烈活动或创伤是本病常见诱发因素。特别是运动员、从事体力劳动和中老年患者，以优势手侧发病率较高。

（2）体征

① 压痛：冈上肌损伤时，压痛在结节顶部。冈下肌损伤时，压痛在大结节顶部的外侧，将臂轻度伸直，损伤裂口前移，触痛在结节间沟处。肩胛下肌腱破裂时，压痛在大结节的前方。

② 肩肱关节内摩擦音：肩肱关节在被动或主动运动中出现摩擦或砾轧音，常由肩袖断端瘢痕引起。少数病例在运动时可触及肩袖断端。

③ 关节继发性挛缩：病程超过3个月以上，肩关节活动范围有程度不同的受限。以外展、外旋、上举受限程度较明显。严重肩袖撕裂的患者，上举及外展功能明显受限。外展及前举活动范围小于45°。病程日久者小圆肌和斜方肌可明显萎缩，三角肌因

萎缩而变扁平。

④ 裂隙：完全断裂者，可以摸到断裂的裂隙。

⑤ 关节活动异常：肩袖破裂较大时，患臂不能外展，而由耸肩来替代，由于肩袖破损，三角肌的收缩，肱骨沿其垂直轴向上，迫使肩胛骨在胸壁上滑动并旋转，出现肩关节活动异常，同时抗阻力外展力量减弱。

⑥ 疼痛弧试验阳性：疼痛弧试验阳性仅对肩袖挫伤及部分撕裂的患者有一定诊断意义。患臂上举外展 60°～120°时由于肩袖受到的应力最大而出现明显的肩前方疼痛。如果掌心由向下变为朝上，再抬举上肢时疼痛消失，这是由于上肢外旋后肱骨大结节和破损的冈上肌腱避开了与肩峰的撞击。肩峰下滑囊注射局部麻醉药后再行撞击试验，疼痛症状可暂时消失或明显减轻。

⑦ 臂坠落试验阳性：患者因不能主动上举上肢或上肢上举后因疼痛或无力而不能持住患肢，使患肢坠落体侧。

⑧ 撞击试验阳性：患肩被动外展 30°，前屈 15°～20°，向肩峰方向叩击尺骨鹰嘴，使大结节与喙肩弓之间发生撞击，肩峰下间隙出现明显疼痛为阳性。

（3）辅助检查　X 线平片检查常无明显异常。肩关节造影若见肩峰下滑囊与关节腔相通，可证实肩袖破裂。超声诊断能发现冈上肌以外的其他肩袖肌腱的撕裂；能同时对肱二头肌长头腱疾患作出诊断；对肩袖撕裂术后随访有独特的价值。MRI 可以显示肩袖损伤的程度、大小和残余肩袖组织的情况，对选择治疗方案具有重要的意义。

二、诊断要点

本病多见于 40 岁以上的患者，如年轻人一般有外伤史。对有肩部外伤史、肩前方疼痛伴肱骨大结节近侧或肩峰下区域压痛的患者；若伴有下述四项中任何一项阳性体征者，都应考虑有肩袖撕裂的可能性。①臂坠落试验阳性；②撞击试验阳性；③肩肱关节内摩擦音；④举臂困难或疼痛弧试验阳性。如同时伴有肩部肌肉萎缩或关节挛缩，则表示病变已进入后期阶段。

【治疗】

一、中药内服

（1）损伤初期　肩部刺痛，痛处固定不移，日轻夜重，局部肿胀，屈伸不利，筋脉拘挛；舌质暗红，边有瘀斑，苔白或薄黄，脉弦或细涩。

治法：活血化瘀，消肿止痛。

方药：活血止痛汤（《伤科大成》）。

组方：当归 12g，川芎 6g，苏木 5g，红花 5g，土鳖虫 3g，赤芍 9g，橘皮 5g，落得打 6g，紫荆藤 9g，自然铜（煅）120g，没药 6g，三七 3g（冲服）。

（2）肿胀消退后

治法：舒筋活络。

方药：舒筋汤（《外伤科学》）。

组方：当归、白芍、羌活、防风、续断各 10g，姜黄、松节、甘草各 6g，宽筋藤15g，海桐皮 12g。

（3）损伤后期

治法：活血理气止痛。

方药：橘术四物汤（《证治准绳》）加钩藤、五加皮。

组方：橘皮、白术、当归、川芎、白芍、生地黄、红花、桃仁、钩藤、五加皮。

二、中药外治

（1）早期　可外敷消瘀止痛膏（《中医外科学讲义》）。

（2）后期　舒筋活络洗剂（陕西中医学院附属医院经验方）外洗：伸筋草30g，透骨草30g，桑枝15g，桂枝15g，艾叶15g，红花15g，生川乌15g，生草乌15g，刘寄奴15g，川牛膝20g，木瓜20g。四肢部位，水煎外洗，对于不便于外洗之肩背部，可以用药液浸湿大小合适的布料敷于患处。

三、推拿治疗

肩袖裂口不大的新鲜损伤，采用上举位皮肤牵引治疗为宜。即仰卧位，患臂外展和上举各15°牵引，这样有利于损伤的肌腱在低张力下修复和愈合。2周后解除固定，顺肩袖肌腱走向以手法弹拨，或行揉摩手法。

四、局部封闭疗法

肩袖损伤局部疼痛较剧烈的患者，在肩峰下间隙行局部封闭。

【运动康复】

在疼痛可以耐受的情况下可进行肩关节功能锻炼。开始时以被动活动为主，随后练习外展、上举，外展、上举无痛且达到最大上举范围后，开始行肌力训练。3个月内应避免做提举重物和攀援等动作。

手术患者，术后0～2周使用支具将肩关节保持在轻度外展位。术后第1天，开始肘、腕、手指关节的主动活动，并逐渐增加活动的时间和次数。术后第2天开始进行肩关节被动活动，可进行钟摆样活动，不引起疼痛为宜。术后2～6周肩袖撕裂大于1cm的仍需使用支具保护。在不引起肩部疼痛的情况下，进行肩关节被动摆动和划圈练习，尽量大的运动范围内，做被动前后、左右摆动和顺时针、逆时针划圈练习。术后2周，开始耸肩动作练习（关节不活动）。术后4周，在无痛范围内进行爬墙训练，每次15～20下，每日2次。术后2～4周，肘关节可以从被动运动过渡到主动运动。术后6周，开始肩部肌肉主动运动锻炼，增加肩关节主动活动范围，在不引起疼痛的情况下，完成肩关节最大范围运动，但应避免做向外展的力量练习。用器械辅助锻炼，每次30～40下，每天2次。术后8周开始屈肘做肩关节的内旋外旋抗阻训练。术后10周，继续在能耐受的范围内做肩关节主动活动训练。术后12周开始逐渐开始开链训练。肌力训练应高重复、低负荷和循序渐进。同时要进行姿势矫正教育和肌肉耐力训练。

【预后】

肩袖损伤的预后与肩袖的损伤情况有关，撕裂越小，恢复越好。对于较大的肩袖撕裂者，即使手术治疗，也存在肩袖不愈合或愈合后遗留肩部疼痛的可能。新鲜外伤性肩袖破裂容易忽略诊断，延误治疗，而成为慢性肩部疼痛，引起功能障碍。因此，对早期诊断必须重视。

对于新鲜和比较小的肩袖破裂损伤通过保守治疗极为有效。完全断裂或陈旧性断裂的患者，非手术治疗一般无效。若不行恰当的手术修补，必然造成肩性关节病，出现不同程度的关节功能障碍。肩袖断裂通常发生于大结节近侧 1cm 处，这是冈上肌腱近侧端滋养血管与大结节部骨膜滋养血管交界处，是供血薄弱部位，因此破裂口的直接缝合因局部供血较差而不利于愈合。完全破裂且撕裂的范围和间距较大者，自愈的机会较少，应考虑手术修补。完全性断裂应行手术修补，且于伤后 3 周以上、肌力恢复不满意时进行为宜。此时断端已形成坚强瘢痕，有利于缝合固定。

第五节 肩峰下滑囊炎

肩峰下滑囊炎又名三角肌下滑囊炎，指外力撞击或劳损引起肩峰下滑囊产生无菌性炎症。以肩外侧局限性疼痛、肩关节旋转和上臂外展功能障碍为主要表现。

【临床表现与诊断】

（1）症状与体征　肩部疼痛、运动受限和局部压痛是其主要症状。

急性发病者，肩部广泛疼痛，并逐渐增剧，夜间常痛醒，一般 7～10 日达到高峰，运动时加重，尤以上臂外展和旋外时为著，可向肩胛部和颈、手等处放射。肱骨大结节处压痛明显，当滑膜囊肿胀和积液时，亦可在肩关节区域三角肌范围内出现压痛。为减轻疼痛，患者常使肩关节处于内收、旋内位。有时因滑膜囊肿大而引起患肩轮廓扩大，并可能在三角肌前缘出现一扁圆形的隆起。

慢性起病者，疼痛多不剧烈。疼痛部位常在三角肌止点，肩关节外展、旋外时疼痛加重，且夜间疼痛加重，可影响睡眠，检查时压痛常在肱骨大结节部位。

（2）辅助检查　X线检查一般无异常，日久者，可见冈上肌的钙化影。

【治疗】

一、中药内治

（1）瘀血阻络　多见于早期，损伤或其他原因导致气机瘀滞不畅，进而发展为血瘀，瘀于肩部而发为本病。表现为局部肿痛、压痛，皮肤暗红，触及有波动感，质较硬，舌红苔薄黄，脉弦略数。

治法：活血化瘀，通络止痛。

方药：舒筋活血汤（《伤科补要》）加减。

组方：羌活 6g，防风 9g，荆芥 6g，独活 9g，当归 12g，青皮 9g，牛膝 9g，五加皮 9g，红花 6g，枳壳 6g，黄芩 10g。

（2）寒湿侵袭　多见于后期，久病伤及人体正气，肩部气血不足，卫表失固，寒湿内浸，滞于肩部而发为本病。表现为局部酸胀，困累、畏寒喜暖，神疲体倦，舌淡、苔薄白，脉沉细。

治法：补益气血，温经通络。

方药：桂枝汤（《伤寒论》）加味。

组方：桂枝 9g，白芍 10g，甘草 6g，防风 6g，羌活 9g，枳壳 6g，党参 6g，黄芪 15g。

二、推拿治疗

急性期治疗：患者取坐位。医者在患肩之肩峰下和三角肌部施按揉法，手法宜柔和缓慢，同时配合患肩部周围轻快的提拿法治疗，以加强局部血液循环。然后在三角肌及其周围施擦法治疗，以透热为度。

慢性期治疗：患者取坐位。医者在患肩之肩峰下和三角肌部施㨰法治疗，手法宜轻柔，同时配合上臂的内收、外展和旋转活动。其次在患肩施拿、按、揉法治疗，手法宜深沉而缓和。再在上臂外展30°状态下，肩峰下和三角肌部施弹拨法治疗，手法宜轻柔。最后患肩及上肢施摇、搓、抖推拿治疗。可加用中药热敷。

三、针灸

1. 电针

（1）取穴　阿是穴、手三里、曲池、肩髃、臂臑、天府。

（2）操作　选肩部压痛点最明显处进针，并配合所选诸穴，接电针治疗仪，选择疏密波，电流强度以病人能耐受为度，治疗20～30min，每日治疗1次，10次为1疗程。

2. 耳针

（1）取穴　肩、肩关节、肾上腺、神门、内分泌。

（2）操作　0.5寸毫针刺入所选穴位，中等强度刺激，隔日治疗1次。也可用王不留行籽贴压耳穴，每日自行按压3～5次，每2～4日更换1次，7次为1疗程。

3. 腕踝针

（1）取穴　上4、上5、上6。

（2）操作　用1.5寸毫针针体与皮肤呈30°角，快速进针，然后沿皮下平行进针1.4寸左右，留针30min，每日治疗1次，10次为1疗程。

四、小针刀治疗

选择压痛最明显处进针。患者端坐，患侧上肢自然下垂，前臂放于同侧大腿上，在痛点处进针，刀口线和三角肌纤维走向平行刺入，深度约2cm左右，不能达到骨面，在冈上肌、冈下肌腱膜缘纵行切开2～3点，出针。盖上无菌纱布块，指压针孔。术后大多立即感到上肢活动灵活，肩部舒适。一般1次即愈。

五、其他疗法

电子脉冲理疗仪、红外线治疗仪、中药离子导入均可选择使用。局部封闭疗法是有效的治疗方法之一，可选择使用，先行滑液囊穿刺，抽出滑液，再注入醋酸氢化可的松，疗效满意，术后加压包扎。外用药可选用追风膏或奇正消痛贴、南星止痛膏和中药热敷等方法。对长期顽固性疼痛而非手术治疗无效时，可行肩峰切除术或单纯切除肥厚的滑膜囊，多能取得良好的效果。

【运动康复】

1. 耸肩环绕：见肩部扭挫伤练功方法部分。

2. 马桩式站立：下身不动，全臂用力，两手自胸前由内下→前上→外后→下内翻转，先是前臂旋后手心向内，继是前臂旋前手心向外，方向相反，左起左落。

3. 坐靠背椅仰卧练习：利用肢体重量加上地心引力；或两指相嵌，手心翻转向上，左右摆动，按向上向后的要求，逐渐增加练习高度来增进疗效。

【预后】

本病自然病程较长，且易复发，一般历时数月，逐渐愈复。平时注重制动，尤其在治疗期间适当制动，获效后渐做功能锻炼。

本病推拿、针灸治疗效果肯定。急性期手法宜轻柔，不可在患肩体表用力下压，以免加重滑囊损失；慢性期手法宜沉缓，弹拨法时不可用力过猛。急性期患肩可适当的轻度活动，慢性期则适当加强功能锻炼；注意患肩局部保暖。

【预防与调摄】

避免损伤是预防的最关键措施，适当的休息可以预防、防止复发。另外，肩峰下滑囊炎很少是原发的，绝大多数是继发于肩关节邻近组织的病变。因此，对原发病的治疗很重要。

第六节 肱二头肌肌腱断裂

因外力而致肱二头肌肌腱部分或完全断裂，引起肩部疼痛、肿胀、功能障碍者，称为肱二头肌肌腱断裂。肱二头肌是强有力的屈肘肌，同时亦是前臂的旋后肌，肱二头肌肌腱断裂多见于肱二头肌长头肌腱。肱二头肌长头起于肩胛骨盂上结节，行走于肩肱关节囊内，穿出关节囊后在肱骨结节间沟与横韧带形成的纤维管道中通过，与肱二头肌短头融合共同止于桡骨粗隆的后部，该肌腱在狭窄的结节间沟内被摩擦、挤压等，从而发生退行性变，其物理性能变得韧性减小，脆性增大，这是肱二头肌肌腱断裂的病理基础。

【临床表现与诊断】

患病前可有肩部疼痛及轻度强硬等症状，或宿伤持续数月，甚至数年。当上臂偶用力时，突然感到肩部尖锐疼痛，随之发生肿胀，有时三角肌下方有皮下瘀斑。肿胀消退后，当用力屈肘时，可见肱二头肌肌腹外上方凹陷，且肱二头肌肌腹的位置较健侧下移，凸起明显，肌腹压痛，肌力减弱。慢性或陈旧性断裂者，只有轻度酸痛，屈肘功能逐渐减弱，屈肘抗阻力旋后时疼痛，并放射至肩前内方。X线检查一般无明显异常，但要求摄常规肩部平片，排除撕脱性骨折。

【治疗】

一、中药内治

（1）损伤早期

治法：活血祛瘀，舒筋活络。

方药：活血舒筋汤（《中医伤科学讲义》）。

组方：当归尾 15g，赤芍 15g，姜黄 12g，伸筋草 15g，海桐皮 15g，松节 6g，落得打 10g，路路通 10g，独活 12g，羌活 12g，防风 9g，续断 12g，甘草 6g。

主治：伤筋、关节肿痛、活动功能障碍者。

（2）恢复期

治法：祛风舒筋活络。

方药：舒筋汤（南京中医学院经验方）。

组方：当归 12g，橘皮、羌活、骨碎补、五加皮、木瓜各 9g，伸筋草、桑寄生各 15g。

主治：骨折及关节脱位后期或软组织病变所致的筋络挛痛。

二、推拿治疗

（1）急性发作期　肩前部疼痛明显者，先点曲池、合谷穴，再在肩前部至上臂至上臂前侧施以一指禅或四指推，以喙突部为重点，手法宜轻柔，手法的同时配合肩部的被动运动。最后在肩部沿肌腱方向用擦法，以透热为度。

（2）慢性期　对于慢性损伤的老年患者或陈旧性肌腱断裂，但无明显的功能障碍者，可在局部采用理筋手法理顺肌纤维，使功能得到改善或恢复。先在肩前部及上臂用四指推或揉法，重点在喙突部，同时配合被动运动，以外展及后伸动作为主。然后以轻缓的拿法沿肱二头肌上下移行，在喙突部施以掌根按揉，搓肩部。最后用摇法摇肩关节，抖上肢，施法结束。

三、外用药

可配合中药熏洗、热敷，常用海桐皮汤或肢伤一方等。

四、固定治疗

损伤早期疼痛较重者可以用三角巾将伤臂悬吊在胸前，做短期制动，疼痛缓解后，应行肩部功能活动锻炼，以增强肌张力，恢复肩关节的功能。

【运动康复】

同肩部扭挫伤，但应在无痛范围内锻炼。

【预后】

一般不完全断裂且程度轻者多保守治疗，完全断裂或断裂程度重者宜尽早手术。要防止瘢痕粘连，尽早进行功能锻炼。

年轻患者急性损伤，肌腱断裂后功能严重受限者，应考虑手术修复，可采用端对端缝合，若术中发现肌腱已经萎缩、退化而不能缝补，可以设法在肱骨颈附近骨组织内钻一孔道，将肱二头肌肌腱穿过骨孔后与断端缝合。

第七节　牵　拉　肩

牵拉肩亦称肱二头肌短头肌腱扭伤，多见于小儿或运动员。肱二头肌短头肌腱起自喙突，移入肌腹。长头肌腱起自关节盂的盂上结节，经肱骨头上，行于结节间沟，移入肌腹。短头肌腱短于长头肌腱。喙突、盂上结节和二肌腹交点构成一个三角形，短头和长头肌腱各成为其中的一条边。当上臂后伸、外展时，肱二头肌短头肌腱为锐角三角形的长边，所受牵拉力最大。肱二头肌短头肌腱从起点移入肌腹行程中，无沟槽及韧带保护，当肱骨旋内、旋外活动时大、小结节与短头肌腱摩擦，使其易于发生损伤。

【临床表现与诊断】

损伤后出现肩部的疼痛，肩关节功能障碍。儿童往往不敢用患肢取物，不敢上举，不让任何人触摸患肢。患肢虽因疼痛而拒绝使用。肩部外形正常，喙突处压痛明显。成人主要表现为疼痛和功能障碍，自觉肩部、上背部疼痛，严重者肩部肌肉抽痛，或持续性钝痛，夜不能寐。

压痛明显，压痛部位主要在喙突处。同时，肩关节处于内收、旋内位时，外展及后伸明显受限。慢性损伤患者肩部僵硬，肩部多方位活动功能障碍。

X线检查一般无异常表现，应排除有撕脱骨折。

【治疗】

一、中药内治

（1）损伤早期　局部疼痛较剧烈或肿胀，瘀血明显。

治法：活血消肿止痛。

方药：活血止痛汤（《伤科大成》）。

组方：当归12g，川芎6g，乳香6g，苏木5g，红花5g，没药6g，地鳖虫3g，三七3g，赤芍9g，橘皮5g，落得打6g，紫荆藤9g。

（2）损伤中后期　瘀肿已退，筋挛疼痛。

治法：舒筋活络。

方药：舒筋活血汤（《伤科补要》）。

组方：羌活6g，防风9g，荆芥6g，独活9g，当归12g，续断12g，青皮5g，牛膝9g，五加皮9g，杜仲9g，红花6g，枳壳6g。

二、中药外治

（1）敷法

① 消瘀止痛膏（《中医伤科学讲义》）：用饴糖或凡士林调敷。每日1次。有活血祛瘀，消肿止痛之功。用于跌打筋伤初期，瘀血肿胀疼痛者。

② 热敷散外用。

（2）洗法　舒筋活络洗剂外洗。

三、推拿治疗

（1）小儿复位法　患儿坐位或由家长抱住患儿，使患臂对向医者。医者将患儿肘关节屈曲，一手握住前臂使其上臂后伸曲、外展。另一手拇指按于喙突处，顺外下方向用分筋法，即分拨。然后以理筋手法下压，将高隆肌腱复平于原位。再环转肩关节，做各个方向的运动，有时可听到响声，疼痛立即消失。

（2）肱二头肌短头肌腱拴伤复位法　患者坐位，医者一手拇指按于患侧肩关节喙突上，其余四指按压于肩胛冈上，在上臂前屈时触摸喙突。上臂后伸、外展位再旋外、旋内时触及肱二头肌短头肌腱和喙肱肌腱抵止端，判定短头位置，然后再使上臂处于后伸、外展位，采用分筋、理筋手法，使其恢复正常解剖位置。

四、固定方法

损伤早期疼痛较重者可用三角巾将伤臂悬吊在胸前，做短期制动。疼痛缓解后应行肩部功能锻炼，以增强肌张力，恢复肩关节的功能。

五、其他疗法

可配合中药理疗，应用局部封闭疗法亦有效。

【运动康复】

同肩部扭挫伤，应在无痛范围内锻炼。

【预后】

本病转归良好，少数成年患者可转为肩周炎，病程较长。

【预防与调摄】

本病在受到突然牵拉时，使肱二头肌短头肌腱产生轻微错缝，从而产生损伤。成年人多由于动作不协调，在上臂上举并旋外的情况下，如投掷运动，肱二头肌短头肌腱在受到突然的牵拉、扭转外力的作用下，发生肌腱的扭转损伤，甚至发生部分肌纤维的撕裂。在运动的过程中要注意安全。对小儿要尽量制动，成年人应尽量保暖，动静结合。

第八节 肩关节周围炎

肩关节周围炎是肩关节周围的软组织如关节囊、肩袖韧带等的退行性病变，有渗出或细胞浸润，继而纤维化和粘连，发生慢性无菌性炎症反应，以肩周围疼痛，活动、功能障碍为特征的常见病。本病又称五十肩、冻结肩、漏肩风。好发于 50 岁左右的女性的右肩，有自愈的倾向。

【临床表现与诊断】

一、临床表现

（1）症状与体征

① 肩痛：多数病人由于起病隐袭，肩痛初始往往较轻，且呈阵发性，常因天气变化及劳累而诱发。伴随时间的推移，逐渐发展为持续性疼痛，尤其在内旋、后伸、展肩时表现更为明显，甚至剧痛难忍。肩痛昼轻夜重，严重时夜不能寐。此外，肩部受到牵拉时可引起剧烈疼痛，触压肩关节周围可有广泛性压痛，压痛常在肩峰下囊、肱二头肌长头肌腱、喙突、冈上肌附着点处，疼痛向颈部和肘部放射。

② 肩关节功能活动受限：由于关节囊、肌肉、韧带等的粘连，喙肱韧带固定于缩短的内旋位等因素，肩关节可明显僵硬，并呈全方位的关节功能活动受限（其中包括被动运动），尤以外展和内、外旋更加明显，而且出现较早。特别是当患肩外展时，可出现典型的"扛肩"现象。即在胸背活动时由肩胛骨产生代偿，试图扩大肩关节外展的程度，这样往往易掩盖部分症状。此时，穿衣、插手、摸兜、梳头、摸背、擦肛、晾晒衣物等日常活动都会发生困难，严重时，甚至会累及肘关节功能，屈肘时手不能摸肩。

③ 肩部肌肉萎缩：肩周炎晚期，因患者惧怕疼痛，患肩长期活动减少，三角肌等肩部肌肉可以发生不同程度的废用性萎缩，特别是肩外侧三角肌萎缩可使肩部失去原有的丰满外观，出现肩峰突起现象，加重了肩关节运动障碍程度，而产生上臂上举不便，后伸欠佳等症。

（2）辅助检查 X线检查多无异常，病程较长者可见骨质疏松、冈上肌腱钙化，或大结节处有密度增高的阴影。肩关节造影则有肩关节囊收缩，关节囊下部皱褶消失等改变。肩关节造影可见关节腔囊明显缩小，腋窝的囊腔皱褶部分消失。关节镜检查可见关节腔变小，关节滑膜与肱骨头之间有粘连，下方的关节囊皱褶部分因囊壁粘连而消失。

二、诊断要点

其诊断依据是（《中医病证诊断疗效标准》）。

（1）慢性劳损，外伤筋骨，气血不足复感受风寒湿邪所致。

（2）好发年龄在 50 岁左右，女性发病率高于男性，右肩多于左肩，多见于体力劳动者，常为慢性发病。

（3）肩周疼痛，以夜间为甚，常因天气变化及劳累而诱发，肩关节活动功能障碍。

（4）肩部肌肉萎缩，肩前、后、外侧均有压痛，外展功能受限明显，出现典型的"扛肩"现象。

（5）X 线检查多为阴性，病程久者可见骨质疏松。

【治疗】

一、中药内治

1. 辨证论治

（1）气滞血瘀　患者肩部肿胀，疼痛拒按，以夜间尤甚。舌质暗或有瘀斑，苔白或薄黄，脉弦或细涩。

治法：活血化瘀，行气止痛。

方药：身痛逐瘀汤加减（《医林改错》）。

组方：羌活、独活、地龙、当归、五灵脂、牛膝、秦艽各 20g，桃仁、红花各 10g，豨莶草、海桐皮各 30g。关节红肿者，加黄柏、苍术各 20g，生甘草 15g；畏寒明显者，加熟附子 10g；关节畸形、活动受限者，加补骨脂 10g，伸筋草 20g。

（2）气血亏虚　患者肩部酸痛，劳累后疼痛加重，伴头晕目眩，气短懒言，心悸失眠，四肢乏力，舌质淡红或白，脉细弱或沉。

治法：益气养血，舒筋通络。

方药：黄芪桂枝五物汤（《金匮要略》）。

组方：黄芪 30g，白芍 18g，桂枝 12g，制川乌 9g，制草乌 9g，五加皮 15g，续断 15g，川牛膝 12g，当归 15g，甘草 6g，生姜 3 片，大枣去核 4 枚。血虚重用当归；气虚重用黄芪，肾虚加淫羊藿、鹿衔草；疼痛剧烈，拘挛不得屈伸重用川乌、草乌、白芍，酌加全蝎、蜈蚣，麻木不仁加鸡血藤；重着沉困加防己、薏苡仁。

（3）寒湿阻络　病程长久，疼痛渐剧，痛处固定，透筋彻骨，筋肌痉挛，萎缩，畏寒惧风，得温则舒，肩活动受限，舌淡，苔白或腻，脉濡细。

治法：燥湿化痰，理气通络。

方药：茯苓丸（《百一选方》）加味。

组方：茯苓 6g，半夏 9g，芒硝 3g，桑枝 8g，地龙 5g，枳壳 3g，姜汁（糊丸）。

（4）肝肾亏损　劳累过度，脊臂入夜疼痛尤甚，捶打或活动肩部后疼痛能缓解，舌质红、苔薄或光剥，脉细数。

治法：益精补肾，滋阴息风。

方药：左归丸（《景岳全书》）加味。

组方：熟地黄 24g，山药、枸杞子、山茱萸、菟丝子、鹿角胶、龟板胶各 12g，川牛膝 9g。

2. 中成药

（1）大活络丹　1 次 1 丸，1 日 2 次。有祛风除湿，活络止痛之功，适用于寒湿阻络、畏寒疼痛者。

（2）小活络丸　1次1丸，1日2次。有温经散寒，活血通络之功，适用于风寒湿邪阻络作痛，肢体麻木、不能屈伸，日久不愈者。

二、中药外治

（1）敷法

① 活血止痛膏（陕西中医学院附属医院经验方）：本方组成用法参见第三章第三节项韧带钙化。本方通经活络，祛瘀止痛。治一切跌打损伤，瘀血留滞及无名疼痛。

② 热敷散（陕西中医学院附属医院经验方）：用食醋将药拌湿，用纱布包裹，蒸后热敷患处。亦可煎汤外洗患处。本方行气活血、温通经络，兼祛风湿。治慢性颈肩腰腿痛、软组织慢性炎症，肌腱及关节粘连。

（2）熏洗法　舒筋活络洗剂（陕西中医学院附属医院经验方）：用大脸盆熬半盆药，再用毛巾蘸药水热洗患处。1日2次，每剂药洗2天。本方舒筋活血，消瘀止痛。创伤肿胀及无名疼痛。

三、推拿治疗

（1）㨰肩法　在肩前缘、外缘、后缘各施㨰法5min，并配合肩外展和上举等被动活动。施法时要由轻到重，缓慢进行，以缓解肩部软组织的痉挛，松解部分粘连。

（2）点穴舒筋法　按顺序以指代针点按肩井、天鼎、缺盆、云门、肩髃、秉风、天宗、肩贞、曲池、合谷等穴；然后在肩前（肱二头肌长短头）、肩外（三角肌）、肩后（冈上肌、冈下肌）各痛点处施以揉按拨络及捋顺手法以剥离肩部粘连，松解肩部肌肉。

（3）摇拔屈转法

① 医者站在患者肩后外方，用一手拿住患者患肩，拇指在肩后，其余4指在肩前，另一手握住患者伤肢腕部，在轻轻牵引下环旋摇晃上肢6～7次，然后拿肩之手改放至患侧腋下，向健侧用力撑之，握腕之手与之相对拔伸，在保持拔伸力量的同时，使伤肢由外向前下，再屈肘向前上，内收逐渐触摸健侧肩部，同时术者应随手法的活动也由肩后外方移步到患者前方，最后将伤肢放回到施法前的位置。医者站在患者前方，拿肩之手改拿肘部，使肩关节左右摆动5～7次（图4-5）。

② 医者站在患者肩后外方，用一手拿住患者患肩，拇指在肩后，其余4指在肩前，另一手握住患者伤肢腕部，轻轻牵引环旋摇晃上肢6～7次，然后拿肩之手改放至患侧腋下，向健侧用力撑之，握腕之手与之相对拔伸，在保持拔伸力量的同时，使伤肢由外向前下，再屈肘向前上，内收逐渐触摸健侧肩部，然后在患者手部触肩时，医者放于腋下之手撤出，改按肩部，拇指在前，其余手指在后，医者另一手之肘部托患者肘部，被动使患者之患手尽量从头顶绕至患肩，绕头活动可进行6～7次，然后将患臂向前上方拉直，同时医者在患者肩部之手拇指揉捻患肩前侧（图4-6）。

③ 使患者伤肢内旋、后伸，医者弓步塌腰，以医者之肩顶住患者之肩前方，使患者屈肘，患手尽量后背，并可上、下颤动3～5次，然后医者平身，使患肢由后背转为向前外方伸直。令一助手托扶患者患臂，医者用合掌散法，先从患者肩部起前后抖散到腕部，再从肩部起上下抖散到腕部（图4-7）。

（4）顿筋法　如患者肩部疼痛较重，在重复摇拔屈转法2的基础上，医者拿肩之手改握患者患肢腕部，拿腕之手改拿肩部，仍拇指在前，其余4指在后，然后拿腕之手使

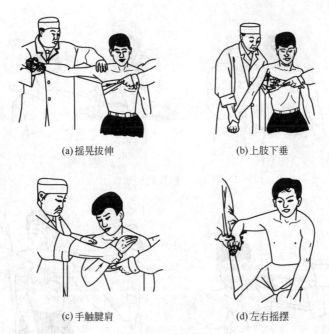

(a)摇晃拔伸　　　　　　　　(b)上肢下垂

(c)手触腱肩　　　　　　　　(d)左右摇摆

图 4-5　摇拔屈转法 1

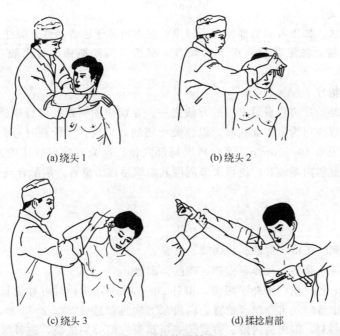

(a)绕头 1　　　　　　　　(b)绕头 2

(c)绕头 3　　　　　　　　(d)揉捻肩部

图 4-6　摇拔屈转法 2

患者患肘屈曲，医者同时用肘托患肢之肘使之抬高，当抬高到一定的程度时，用力将患肢斜向前下方拔伸，同时拿肩之手戳按肩前痛点，此手法可行 3～4 次（图4-8）。

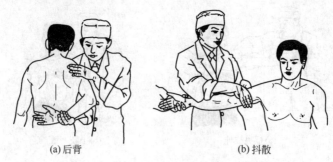

(a)后背   (b)抖散

图 4-7   摇拔屈转法 3

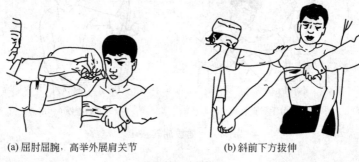

(a)屈肘屈腕，高举外展肩关节   (b)斜前下方拔伸

图 4-8   顿筋法

（5）抖筋法　如患者肩后部位疼痛较重，医者可站于患者伤侧，握住伤侧示指、中指、环指、小指，将患肢斜向前下方拉直，嘱患者放松肌肉，将患肢用手上、下抖5～7 次。

四、针灸治疗

针灸治疗是治疗肩周炎最有效的方法之一。在疾病的初期，可行拔罐或刺络拔罐，若病程发展到以疼痛为主要症状时，以针灸止痛的效果较佳。针刺时可先取远端穴位，让病人活动患关节 10～20min，然后再取局部穴位。针灸对病程较短的肩周炎疗效显著，但对有明显肌肉萎缩和广泛肩关节周围软组织粘连的患者，须配合其他疗法，如推拿等。

1. 毫针

（1）取穴

主穴：肩髃、天宗、肩髎、肩内陵、巨骨。

配穴：曲池、合谷、尺泽、太渊、四渎、阳池。

（2）操作　各穴均用平补平泻法，留针 20～30min，留针时可加温针灸或艾条灸，隔日 1 次。其中肩髃穴可令患者抬臂，向极泉方向直刺进针，深 2～3 寸，使局部产生酸胀感。亦可斜刺，即向肩内陵、肩髎、三角肌等方向分别透刺，进针 2～3 寸，使病人产生酸胀感向肩关节方向扩散，或产生麻木感向前臂放散。针刺肩髃时可将患者臂外展，沿肩峰与肱骨大结节之间对准极泉透刺，深 2 寸左右，使之产生酸胀感并扩散至整个关节腔。肩内陵又名肩前，针刺时可向肩后方向直刺，深 1～1.5 寸，使患者局部产生酸胀感，或产生上肢麻电感并向指端放散。

2. 芒针

（1）取穴　肩髃、极泉透肩贞、条口透承山、曲池、手三里等。

（2）操作　让病人坐位肩平举，深刺肩髃穴。肩不能抬举者，可局部多向透刺，使肩能平举，然后刺极泉透肩贞及其他穴位。条口透承山又称条山穴，让病人坐位，两腿屈成直角，从条口进针，进针后频频捻转，边捻转边令病人抬起肩部，并活动患肢，动作由慢到快，用力不宜过猛，以防引起疼痛，然后留针 20min。

3. 火针

（1）取穴　条口、膏肓俞、阿是穴。

（2）操作　将针尖及针身烧红，迅速刺入穴位内并即刻敏捷地将针拔出（一般进出针时间只需 0.5～1s）。针刺深浅根据肌肉厚薄来决定，背部肌肉较薄，一般只刺 2～3 分深，肩部可刺入 5 分，臂肘处约刺 1 寸左右。出针后用干棉球轻轻按揉针眼，可减轻不适之后遗感。病人疼痛剧烈的可以每天针 1 次，慢性疼痛不严重的可隔日火针 1 次，最多间隔 1 周 1 次。6 次为 1 个疗程，休息 1～2 周后续治。

4. 水针

（1）取穴　阿是穴。

（2）操作　患者取坐位，术者立患侧，用拇指按压配合被动活动手臂，以寻找压痛明显部位。常见主要压痛明显部位有肱骨结节间沟、喙突下、三角肌下滑囊、冈下窝中央部等。找到该压痛点后（以肱骨结节间沟压痛点为例），常规消毒，然后将药物（1% 普鲁卡因 10ml 加泼尼松龙 25mg；或 1% 普鲁卡因 20ml 加泼尼松龙 50mg）注入肱二头肌长头腱鞘内，注射后敷盖消毒纱布即可，再以手法推拿。隔 5 日注射 1 次，3 次为 1 个疗程。如压痛点广泛，可选 2～3 处压痛点最明显处注射。

5. 刺络拔罐

（1）取穴　肩髃、肩井、肩前、肩贞、肩髎。

（2）操作　每次治疗选 1～2 个穴位，用乙醇常规消毒，然后用梅花针以重叩法叩刺所选穴位及其四周，用火罐拔吸 10min，必须拔出血液 2ml 左右，方能见效。隔日治疗 1 次。

6. 针挑疗法

（1）取穴　阿是穴。

（2）操作　局部皮肤常规消毒，将医用缝针横刺入穴位的皮肤，待针尖进入皮肤后，医者用左手食指将皮肤向针尖方向推压，持针的右手同时用力，使针穿过皮肤，然后提高针尖，微微捻转几下，使皮下纤维组织缠在针尾上，拔出针身如缝衣状。挑治完毕后，盖上消毒纱布，胶布固定。每 1～3 日挑 1 次，10 次为 1 个疗程。

五、针刀疗法

针刀疗法能够松解粘连、结疤等病变组织，部分切断挛缩纤维束，从而迅速恢复运动系统、器官组织活动的动态平衡，可大大缩短疗程，减轻患者痛苦。

（1）操作方法　用小针刀在喙突处喙肱肌和肱二头肌短头附着点、冈上肌抵止端、肩峰下、冈下肌和小圆肌的抵止端，分别做切开剥离法或纵行疏通剥离法，在肩峰下滑囊做通透剥离法。如肩关节周围尚有其他明显痛点，可以在该痛点上做适当小针刀手术；炎性渗出严重者当即用泼尼松龙 25mg 加普鲁卡因 120mg 在关节周围封闭 1 次。术后热醋熏洗患肩，并服中药局方五积散加制乳香、制没药、炒薏苡仁等。5 天后如未愈，再做 1 次，一般 1～5 次治愈。如果配合手法则疗效更佳。

（2）注意事项　小针刀治疗要严格遵守小针刀治疗的操作要求以及禁忌证、适应证。

六、其他疗法

（1）中药外治　海桐皮汤外洗，外贴伤湿止痛膏、麝香止痛膏、宝珍膏等。

（2）局部麻醉下液压扩张法　1％利多卡因 3ml 局部麻醉，3ml 注入肩关节囊，同时注入 40ml 冷藏生理盐水以扩张关节囊。注射后做肩关节功能锻炼，每日 4 次。2 周后做第 2 次液压扩张，继续功能锻炼。

（3）理疗　可根据病情选用超短波、电磁疗、中药离子导入等方法。

（4）可酌情选用激素类、维生素类药物痛点注射或口服消炎止痛类、激素类、维生素类药物，如泼尼松、吲哚美辛、布洛芬、维生素 B 族等，并嘱患者做力所能及的功能锻炼。

【运动康复】

鼓励患者做外展、内收，前屈，后伸以及旋转等活动。由于锻炼时会出现患部疼痛，因此须消除患者顾虑，说明练功疗法的重要性，坚持每日早晚多锻炼。锻炼的方法很多，如弯腰使垂下的上肢顺时针做旋肩运动，然后做"蝎子爬墙"活动，最后可使双手挟颈，双肘做后伸贴墙练习，其他如"手拉滑车"等，皆可辅助练习肩部运动。

1. 肩关节前屈练习：站立位，双脚与肩同宽，双手下垂手掌向下握住健身棒，间距约 40～60cm，双臂向前向上举过头顶，并在所能达到的最高点维持姿势不动，注意保持躯干挺直，双肘伸直，不要后仰或屈肘，练习时，每天 1～2 组，每组 10 次，每次坚持 5s。

2. 肩关节后伸练习：站立位，双脚与肩同宽，双手背后握住健身棒，间距约 40～60cm，双臂向后伸使健身棒离开身体，并在所能达到的最远点维持姿势不动，注意保持躯干挺直，双肘伸直，不要前曲或屈肘，练习时，每天 1～2 组，每组 10 次，每次坚持 5s。

3. 肩关节外旋练习：仰卧位，双肘弯曲 90 度，使上臂自然放在床上，前臂与身体垂直，双手掌向上握住健身棒，间距与肩同宽，注意保持上臂和肘关节不动，始终贴住身体两侧，练习时，每天 1～2 组，每组 10 次，每次坚持 5s。

4. 肩关节内旋练习：站立位，健侧手臂从头部背到身后，并握住健身棒的一端，然后患侧手臂经腰部背到身后，握住健身棒的另一端，健侧手臂用力，向上拉动健身棒，并在所能达到的最高点维持姿势不动，注意保持躯干挺直，双手握紧，不要前曲或脱手，练习时，每天 1～2 组，每组 10 次，每次坚持 5s。

5. 肩关节外展和内收练习：站立位，双脚与肩同宽，双手下垂手掌向上握住健身棒，间距约 40～60cm，练习外展时，健侧手臂用力，借助健身棒将患侧手臂向外推，并在所能达到的最外侧点维持姿势不动，练习内收时，健侧手臂用力，借助健身棒将患侧手臂向内拉，并在所能达到的最内侧点维持姿势不动，注意始终保持双肘伸直，练习时，每天 1～2 组，每组 10 次，每次分别在外展和内收位置上坚持 5s。

6.肩胛骨主动活动度练习：站立位，双脚与肩同宽，双肩自然下垂，双肩尽力向上耸，并维持姿势不动，双肩尽力向后夹，像要把两个肩胛骨对到一起，并维持姿势不动，双肩尽力向下伸，像要把两个肩胛骨装到口袋里一样，并维持姿势不动，注意始终保持躯干挺直，不要前曲或后仰，练习时，每天 1～2 组，每组 10 次，每次分别在各个位置上坚持 5s。

7.胸肌拉伸练习：面向门道或墙角站立，双脚与肩同宽，双手略高过头，扶住门框或墙壁，身体向前倾斜，直到胸肌或肩关节前方有牵拉感并维持姿势不动，注意保持躯干挺直，不要弯腰，练习时，每天 1～2 组，每组 3 次，每次坚持 15～30s。

8.肱二头肌拉伸练习：面向墙壁站立，身体离墙约 15～20cm，患侧手臂侧平举，并使掌心向下握拳顶住墙壁，向健侧旋转身体，直到肱二头肌或上臂前方有牵拉感并维持姿势不动，注意保持患侧肘关节伸直，练习时，每天 1～2 组，每组 3 次，每次坚持 15s。

【预后】

肩周炎是自限性疾病，大多数病人可自愈，预后良好。但是，相当部分患者疼痛消失以后，会遗留部分功能障碍，长期不能恢复。

本病主要是保守治疗，临床上一般分为疼痛期，僵硬期和恢复期。根据病程分期，采用中医药推拿、针灸、封闭等疗法，尤其是功能锻炼不可缺少。

经保守治疗无效，肩关节功能明显障碍，主要表现为肱二头肌肌腱受累，影响正常工作和生活的患者，可手术治疗。手术方法为切断肱二头肌肌腱止点，并将其断端缝合在肱二头肌肌腱短头上。

【预防与调摄】

注意双肩保护，防止外邪侵袭，平时生活注意劳逸结合，勿过劳，节制房事，劳动或劳心时尽量保持心情舒畅。夏天晚上要避免在潮湿的地方睡觉，夜间宜保暖，防止感受风寒而使疼痛加重。另外，积极防治各种慢性疾病，以保持良好的身体素质，增强抵抗力和耐受力。

第九节 肩胛上神经嵌压综合征

肩胛上神经嵌压综合征是肩痛病因之一，国外文献报道该病约占所有肩痛患者的 1%～2%。1959 年 Kopell 和 Thompson 对肩胛上神经在肩胛上切迹处的嵌压作了详细描述，并称之为肩胛上神经嵌压综合征。

【临床表现与诊断】

一、临床表现

（1）患者常有肩后区疼痛，其疼痛有时呈阵发性、痉挛性剧痛，每于劳动后疼痛加重，夜间疼痛尤甚，可向颈后及上臂后侧放射，通过局部按摩而缓解。

（2）压痛是本病的常见体征。如肩胛上神经在肩胛切迹处嵌压，冈上肌的压痛点在肩胛切迹处，由于斜方肌的覆盖，一般为深压痛。冈下肌的压痛点比较恒定，局限于肩胛冈内中 1/3 交点下约 1cm 处。同时伴有肩外展，外旋无力，冈上肌、冈下肌同时萎缩；如肩胛上神经在肩胛冈盂切迹处嵌压，其压痛点以冈盂切迹处明显，冈下肌萎缩，冈上肌可以正常。

（3）嘱病人做对抗阻力肩外展和上臂外旋时，不能触及岗上、下肌收缩。肩关节外形正常。

（4）检查者将病人患侧上肢被动过度内收，使患肢横过其胸前（图4-9），此时因其肩胛骨被大幅度牵拉向外、向前，肩胛上神经受此牵拉，引起明显加重的疼痛，此为阳性。此外，任何带动肩胛骨向外向前的运动，如上肢尽力前伸等，均可加重症状。

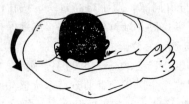

图 4-9　肩胛上神经牵拉检查

二、辅助检查

（1）X 线检查　肩胛骨前后位 X 线片，其球管向尾侧倾斜 $15°\sim30°$，以检查肩胛上切迹的形态或观察肩胛骨是否有肩胛上神经行径线路上的陈旧性骨折，可帮助间接了解肩胛上神经慢性磨损性损伤的可能性。

（2）肌电图检查　可出现肩胛上神经损伤电位、诱发电位潜伏期延长，冈上肌、冈下肌肌电出现正相电位、纤颤电位及运动单位电位减少或消失。

（3）MRI 检查　对腱鞘囊肿引起的肩胛上神经嵌压诊断非常准确，显示边界清楚。也能检查肩胛上神经受到损伤后冈上肌、冈下肌的急性、亚急性失神经变化。

（4）局部痛点封闭　于肩胛上切迹压痛点注射 1% 利多卡因，如果症状迅速缓解或消失，对确定诊断有意义。

【治疗】

一、中药内治

中药内治法可配合推拿、针灸等外治法，起到活血通络、祛除外邪、扶正固本的作用，以达到使损伤的软组织尽快修复的目的。

（1）气虚血瘀

治则：活血化瘀，益气通络。

方药：补阳还五汤加味（《医林改错》）。

组方：黄芪 30g，当归 6g，赤芍 6g，地龙 3g，川芎 3g，红花 3g，桃仁 3g，白芍 9g，熟地黄 9g。若疼痛较重者可加入全蝎 9g（研末冲服），制草乌 6g，桂枝 9g。

（2）风寒侵袭

治则：祛风散寒，益气扶正。

方药：桂枝汤加味（《伤寒论》）。

组方：桂枝 9g，白芍 9g，甘草 6g，防风 6g，白芷 9g，黄芪 30g，荆芥 9g，生姜 3片，大枣 4 枚。若寒邪偏胜者可加入制附子 9g，肉桂 9g，干姜 9g；疼痛较甚者可加地龙 12g，三七粉 3g（研末冲服）。

二、中药外治

中药熏洗疗法对本病较适宜，常用洗剂如下。

(1) 化瘀通络洗剂（《林如高正骨经验》）：当归尾 12g，桑枝 9g，续断 12g，桃仁 12g，红花 9g，川芎 12g，骨碎补 12g，桑寄生 9g，威灵仙 15g，苏木 12g，伸筋草 15g。上述诸药水煎 30min，待温度适宜，熏洗患肩部。注意防止发生烫伤。每日 2～4 次，每日 1 剂。

(2) 骨科外洗 2 方（《外伤科学》）：桂枝 15g，威灵仙 15g，五加皮 15g，防风 15g，细辛 10g，荆芥 10g，没药 10g。煎水熏洗，或将上药装入布袋水煎，以药袋热敷患肩，每日 2～4 次，每次 30min，每日 1 剂。

三、推拿治疗

推拿是治疗本病的主要方法，以舒筋通络、理筋整复为原则。通过推拿手法的施术，可解除肩胛上神经的嵌压，改善局部的微循环使损伤的神经得以修复。

(1) 手法及操作

① 患者取坐位，医者施㨰法、按揉、一指禅推法于患侧颈肩部 3～5min。

② 按揉患侧天鼎、缺盆、肩井、秉风、天宗穴 3min，以酸胀为度。

③ 拿颈椎两侧及患肩，重点在冈上肌和冈下肌。之后用重的按压、弹拨手法施于患侧颈肩部，重点在患侧肩胛冈上方相当于肩井穴的部位。

④ 擦颈肩部以热为度，可涂润滑油或配制药膏于患部，通过药物的渗透加强疗效。

(2) 注意事项　推拿治疗本病有较好的疗效，但需注意以下几点。

① 治疗期间患者须休息，避免局部受凉、不肩负、手提重物。

② 可选用推拿、理疗、针灸、封闭等疗法综合使用或交替使用。

四、针灸治疗

针灸治疗本病，当以养血活血，疏通经络为法。如配合推拿治疗，可收到满意疗效。

1. 毫针

(1) 取穴　天宗、秉风、肩髃、臑俞、后溪、肩井、曲垣、合谷、外关、阿是穴等。

(2) 方法　用补法。其中天宗与臑俞穴，均直刺 0.5～1 寸，曲垣和秉风均直刺 0.3～0.5 寸。每次选 2～4 穴，每日针治 1 次。

2. 梅花针

(1) 取穴　天宗、秉风、肩髃、臑俞、肩井、曲垣。

(2) 方法　沿穴间连线自上而下叩刺，以局部皮肤微红为宜。

3. 水针

(1) 取穴　天宗、秉风、臑俞、肩井。

(2) 药物　当归、丹参、红花、川芎等中药制剂、5%～10%葡萄糖注射液、维生素 B_1、维生素 B_{12} 等西药注射剂。

(3) 方法　每次选 2～3 穴，按各药不同用量注入穴位。注意严格消毒，勿注入血管内，掌握针刺深度。

4. 电针

(1) 取穴　同毫针。

(2) 方法　取 1～2 对穴，一般用疏波，如伴疼痛，用疏密波。调节电流应从小到大，每日治疗 1 次，每次 10～15min。

五、中药离子导入疗法

主要采用补益气血，舒筋活血的药物，与直流电配合可促进损伤的神经及其所支配的肌肉功能的恢复。

（1）方药配制 黄芪 30g，当归 30g，赤芍 20g，熟地黄 30g，红花 20g，伸筋草 20g，乌梢蛇 20g，加水 1500ml，浸泡 2h 后煮沸，文火煎 30min，过滤浓缩药液至 500ml 备用。

（2）操作方法 治疗时阳极药物衬垫置于肩胛部损伤处，辅助电极衬垫置同侧肩关节后部，固定好后开启电疗机，电流量 5～10mA，每日 1 次，每次 20min，一般连续治疗 10 日为 1 疗程，疗程间隔 3～5 日，一般治疗 3～5 疗程。

六、封闭治疗

长效激素的局部封闭，消炎镇痛效果持久，全身吸收少，是治疗早期神经嵌压综合征的有效方法。如地塞米松 4～8mg 加利多卡因 3～5ml 于痛点或肩胛上切迹处注射，每周 1 次，一般 2～3 次疼痛可迅速减轻或消失。

【运动康复】

反复的举臂过肩动作，以增强盂肱关节周围肌肉力量及有助于肩胛骨稳定的肌肉锻炼。

【预后】

大多数病人，经中医药治疗是有效的。如果病情迁延日久，出现冈上、冈下肌肉的严重萎缩，且经上述治疗确实无效，亦可考虑软组织松解术，但这是极少数。

【预防与调摄】

肩胛上神经卡压症可因肩胛骨骨折或盂肱关节损伤等急性损伤所致。肩关节脱位也可损伤肩胛上神经。治疗本病应该着重治疗原发病，嘱托患者多休息，勿劳累。注意工作、生活中的劳动保护和肩部保暖，避免肩关节及其肩胛骨急剧超范围活动。

第十节 肩胛肋骨综合征

肩胛肋骨综合征又称肩胛骨脊椎间疼痛（ISVS），是指肩胛胸壁关节（肩胛骨和胸廓之间）的活动不协调，导致双侧肩胛骨之间的三角区疼痛，同侧颈和手臂发生疼痛，并向颈部及手部放射，属祖国医学"背膂伤筋"范畴。

【临床表现与诊断】

一、症状与体征

本病病位在两肩胛骨之间。主要表现为两肩胛骨间的持续性疼痛，双肩关节前屈后伸受限，有时可在两肩胛骨间找到压痛点和条索状物。肩胛骨之间的三角肌疼痛以酸、胀、挛痛为主，常向颈部及手部放射。活动时疼痛加重，甚则运动功能障碍，如耸肩、上臂抬举后伸、扩胸、转体、颈椎屈伸旋转等。菱形肌、斜方肌紧张。手法触摸可在胸 3～6 节段平面、中线旁 7～8cm 的背肋上找到压痛点。松开较重的触压时，疼痛加重，且肩颈臂区域有感觉缺失现象。局部疼痛点封闭可收到良好的止痛效果。

二、辅助检查

血沉、抗链球菌溶血素"O"试验均正常，X线片亦多无改变。

三、诊断要点

（1）发病年龄以中年人为主，初起时，肩胛骨间疼痛，往往不引起注意，随着病情的进展，疼痛加重，并出现向同侧的头枕部、肩臂部、前胸壁等处放射痛。病情常有反复。

（2）临床检查一般无神经系统的体征。肩部及胸部无炎症表现。在肩胛骨内上角的上、下方，往往有明显的压痛点，并伴有颈、枕、胸、臂及手等部位疼痛，压迫压痛点时，可诱发或加重放射痛。

（3）化验室检查和X线检查，排除肺、肩胛骨、脊椎和肋骨的病变。

【治疗】

一、中药内治

中药内治法是治疗本病变的辅助疗法。

（1）气血瘀滞　患者有明显肩关节外伤史，肩胛骨间刺痛，活动加剧。背部疼痛拒按，疼痛点固定不移。伴有两肋间不适，小便短赤，舌质紫暗或有瘀斑，脉沉涩。

治则：理气通络，化瘀止痛。

方药：桃仁红花汤加味（《医宗金鉴》）。

组方：桃仁12g，红花12g，当归9g，川芎9g，白芍9g，枳壳9g，香附12g，熟地黄15g，柴胡12g，橘皮12g。疼痛较甚者加全蝎9g（研末冲服），桂枝9g，三七粉3g（冲服）。

（2）肝肾亏虚　患者肩胛骨间疼痛持续日久，隐隐作痛，活动加剧，没有明显固定压痛点，同时伴有腰膝酸痛，关节屈伸不利，心悸气短，舌淡苔白，脉象细弱等。

治则：益肝肾，补气血，止痹痛。

方药：独活寄生汤加减（《千金方》）。

组方：独活9g，桑寄生、杜仲、牛膝、细辛、秦艽、茯苓、肉桂、防风、川芎、人参、甘草、当归、芍药、干地黄各6g。

（3）风寒湿盛　患者肩胛背部绵绵作痛，夜间疼痛加剧，头痛身重，或腰脊疼痛。苔白脉浮缓。

治则：祛风散寒，胜湿止痛。

方药：羌活胜湿汤（《内外伤辨惑论》）加味。

组方：羌活、独活、藁本、防风、炙甘草、川芎、蔓荆子各6g，当归、赤芍、地龙各9g，狗脊、桑寄生各15g。若寒邪偏重者，可加入制附子、桂枝各6g；湿邪重者，加苍术、防己、茯苓、怀牛膝各9g。

二、中药外治法

（1）贴法

① 跌打膏（《中医伤科学讲义》）：乳香150g，没药150g，血竭90g，香油10000g，三七17500g，冰片90g，樟脑90g，铅丹5000g。先将乳香、没药、血竭、三七等药用

香油浸泡，继用慢火煎 2h，改用急火煎熬至枯，去渣。用纱布过滤，取滤液再煎，达浓稠似蜜糖起白烟时，放入铅丹，继煎至滴水成珠为宜，离火后再加入冰片、樟脑调匀，摊于薄纸上即成。将膏药烊化，外敷患处。本方用于跌打损伤初期，气滞血瘀者。

② 伤湿止痛膏（中成药），用于风湿痹痛者。

（2）熨法

① 熨背散（《备急千金要方》）：乌头、细辛、附子、羌活、川椒、肉桂各 150g，川芎 30g。共为粗末，布袋包裹，微火，令暖，以熨背上，其痛乃止。本方用于背部软组织疼痛，适用于寒重痛重者。

② 八仙逍遥散（《医宗金鉴》）：防风、荆芥、川芎、甘草各 3g，当归、黄柏各 6g，苍术、牡丹皮各 9g，苦参 15g。装袋内，扎口，水煎热熨患处。本方有祛风胜湿，活络舒筋之功。主治肩背部肿痛及外感风湿，筋骨肌肉酸痛诸症。适用于风寒湿邪侵袭，背部酸疼者。

三、推拿治疗

主要采用一指禅推法、拨络法等，急性期用轻柔手法，逐渐加大手法的力量，视患者病情而定。

（1）手法及操作

① 放松手法：患者取坐位，医者立于其后，用㨰法、按揉、一指禅推法施于肩胛骨周围，即冈上部、肩胛骨内上角、菱形肌、斜方肌颈端、背阔肌；用指揉法施于患侧的 4、5 肋间；用揉法按揉肩井、肩外俞、肩贞、肺俞、心俞、膈俞、胸夹脊、辄筋、渊腋 3～5min。

② 弹拨法：嘱病人双臂作胸前交叉，双手搭在对侧肩上，使肩胛骨向两侧拉开，可找到压痛点或疼痛条索物；在其上用拇指做连续性滑动按压、弹拨，之后患处即能感到轻松。

③ 捻转法：医者一手托握患侧手腕部，使其肩略外展，一手用拿法于上肢部，即从肩部起到前臂中端，包括三角肌、肱二头肌、肱三头肌、前臂肌群。然后，一手托握患者患侧腕关节，肩稍外展，一手用捻法、抹法在患侧手指操作，每指反复 5～10 次。

④ 结束手法：患者身体前倾，双肘支持在股骨下端（即上方稍许），暴露患侧肩胛骨周围皮肤，医者与患者相对而立，用掌擦法（或小鱼际擦法）在肩胛骨周围操作，以透热为度，可加用热敷。最后，医者对患侧上肢从肩至腕施搓法，由上至下反复 3～5 遍，施法结束。

（2）注意事项　治疗期间注意休息，并加强局部保暖，嘱病人纠正不良的姿势和不良的工作习惯，避免肩负、手提重物。指导病人进行适当的背肩胛部的主动运动和功能锻炼。

四、针灸治疗

针灸治疗本病，是临床常用的治疗方法之一，可收到良好的疗效。治疗时以调气活血，通络止痛为法，选穴时应近处取穴和手足太阳经与督脉的循经远处取穴相结合。

1. 毫针

（1）取穴

主穴：天宗、肩中俞、大椎、曲垣、膈俞、委中、后溪。

配穴：肩外俞、肩井、身柱、昆仑、阿是穴。

（2）方法　委中、后溪用泻法，膈俞用补法，其余穴位以得气为度。膈俞针尖向椎体方向斜刺 0.5～0.8 寸。大椎直刺 0.5～1 寸，使局部及肩酸胀。肩中俞、肩外俞针尖向椎体方向斜刺 0.3～0.6 寸。每次选 3～5 穴，每日针治 1 次。

2. 梅花针

（1）取穴　阿是穴周围，背部膀胱经第 1、2 侧线。

（2）方法　自上而下叩刺，阿是穴重叩，使局部皮肤发红或微出血，叩后可拔火罐。

3. 灸法

（1）取穴　阿是穴、天宗、肩外俞、曲垣、肩井、大椎。

（2）方法　常用艾条灸，艾炷灸，温针灸，温灸器灸；每次选 3～5 穴，灸 5～10min 或 5～7 壮，每日 1 次，10 日为 1 疗程，间隔 2～3 天行第 2 疗程。

五、中药离子导入疗法

中药离子导入治疗本病既可止痛，抑制受累神经末梢的疼痛反应，又可改善局部血供，加强细胞代谢而使损伤的软组织逐步恢复正常。

（1）方药配制　川乌、草乌各 100g，丹参、红花各 50g，加 50％乙醇 2000ml，浸泡 10 天后存液备用。

（2）操作方法　阳极衬垫药液置于疼痛部位，阴极衬垫置于同侧肩胛冈下天宗穴处，电流量 5～15mA，通电 30min，每日 1 次。12 次为 1 疗程，治疗 2～3 疗程，疗程间隔 3～5 天。

六、封闭疗法

1％普鲁卡因病点封闭效果最好，症状可迅速消失，3～5 次便可治愈而不易复发。操作时，嘱病人双臂作胸前交叉，双手搭在对侧肩上，在上背部可找到压痛点或疼痛条索物，回抽无回血后注入药物。常见压痛点在 T3～T4 中线旁约 7～8cm 的肋骨上。局部封闭 1 周 1 次，3 次为 1 疗程。

七、小针刀疗法

（1）操作方法　找好压痛点（多在距中 7～8cm 处），如在肩胛边缘进针，使针体和背平面成 90°刺入（俯卧位或坐位微前屈）。深度刀刃达肋骨面，刀口线方向和肩胛提肌纵轴平行方向。先纵行剥离，然后将针身倾斜，使和肩胛平面成 130°角，和背面成 50°角。刀刃在肩胛骨边缘骨面上作纵向切开剥离 1～2 次即可出针。

（2）注意事项　小针刀治疗要严格遵守小针刀治疗的操作要求以及禁忌证、适应证。

八、其他疗法

（1）制动　急性发作时，用三角巾等屈肘悬吊患者上肢，以制动休息而减轻疼痛，疼痛减轻后可配合功能锻炼。

（2）物理疗法　可选用红外线、超短波等物理疗法，亦可用中药坎离砂等热熨药治疗。

【预后】

制动休息、局部封闭、理疗、中药及推拿等治疗，均能取得较好的疗效。但病程呈间歇性，常反复发作。在治疗过程中，指导病人进行肩胛、脊背部位的功能锻炼，有加速康复的作用。

【预防与调摄】

由于本病的病因尚不明确，初步认为可能与颈椎、胸椎的一些疾病有关。本病的预防主要是预防颈椎病和胸椎病，注意调整劳动强度和姿势，做好保护，预防肩胛背部软组织的损伤，尤其避免反复损伤。

第十一节 肩胛背部肌筋膜炎

肩背肌筋膜炎又称肩背纤维织炎或肌肉风湿症，是因肩胛背的肌肉、筋膜组织因外伤、慢性劳损以及风寒湿邪侵袭而引起的，肩背部疼痛、僵硬、运动受限及软弱无力等症状，并伴有压痛、触及硬结或索条、活动功能障碍、自主神经系统功能紊乱等一系列临床表现的综合征，常累及斜方肌、菱形肌和肩胛提肌等。

肩胛背肌筋膜炎的好发人群多为室内坐位工种，女性多于男性。体弱且夹杂慢性疾病（癌症）者发病率高。

【临床表现与诊断】

1. 症状与体征

（1）肩胛背部疼痛为突出表现，肌肉僵硬板滞，或有重压感，向一侧或两侧背部与肩胛之间放射。晨起或天气变化及受凉后症状加重，活动后则疼痛减轻，常反复发作。急性发作时，局部肌肉紧张、痉挛，项背部活动受限。

（2）肩背部及肩胛内缘有广泛压痛，皮下可触及变性的肌筋膜及纤维小结，并可触及筋膜摩擦音；肩背部活动受限，一般无神经根性放射痛，故各种神经挤压试验均正常。局部可找到疼痛引发点（区），引发点（区）有其相应的反射区，找出引发点（区），可预估反射区域。

作为诊断依据的激痛点的临床确认，要具备以下四个标准。

① 跳跃征：受累区在检查按压时，可引起病人惊跳或躲避退让，其他疾病是没有这种情况的。

② 疼痛结节或疼痛索条：多数病人可检及，重压有酸痛感。

③ 交感神经症状：当叩击疼痛区域时，皮肤发生苍白或充血现象，多见于症状较重的病人。

④ 局封或局部麻醉：如果疼痛消失，即可确诊为肌筋膜炎。

2. 辅助检查

X线检查：一般无阳性体征。偶可见项韧带、冈上肌腱钙化或肩背肌筋膜增厚，颈椎生理弧度轻度变直等。

【治疗】

一、中药内治

（1）风寒湿侵袭　起病较急，身痛重着，关节屈伸不利，局部皮色苍白，触之不热，遇寒痛增，得温痛减。风盛者疼痛游走不定，湿盛者肌肤麻木不仁，身重如裹，舌质淡白腻，脉弦紧。

治法：祛风散寒，除湿通络。

方药：蠲痹汤加味（《杨氏家藏方》）。

组方：羌活、姜黄、当归、黄芪、赤芍、防风各9g、甘草3g。风寒偏胜者去当归、黄芪，加麻黄、细辛各3g，白芷9g；湿邪偏重加白术9g、生薏仁20g。

（2）脾肾虚弱　形寒肢冷、肩背冷痛、面色淡白，纳差，下利清谷，腰膝酸软，舌体淡或有齿痕，苔白脉沉细。

治法：温阳散寒，祛瘀止痛。

方药：四神丸加麻桂温经汤（《内科摘要》、《伤科补要》）。

组方：破故纸12g，肉豆蔻6g，五味子6g，吴茱萸3g，细辛3g，白芷9g，红花9g，桃仁9g，甘草3g。

（3）肝郁气滞　肩背部钝痛麻木，或震颤抽掐，或肌肉萎缩，伴五心烦热，心情不佳，口苦等。舌质淡红，舌边有瘀斑，苔白，脉弦紧。

治法：舒肝理气，活血通络。

方药：柴胡疏肝散加减（《景岳全书》）。

组方：陈皮、柴胡各6g，白芍、香附、枳壳、鸡血藤12g，桂枝9g。

二、中药外治

（1）热敷散外敷（见第二章第二节，热熨药）。

（2）本病中药外治有时疼痛敏感点遇热疼痛会加剧。若遇此情况，应停用热熨法等。可改用消炎膏（《林如高正骨经验》）：煅石膏1000g，红茶、朱砂各30g，黄连、黄柏各60g，冰片15g，炉甘石90g，蜂蜡500g，茶油3kg。上药共研成粉末，以茶油调拌，外敷患处。本方可清热活血消肿。

三、推拿治疗

推拿治疗本病有显著疗效。手法的目的是减轻疼痛，缓解肌肉痉挛，舒筋活血，防止肌筋膜粘连形成。

① 松解手法：患者坐位，医者站于患者背后，先用一指禅推法推颈项督脉及膀胱经，从上至下3～5遍，然后再拿揉肩颈部肌筋2～3分钟，并配合肩背颈项屈伸及旋转运动。

② 解痉止痛法：接上式，先用拇指点压、按揉风府、风池、肩井、风门、肺俞、心俞等穴及痛点，以酸胀感为度，可解痉止痛。然后施拇指弹拨手法于肌痉挛处或痛点，每处弹拨3～5次，力达病所，可松解粘连，缓解肌痉挛，有良好的止痛效果。

③ 整理手法：揉项背部，重点在斜方肌和菱形肌，反复3～5遍，然后拿揉斜方肌，提拿肩井2～3min，最后用小鱼际或空拳拳眼轻叩击项背部，直擦督脉和膀胱经，结束治疗。

四、针灸治疗

针灸治疗本病，对缓解或消除疼痛、促进炎症的吸收，有较好的效果。治疗时，应以经络辩证为主。引发点（区）与反射区多位于肩胛及背部，其病变多与手足太阳经和手足少阳经有关。选穴应近部取穴与循经远端取穴并重，同时根据疼痛部位的不同，注意选取其他穴位。

1. 毫针

（1）取穴

主穴：天宗、肩井、肩外俞、天柱、后溪、委中。

配穴：阿是穴、风池、外关、合谷、肩中俞、阳陵泉、昆仑。

（2）操作　每次选3～5穴，每日1次。委中用泻法，后溪用补法，其他穴位用中等刺激或强刺激。肩背部腧穴不可深刺。

2. 梅花针

（1）取穴　阿是穴周围、疼痛循经部位。

（2）操作　阿是穴（引发点）重叩，使局部皮肤发红或微出血，叩后可拔火罐。疼痛循经部位叩刺，以局部皮肤红晕而无出血为度。

3. 耳针

（1）取穴　肩背、压痛点、神门、内分泌、肾上腺。

（2）操作　每次选2～3穴，用强刺激捻转数秒钟后，留针30min，留针期间，5～10min捻转1次，每日治疗1次。

可用王不留行类药进行贴穴按压，每日按压数次，每次2～3min，5～7日换穴。

4. 水针

（1）取穴　阿是穴、天宗、肩井、肩外俞。

（2）药物　当归、丹参、红花、川芎等中药制剂，5%～10%葡萄糖注射液，维生素 B_1、维生素 B_{12}，0.25%～2%盐酸普鲁卡因等西药注射剂。

（3）操作　每次选2～3穴，按药物规定剂量准确注入穴位，掌握适当针刺深度。

5. 灸法

（1）取穴　同毫针。

（2）操作　艾条灸、艾柱灸、温针灸、温灸器。每次选3～5穴，每次灸10～20min或5～7壮，每日1次，10日为一疗程，间隔2～3日行第2疗程。

五、小针刀治疗

肩胛背部肌筋膜炎中，大多数病人在疼痛部位按压时可触及结节或条索状物，在此处可行小针刀疗法，使粘连的软组织分离，改善和疏通病变部位的血液循环，促进炎症吸收。进针处皮肤消毒、无菌处理。

治疗时可在局麻下将针刀沿肌纤维走行方向，平行刺入肌肉、筋膜附着点或硬结处，施行与骨面纵行疏通、横行剥离松解手法，有结节纵切3～5刀。若条索较长且明显者，左拇、食两指捏紧条索，固定至骨面，刀口线与条索纵轴方向一致，垂直皮肤刺入，达病变处纵切数刀，待感到肌肉和骨之间有松动感时出针刀。病情不严重者一般1次即可治愈，严重者每7日重复1次，总疗程为3～5次。

六、中药离子导入

中药离子导入多采用祛寒胜湿，活血通络之品，与直流电结合可消除肌筋膜炎症，缓解软组织，并抑制神经末梢受刺激所引起的疼痛反应，从而对本病起到有效的治疗作用。

方药配制：草乌15g，威灵仙30g，羌活20g，川芎20g，山柰15g，透骨草30g，地龙 20g，细辛 10g，汉防己 40g。上药加水 1600ml 浸泡 2h 后，煮沸文火煎 30min，煎好后用 4 层纱布过滤药液，滤出药汁约 800ml；第 2 煎加水 1100ml，煎沸 20min，滤出药汁 600ml，两煎合液备用。

操作：治疗时用 8 层白纱布垫，外包 1 层自绒垫，做成 8cm×12cm 的布垫，使用时将其置于 40～50℃ 的药液中浸透后稍拧干，放置于背部阿是穴处，通过电极板连接电疗机阴极，而辅助电极则置于大椎穴处。电流量 2～10mA，每次 20～30min，每日 1 次，12 次为 1 疗程，两疗程间休息 3～5 天。

七、西医治疗

1. 非手术治疗

（1）口服水杨酸制剂、大剂量维生素 E、维生素 B_{12}，对原发纤维组织炎有一定疗效。

（2）局部封闭是常用有效的治疗方法：1% 普鲁卡因 5～8ml，泼尼松龙 12.5～25mg，局封，每周 1 次，3 次为 1 疗程。

（3）对继发性肌筋膜炎，应以治疗原发病为主。

2. 手术疗法

对非手术疗法无效者，或继发功能障碍者，可行软组织松解术。

【运动康复】

主要是加强项背部锻炼，如做体操（单杠引体向上、俯卧撑等）、五禽戏、打太极拳等，以增强项背肌的力量，但锻炼时要注意避免受凉或感冒。

【预后】

大部分患者经保守治疗可明显改善症状，尤其是早期见效更显著，配合功能锻炼可增强疗效。

【预防与调摄】

加强肩背部功能锻炼，积极参加体育活动，如体操、打太极拳等，增强肩背部的肌力和身体素质。做好保暖、防潮湿、寒冷侵袭，改变不良生活习惯和姿势，在生活、工作中避免长期、长时间固定一种姿势或重复一种动作。体育运动或剧烈活动时，要做好准备活动。避免过度疲劳，适当劳逸结合。

鉴于本综合征的慢性本质，而且可能复发，因而治疗务求根治。对重症患者并应着眼于全身心的调整和局部治疗兼施。

第十二节 肩-手综合征

肩-手综合征是一种原因未明的上肢植物性神经功能异常引起的疼痛综合征。临床表现为肩手部疼痛，手指肿胀僵直，皮肤亮薄，肩手功能障碍等。通常发病与上肢创伤有关。但也有上肢并无创伤史者，这些病人可伴有心脏病、类风湿关节炎或脑损伤、精神性疾患等。

【临床表现与诊断】

一、症状与体征

肩手综合征好发于 40～50 岁之间的女性。是脑卒中后常见的并发症，患有心肌梗死、颈椎间盘病、骨关节疾病者也易诱发本病。

临床表现包括肩和手两部分。患者肩关节及手部肿痛、活动受限或伴有皮色改变。其早期常表现为患手出现肿胀，产生明显的运动受限，手指变粗，皮纹消失，皮肤呈粉红色或紫红色，关节活动受限表现为手被动旋后，腕背伸受限，手指间关节处于伸展位屈曲时受限，被动活动时可引起疼痛。按照病情演变分为三个阶段：

第一个阶段为3～6个月。病人在上肢受伤或疾病之后，肩发生烧灼性不适感，继之手和手指出现肿胀、疼痛。有时，仅有手的症状而肩并无改变。上肢多呈下垂位，随病情发展肩运动范围逐渐减小、屈指受限疼痛、手及手指被动运动疼痛。手和腕骨骨质疏松。

第二个阶段持续时间3～6个月。肩关节无痛性固定，手和手指肿胀减轻，指痛加剧，手指运动进一步受限。手和手指皮肤变光滑，显示神经营养不良。掌筋膜可挛缩增厚。特点是沿神经分布和损伤区域的剧烈压痛。病人手肿胀、感觉障碍、上肢烧灼感、僵硬、出汗、寒凉或发热。

第三个阶段为病程一年以后阶段。病人上肢功能丧失，肩、手强硬畸形。皮肤萎缩挛薄。肩、手无疼痛。手畸形的出现取决于手内在肌的改变、手屈伸肌的改变。X线片可见患肢广泛骨质疏松，有广泛的骨腐蚀。

不典型的形式也可只表现为其中的某一期或受累的肢体远端或近端的某一部分。

二、辅助检查

X线检查可见不同程度骨质疏松，以骨骼疼痛、易于骨折为特征。生化检查基本正常。病理解剖可见骨皮质菲薄，骨小梁稀疏萎缩，类骨质层不厚。

【治疗】

一、辨证论治

（1）寒湿阻滞　肩、臂、手部疼痛，疼痛剧烈，皮肤肿胀薄亮，色淡红，手指冰凉，寒则疼痛加重，关节僵硬。手指皮肤回血反应差。舌淡红，苔白腻，脉弦紧。

治法：温经散寒，祛风除湿。

方药：乌附麻辛桂姜汤（原成都中医药大学戴云波方）加减。

组方：制川乌9g、制附子9g、麻黄6g、细辛3g、桂枝9g、干姜9g、甘草6g、蜂蜜适量加地龙15g、白芍9g、丹参15g、三棱9g、莪术9g。

（2）湿热交阻　肩臂手部疼痛重着，肿胀，有灼热感，皮肤薄亮，色红，遇热则疼痛加重，关节僵硬，手指皮肤回血反应差。伴有发热、口渴，心烦不安等全身症状。舌质红、苔黄腻、脉滑数。

治法：清热通络，祛风除湿。

方药：白虎加桂枝汤（《金匮要略》）加减。

组方：知母9g、甘草（炙）3g、石膏30g、粳米6g、桂枝（去皮）9g，加丹参15g、生地20g、赤芍9g、地肤子9g、地龙15g、木通9g。

（3）痰瘀阻络　肩臂手部疼痛，如针刺感，局部肿胀皮肤薄亮，色紫红或暗红，关节僵直，手指皮肤回血反应差，甲皱毛细血管充盈时间延长。舌质暗红或有瘀斑，苔黄腻，脉弦涩。

治法：活血祛瘀，化痰通络。

方药：桃红饮（《类证治裁》）加减。

组方：桃仁 9g，红花 9g，川芎 9g，当归尾 9g，威灵仙 9g，加穿山甲 6g、地龙 15g、地鳖虫 6g、三棱 9g、莪术 9g。

二、中药外治

① 宣痹洗剂（《现代难治病诊疗学》方）：桑枝、桂枝各 12g，羌活、独活各 15g，生川乌、制川乌各 12g，两面针 15g，榕树须 20g，络石藤 10g，铁树根 10g，白茄根 20g，松节 30g，桑寄生 15g，归尾 20g。将上药煎汤后浓缩成 250～300ml 药水，另加米黄酒 500g，倒入盆中，水温夏天 35℃，冬天 40～45℃。将患手置入盆内浸泡，20～30min，每周 3 次，每次浸泡后配以理筋手法。温经散寒，祛风除湿，可用于寒湿阻滞型肩手综合征。

② 热痹洗剂（《现代难治病诊疗学》方）：黄芩 18g，黄柏 18g，苍耳叶 15g，忍冬藤 12g，怀牛膝 12g，络石藤 18g，红豆 18g，威灵仙 15g，刺五加 18g，蛇床子 10g，薄荷脑 6g。浓煎 300～500ml，浸泡患肢 20～30min，每周 3 次；浸泡后配以舒筋活络手法。清热通络，祛风除湿，可用于湿热交阻型肩-手综合征。

③ 化瘀通络洗剂（《林如高骨伤验方歌诀方解》）：骨碎补 15g，苏木 15g，桑寄生 15g，伸筋草 15g，威灵仙 15g，桃仁 9g，续断 9g，当归尾 9g，桑枝 9g，川芎 6g，红花 6g。水煎至 500ml，熏洗，每剂加黄酒 60g，每日 1 剂，熏洗 2 次。每次 30min。浸泡完毕后配以理筋手法。活血舒筋，化瘀通络，可用于痰瘀阻络型肩-手综合征。

三、推拿治疗

推拿治疗可以舒筋活络，增加局部血液循环，改善局部新陈代谢，促进功能恢复，对肩手综合征患者治疗有一定疗效。

（1）一指禅推法。病人取坐位，术者以一指禅推法治疗其颈、肩及上肢 2～3min。

（2）单手㨰法。病人体位同上，术者以单手㨰法治疗其颈肩及上肢约 3min。

（3）拿揉法。病人体位同上，术者以单手拿揉法先拿揉颈项部，再拿揉肩及上肢部 5～7 遍。

（4）拇指点按法。病人体位同上，术者以单手拇指点按法点按风池、大椎、肩中俞、肩髃、臂臑、曲池、手三里、外关、合谷等穴。

（5）搓抖法。术者先以两手相对搓揉其肩部及上肢，再用两手握其腕部以抖法抖上肢 3～5 遍。

（6）摇肩及上肢法。术者以大幅度摇法摇肩及上肢。顺时针、逆时针各 3 次。

四、压迫性向心缠绕

向心缠绕手指被证明是一种简单、安全和非常有效的治疗周围性水肿的方法。

具体方法：用一直径 1～2mm 的线绳由远端向近端缠绕拇指，然后是其他手指，缠绕开始于指夹处做成一小环，然后快速有力地向近端缠绕至指根部不能再缠为止。缠完后，治疗师立即从指端绳环处迅速拉开缠绕的线绳。将每个手指都缠一便后，开始缠手，同样在掌指关节处做一环，然后由掌指关节向近端缠绕，到达拇指根部时，使拇指内收，把拇掌指关节一并缠绕，直至腕关节。治疗师可从腕关节开始向上缠绕上肢（图 4-10）。

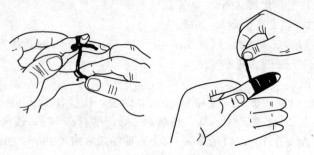

图 4-10 压迫性向心缠绕

五、神经阻滞及手术疗法

交感神经封闭和切除被认为是目前治疗肩手综合征最有效的方法之一。通过对局部交感神经过行阻滞和切除，阻断了自主神经系统介导的异常反射，从而达到治疗肩-手综合征的目的。

交感神经阻滞方法包括星状神经节阻滞和外周交感神经阻滞。常用药物有 0.2% 利多卡因和布比卡因混卡液。Mays 对 10 例患者以吗啡 2mg 稀释到 7ml 生理盐水中，行星状神经节封闭，8 例完全缓解。外周静脉区域交感神经阻滞的经典药物胍乙啶、利血平也有良好的疗效。利血平可减少交感神经末梢囊泡对儿茶酚胺的再摄入，缓慢耗竭其内部的去甲肾上腺素；胍乙啶可作为假神经递质为神经末梢所接受，从而达到短暂的交感神经化学阻滞作用。经交感神经阻滞等非手术治疗效果不佳者可以考虑交感神经切除术，包括药物性切除（主要方法是用 6% 碳酸和 50% 乙醇，促进神经变性，中断交感神经冲动）和手术切除。

【运动康复】

鼓励患者进行主动运动。如患者处于仰卧位时，可练习上肢上举动作；在确保肩胛骨正确位置的前提下，帮助患者进行患肢抓握动作训练，包括拧毛巾、抓握木棒、握球等。在主动运动过程中，应避免各类可引起疼痛的活动及体位。手、腕及肩关节的被动活动应动作轻柔，在无痛范围内进行前臂旋后及卧位时的上肢上举等训练。

【预后】

本病预后较差，早期治疗尤为重要。如不能早起进行干预，晚期则会并发手部的畸形，且具有典型性，虽无水肿和疼痛，但关节的活动将永久丧失，腕关节、掌指间关节活动明显受限，前臂旋后受限，手掌变平，大小鱼际肌萎缩，因此肩手综合征的预防相当重要，一旦发生不但给患者带来疼痛，而且会严重影响上肢功能的恢复。

【预防与调摄】

低枕并卧硬板床，减少伏案工作时间，注意休息。

时刻注意患肢的摆放姿势，避免任何可能造成患肢疼痛的姿势和活动，在运动疗法及任何外出检查之前要对患侧肩胛进行充分被动活动，保护肩关节不受外伤。防止患手长时间处于下垂位，腕关节保持背屈，促使静脉回流，可采用上翘夹板固定腕关节于背屈位，同时也可防止腕关节屈曲挛缩。

患手主动及被动活动，调理情志，避免久居潮湿之地，并注意饮食起居，适寒温，防止外邪侵袭，对于防止本病的发生有重要作用。

患者患肢手背皮肤肿胀薄亮严重时，应注意保护皮肤，防止硬物刺破皮肤以形成伤口难愈。

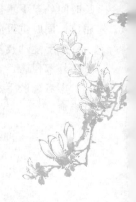

第五章 腰痛症

第一节 急性腰扭伤

急性腰扭伤俗称闪腰、岔气，是指腰部肌肉、筋膜、韧带、关节囊、椎间小关节、腰骶关节的急性损伤，多因突然遭受间接外力所致，在肌肉起点或止点处产生部分撕裂或完全断裂，偶可产生筋膜破裂和肌疝。急性腰扭伤是腰痛疾病中最常见的一种，其特点是腰痛症状在扭伤后立即出现，症状严重而不伴有下肢的神经症状，病程短而易于恢复。多发于青壮年体力劳动者，长期从事弯腰工作的人和平时缺乏锻炼，肌肉不发达的人，常易患此病。

【临床表现与诊断】

一、临床表现

（1）**症状** 急性腰痛是本病的主要症状，患者在受伤后立即出现腰部一侧或两侧剧烈疼痛，范围局限，有准确的疼痛部位。腰部活动、咳嗽、打喷嚏，甚至深呼吸时疼痛加剧。严重者可使患者在受伤的当时因疼痛而出现闭气，腰部不能挺直，面色苍白。有部分患者在受伤当时能清楚听到或感到韧带撕裂的声响。

（2）**体征**

① 局部压痛：扭伤早期，绝大多数患者都有单侧或双侧局限且明显的压痛点，而且压痛点比较固定和有一定的范围，多在第3腰椎横突尖、腰骶棘间韧带或棘突旁深处、髂后上棘等（图5-1）。压痛点代表组织受伤处。

② 肌痉挛：主要发生于骶棘肌和臀大肌，因疼痛刺激所引起，也是对疼痛的一种保护性反应，可为单侧或双侧。这些肌肉的紧张度增加而有压痛，俯卧时可以缓解，但用手指压痛时，痉挛又复出现。

③ 脊柱生理性曲线的改变：肌肉、

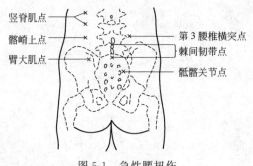

竖脊肌点
髂嵴上点
臀大肌点

第3腰椎横突点
棘间韧带点
骶髂关节点

图 5-1 急性腰扭伤

筋膜和韧带的撕裂可引起疼痛,疼痛可引起肌肉的保护性痉挛,不对称的肌痉挛可引起脊柱生理性曲线的改变从而使神经根免受刺激。根据临床所见,约半数以上的急性腰扭伤患者,有不同程度的腰椎曲线改变,有的是前凸减小,有的是向左、右侧弯。至疼痛和痉挛解除后,此种畸形亦自行消失。

④ 放射痛和牵扯性神经痛:约有一半的腰扭伤患者可有下腰部的放射痛和下肢牵扯性疼痛,痛点多在臀部、大腿后侧和大腿根部或大腿前侧。

⑤ 腰部功能受限:特别是前屈受限,行走时用手支撑腰部,卧位时难以翻身等。

⑥ 神经系统检查:急性期病人直腿抬高试验时,引起腰部疼痛,且可向臀部及大腿后扩散,勿误为直腿抬高试验阳性而诊断为腰椎间盘突出症,后者应有沿神经到小腿及足的放射痛。但有的急性腰扭伤就是椎间盘突出症,应留意观察。小关节损伤者腰部扭转亦痛。

⑦ 其他:直腿抬高加强试验(一),拾物试验(+)。

(3)辅助检查

① X线检查:对于严重的腰扭伤患者,应拍腰骶部正、侧位 X 线片,必要时拍斜位片。一般软组织扭伤,X 线片不显示任何病理性腰椎峡部骨折、骨质增生、肿瘤或结核等。

② MRI 检查:可显示肌肉、筋膜损伤的部位、范围及程度,但很少用。

二、诊断要点

有确切的外伤史及显著的腰痛和局部压痛,患侧出现保护性肌痉挛,即可确诊。腰部 X 线拍片排除骨折。

【治疗】

一、中药内治

1. 辨证治疗

(1)气滞络阻　腰痛时轻时重,痛无定处,重者腰部运动受限,行走困难,咳嗽震痛,舌苔薄,脉弦数。

治法:理气通络,和营止痛。

方药:泽兰汤(《医学新悟》)加减。

组方:泽兰叶、当归尾、赤芍、苏木、桃仁各 9g,牡丹皮、牛膝、羌活、乳香、没药各 6g,红花、三七各 3g,土木香 5g。

(2)血瘀气阻　腰痛局限一侧,局部瘀肿,压痛明显,腰部活动受限。或有腹胀,大便秘结,舌质略有瘀点,脉弦紧。

治法:活血行气消瘀。

方药:复元活血汤(《医学发明》)加减。

组方:大黄 20g,桃仁 10g,当归 10g,柴胡 10g,天花粉 20g,红花 6g,穿山甲 6g,甘草 10g。

2. 中成药

可选用大活络丹、小活络丸、养血荣筋丸、跌打丸、云南白药、三七片、七厘散等。

二、中药外治

（1）敷法

① 消肿膏（陕西中医学院附属医院经验方）：白及、骨碎补、丹参、红花、天南星、自然铜、黄芩、赤芍、香附各9g，木香、乳香、桃仁各12g，刘寄奴、栀子、当归各15g。以上共研细末，以鸡蛋清调成糊状，摊于纱布上，敷于患处。本方消肿止痛。用于一切跌打损伤，肢体肿胀疼痛。

② 双柏散（《中医伤科学讲义》）：侧柏叶2份，黄柏1份，大黄2份，薄荷1份，泽兰1份。上药为末，以水蜜糖或凡士林调成膏，外敷。本方活血解毒，消肿止痛。治疗跌打早期，创疡初起，局部红肿热痛或局部包块形成而无溃疡者。

③ 消炎散（经验方）：大黄、栀子、橘皮各30g，黄连、黄柏各10g，赤芍24g，白芷、红花各10g，香附24g，当归尾、姜黄、乳香、没药、冰片各8g。共为细末，用凡士林适量和药粉调成糊状，加热外敷患处。本方消炎化瘀、退肿止痛。治疗创伤初期血瘀肿痛发热者。

（2）如无瘀肿仅有疼痛者，可用狗皮膏、麝香虎骨膏、伤科膏药、伤湿止痛膏外贴。

三、针灸治疗

1. 毫针

（1）取穴

主穴：水沟、后溪、委中、肾俞、腰阳关、大肠俞。

配穴：腰痛，牵及胁肋，转侧困难，加足临泣、绝骨；腰痛前俯，背如横木相顶，不能后仰，加攒竹、通天；腰痛前俯引痛，行步不便者，加腹哀、阴陵泉。

（2）操作　治疗时往往先采用经验穴，进针后施以中强刺激，行针后令患者缓步走动，试动腰部，隔5min行针1次，留针20min。其他穴位可酌情选用。肾俞、大肠俞进针1.5寸，产生局部酸胀感即可，体质弱者可刺激稍轻。一般针刺每日1次，急性期疼痛甚者，可每日针刺2次，5～10次为1疗程。委中或腘中紫脉可用三棱针放血，出黑血20～30ml，以血色变红为度。

2. 梅花针

（1）取穴　局部压痛点。

（2）方法　循痛区或压痛点重叩，直至微出血或见皮肤潮红，然后加拔火罐。此法较适用于新伤局部血肿明显或陈伤血瘀久留的病症。

3. 耳针

（1）取穴　腰椎、骶椎、敏感点、肾、皮质下、神门。

（2）方法　取患侧耳穴，一般先选用敏感点，强刺激，留针20min，每隔5min行针1次。留针期间嘱患者活动腰部。也可用王不留行籽作耳穴按压，每次按压2min左右，耳穴按压至耳部有热胀感为度。

4. 艾灸

（1）取穴　肾俞、次髎、阿是穴。

（2）方法　每次选2～3个穴位，用艾条悬灸，每次10～15min，灸至局部皮肤潮红为度，每日灸治2次左右，5次为1疗程。本法最好在扭伤后24h以后施用。

四、推拿治疗

本病采用推拿治疗可获显著疗效。具有行气活血，消肿止痛，舒筋活络的作用。通过手法可以缓解肌肉痉挛、改善血循环、消除瘀滞、加速瘀血的吸收，促进损伤组织的修复。

① 松解手法：患者俯卧位，肢体放松，医者站于患侧，先用𠭤、按揉手法在腰椎两旁骶棘肌往返治疗3～5遍，然后用两手拇指与其余四指对称用力，轻柔地拿揉腰背部肌肉，方向与肌腹垂直，从腰1至腰骶部，由上而下，重点拿揉腰椎两侧骶棘肌和压痛点，反复拿揉2～4min。以缓解肌肉痉挛，改善局部血循环。

② 点拨止痛法：以双手拇指点按肾俞、膀胱俞、气海俞、大肠俞等背俞穴及压痛点，每穴0.5min。然后在痛点或肌痉挛处施弹拨手法，每处3～5次，以解痉止痛，松解粘连。

③ 理筋整复法：医者一手掌按住腰骶部，另一手肘关节屈曲，用前臂抱住患者一侧大腿下1/3处施腰部后伸扳法，有节奏地使下肢一起一落，反复5～8次，随后摇晃旋转腰骶和髋部，两侧各数次。然后患者侧卧位，患肢在上，屈膝屈髋，健肢在下，自然伸直，医者一手扶按肩前，另一手扶按髋臀部，快速地斜扳，即可听到复位的弹响声。此法可调整腰椎后关节紊乱，使错位的关节复位，嵌顿的滑膜回纳。

④ 整理手法：医者以掌根或小鱼际着力，在患者腰骶部施揉按手法，从上至下，先健侧后患侧，边揉按边移动，反复3～5次，然后用小鱼际直擦腰部两侧膀胱经，横擦腰骶部，以透热为度，必要时配合局部湿热敷，以达到舒筋通络，活血止痛的目的。

五、其他疗法

（1）局部封闭 如急性腰扭伤后疼痛剧烈并伴有肌肉痉挛者，可选用主要痛点局部封闭的方法。选好痛点，用0.5％普鲁卡因20ml做损伤组织浸润，如为局部损伤，浸润正确，则可立即止痛。此方法既有诊断价值，又可解痉止痛、改善血运、防止粘连。药液内加入泼尼松龙1ml，可减轻炎症反应，防止粘连形成。有效者3～4天后重复1次。

（2）理疗 可根据病情选用超声波、高频电疗、离子透入、红外线、坎离砂等，可临证时权衡选用，但理疗一般不宜过早。

（3）固定与练功 伤后宜卧硬板床休息，以减轻疼痛，缓解腰肌痉挛，防止继续损伤。疼痛缓解后，宜做腰部背伸锻炼，后期宜加强腰部的各种功能锻炼。

【运动康复】

1.腰部柔韧性体操练习：两脚并拢站立，背肌伸直，两手插于腰部，先深深地吸一口气，然后一边慢慢地呼气，一边上半身向右弯曲，与此同时，脸要尽量向后右方看；呼气后放松全身力量，恢复原来的姿势，以相反方向做同样运动。左右交互各做5次，注意配合呼吸来做。

2.腰背肌力量练习：①俯卧位，头偏向一侧，双手在腰后紧握，以腹部为支点，头胸部和双下肢翘起，注意膝关节保持伸直位。每次抬起时间维持5～10s，做10次后休息1～2min，再做10次，可重复2～3次。②五点支撑法：取仰卧位，双侧屈肘、屈膝，以头、双足、双肘五点作支撑，用力将腰拱起（亦可用双手掌托腰拱起），反复练习。③三点支撑法：经五点支撑锻炼后，腰部肌肉较好者可把双臂置于胸前，以头及双足三点作支撑，头、脚用力作拱腰锻炼，反复多次。④四点支撑法：即在前者的基础上，以双手、双足四点支撑作拱桥式锻炼，反复多次。

3. 后退行走练习：定位，抬头挺胸，双目前视，两臂自然下垂，随后退行走自然摆动，开始练习时，可向前走 10 步，然后后退 10 步，反复进行，逐渐增加步数，至后退步走 100～200 步，每次练习 1～2 次。

【预后】

治疗上主要为保守疗法，如卧床，推拿、理疗，腰背肌功能锻炼等，一般都可以治愈，且不易复发。

【预防与调摄】

该病是腰部肌肉、韧带、关节囊、筋膜的急性损伤所致。因此预防本病的关键是注意对腰部的保护。日常生活掌握正确的劳动姿势，如扛、抬重物时要尽量让胸部挺直，髋膝部曲直，起身应以下肢用力为主，站稳后在迈步、搬、提重物时，应取半蹲位，使物体尽量贴近身体。尽可能加强劳动保护，在做扛、抬、搬，提等体力劳动时，应使用护腰带，以协助稳定腰部脊柱，增强腹压，增强肌肉工作效能。如在寒冷潮湿环境中工作后，应洗热水澡以祛除寒湿，消除疲劳。尽量避免弯腰性强迫姿势工作时间过长。为了预防腰部损伤，要循序渐进地加强除腰背肌训练外的腹肌力量训练，有助于防止脊柱过伸而造成的腰部损伤。患病后积极采取有效治疗防止转为慢性。治疗期间，腰部宜卧硬板床，制动 3～5 天，以利损伤组织的修复，并注意局部保暖，病情缓解后，适当加强户外活动。

急性腰扭伤后，卧床休息是最基本的治疗。卧床休息不仅有利于解除腰肌痉挛，减少活动和减轻疼痛，而且有利于促进损伤组织的修复和愈合。对于合并久治未愈的棘上、棘间韧带撕裂，疼痛严重者，应行手术修补。

第二节 慢性腰肌劳损

慢性腰肌劳损是指腰部累积性的肌肉及筋膜的慢性劳损，是引起慢性腰痛中最常见的一种疾病，一般没有明显的外伤，可见于因腰部急性损伤治疗不及时、治疗不当或反复受伤后遗留为慢性腰痛。主要症状是腰部酸痛，日间劳累加重，休息后可减轻。慢性腰肌劳损日积月累，可使肌纤维变性，甚而少量撕裂，形成瘢痕或纤维条索或粘连，遗留长期慢性腰背痛，常被用作没有明确器质性病变的慢性腰背部疼痛的总称，也有人称为功能性腰痛。

【临床表现与诊断】

一、临床表现

（1）症状　长期反复发作的腰部酸痛或者胀痛，适当活动和经常改变体位时减轻，活动过度又加重，弯腰过久则疼痛加重，直腰困难。阴雨天和潮湿、寒冷气候时可使症状加重。

（2）体征

① 腰部可有广泛压痛，脊椎活动多无异常。急性发作时，各种症状均明显加重，

并可有肌肉痉挛，脊椎侧弯和功能活动受限。

② 腰部外观及活动多无异常，部分患者腰肌呈挛缩现象，走路时呈侧弯姿势，叩击痛的范围比较广泛，叩击两侧腰骶时多有舒适感。

③ 直腿抬高试验阴性，神经系统检查无异常。

（3）辅助检查　X线检查多无异常发现。少数病例可见骨质普遍疏松，椎体可出现鱼尾样双凹形，椎间隙增宽，受累椎体多发、散在。可有脊柱腰段的生理性弯曲改变或有轻度侧弯。有时可发现先天性异常，如第5腰椎骶化、第1骶椎腰化、隐性骶椎裂，或有骨质增生现象等。

二、诊断要点

（1）病程长，无明显受伤史，多发生于长期弯腰慢性积累的创伤，或因急性扭伤治疗有反复，不彻底而引起。

（2）工作姿势不良，经常弯腰活动，或平日体育锻炼少，病后体弱、过早劳动等。

（3）疼痛部位为易劳损的肌腱、韧带附着点，有劳累重，休息轻的特点。

（4）实验室检查无特征变化，X线排除骨疾病，或仅有结构缺陷，容易劳损。

【治疗】

一、中药内治

1. 辨证治疗

（1）寒湿证　腰部冷痛重着，转侧不利，静卧不减，阴雨天加重。舌苔白腻，脉沉。

治法：祛风散寒，宣痹除湿，温经通络。

方药：羌活胜湿汤（《内外伤辨惑论》）加减。

组方：独活12g，羌活9g，藁本15g，防风9g，川芎6g，蔓荆子15g，若寒重痛剧者，加制川乌10g，麻黄10g；若湿邪重者，加苍术10g，薏苡仁15g，防己12g。

（2）湿热证　痛而有热感，炎热或阴雨天气疼痛加重，活动后减轻，尿赤。舌苔黄腻，脉濡数。

治法：清热化湿。

方药：二妙汤（《医学正传》）加减。

组方：苍术15g，黄柏10g，牛膝10g，木瓜10g，薏苡仁12g，豨莶草8g。

（3）瘀滞证　腰痛如刺，痛有定处，日轻夜重，轻则俯仰不便，重则因痛剧不能转侧，拒按。舌质紫暗，脉弦。

治法：活血化瘀，行气止痛。

方药：身痛逐瘀汤（《医林改错》）加减。

组方：秦艽15g，川芎12g，红花12g，当归10g，桃仁10g，香附12g，甘草6g，五灵脂6g，羌活8g，没药8g，牛膝10g，地龙6g。

（4）肾虚证　腰痛，绵绵不绝，腿膝乏力，喜按喜揉，遇劳更甚，卧则减轻，常反复发作。偏阳虚者面色发白、手足不温、少气懒言，腰腿发凉，舌质淡，脉沉细。偏阴虚者心烦失眠，咽干口渴，面色潮红，倦怠乏力，舌红少苔，脉弦细数。

a. 肾阳虚者

治法：温补肾阳。

方药：补肾活血汤（《伤科大成》）加减。

组方：熟地 10g，补骨脂 10g，菟丝子 10g，杜仲、枸杞子、当归尾、红花、山茱萸、肉苁蓉、没药、独活各 3g。

b. 肾阴虚者

治法：滋补肾阴。

方药：大补阴丸（《丹溪心法》）。

组方：熟地黄（酒蒸）15g，龟板（酥炙）15g，黄柏（炒褐色）10g，知母 10g，猪脊髓（蒸熟）适量。

2. 中成药

可选人参健脾丸、补中益气丸、强肾片等配合独活寄生丸、活血止痛胶囊或通痹片、壮骨关节丸等治疗。

二、中药外治

（1）敷法　活血止痛膏（陕西中医学院附属医院经验方）：本方组成用法参见第三章第三节项韧带钙化。

（2）熏洗法　舒筋活络洗剂（陕西中医学院附属医院经验方）：本方组成用法参见第三章第三节项韧带钙化。

三、针灸治疗

1. 毫针

（1）取穴

主穴：肾俞、大肠俞、腰阳关、上髎、委中、阳陵泉、昆仑。

配穴：腰臀筋膜劳损，配环跳、居髎、压痛点；棘间韧带劳损，配相应节段的夹脊。

（2）方法　每次酌情选用 4～5 穴，压痛点和肌肉痉挛点为重点针刺部位，可采用合谷刺、齐刺、扬刺法，中强刺激，每日 1 次，10 次为 1 疗程。亦可同时加用电针疗法，以加强疗效。

2. 耳针

（1）取穴　坐骨、肾、腰椎、神门、皮质下、敏感点。

（2）方法　穴位常规消毒后，短毫针快速刺入所取的耳穴内中等刺激，留针30～60min。每日或隔日 1 次。10 次为 1 疗程。或埋针，或耳压王不留行籽，2～3 日更换 1 次，7 次为一疗程。

3. 梅花针

（1）取穴　关元俞、委中。

（2）方法　以梅花针叩打穴位局部皮肤至微出血，再拔火罐 10～15min，吸出紫红色瘀血。隔日 1 次，5 次为 1 疗程。

4. 灸法

（1）取穴　肾俞、秩边、大肠俞、腰阳关、阿是穴。

（2）方法　以上穴位行艾炷灸，每次选用 2～4 穴，隔姜灸。亦可用艾条行温和灸，温度以病人感觉舒适为度。或行温针灸。此法对慢性腰扭伤尤其是对肾虚腰痛、寒湿腰痛的病人尤为适宜。除了使用直接灸及间接灸以外，还可用中药制成袋状，隔水蒸热后，置于疼痛部位，此法不必拘于一定的穴位，每日 1 次，睡前为宜。

四、推拿治疗

慢性腰肌劳损的手法治疗的目的在于舒筋活血，温经通络。

1. 舒筋活络法

（1）取穴　肾俞、大肠俞、八髎、秩边。

（2）操作　病人俯卧位，医生站于一侧，沿病人腰部两侧膀胱经用较重刺激的㨰法上下往返治疗 5～6 遍，然后用较重刺激按揉大肠俞、八髎穴、秩边等穴，再直擦腰背部两侧膀胱经，横擦腰骶部，均以透热为度，最后拍击腰背部两侧骶棘肌，以皮肤微红为度。酸痛较重者可再在患部加热敷。

2. 止痛法

（1）鱼际深揉法　患者俯卧，术者居一侧，用两手大鱼际交替深揉腰部肌群，约 5min，使肌群放松，此法为止痛术准备性手段。

（2）肘尖点按法　患者俯卧。术者用右肘尖自上而下点压腰椎棘突旁开五分（约 2cm）处的所有部位，点压由浅入深，缓缓下沉，用力深透，共约 5min。此法对缓解疼痛，改善腰部组织的不平衡状态，效果较好。

（3）穴位搓摩法　患者俯卧。术者用两手大鱼际或掌根以每秒 4 次的频率深而有力地交替搓摩位于第二腰椎棘突下旁开 4.5cm 处的肾俞穴，位于第四腰椎棘突下旁开 4.5cm 处的大肠俞和八髎穴，各 1min 左右，以温热为度。之后重点搓摩疼痛明显的部位 1～2min。此法可温通经气，散寒止痛。

（4）肘尖拨揉法　患者俯卧。术者用两侧肘尖交替在腰部的痛点部位及放射区域，进行大幅度深而有力的拨揉活动。肘尖拨揉要持续进行，不可时动时止，更不可滑动表皮以损伤皮肤。此法对缓解劳损性腰痛具有手到痛止的良好疗效。

（5）下肢屈伸法　患者仰卧，术者站在双脚一侧，两手同时抓住患者左右髁部，再将髋膝关节最大限度地弯曲，然后最大限度地拉开，如此反复十数次，患者缓缓坐起，术者站在患者背后，改用叩击松腰法，即术者将右手握成空拳状，以每秒 2 次频率持续叩击腰部所有部位，使其充分放松。

五、小针刀疗法

（1）在腰椎横穿尖部的深在性痛点处进针刀，深度达横突尖部骨平面，刀口线和脊柱纵轴平行，刀锋达骨面后，转动刀口线和横突纵轴近端呈 135°角。将刀锋移至横突尖部下角，沿刀口方向使针体倾斜，并与腰平面的髂嵴方向中呈 30°角，先纵行再横行剥离，然后出针刀。

（2）在髂骨处的压痛点上进针刀，深度达髂骨面，刀口线方向与脊柱纵轴呈 45°角，针体与髂骨面垂直。先纵行再横行剥离，然后出针刀。

六、封闭疗法

对有局限性压痛点者，可用醋酸泼尼松龙或醋酸氢化可的松 1ml，加 1% 普鲁卡因 5～10ml 做痛点注射，5～7 天 1 次，3～4 次为一疗程。或用当归注射液、丹参注射液或维生素 B_1、维生素 B_{12} 做穴位注射，参考穴位有阿是穴、大肠俞、关元俞、腰眼等，每次选用 1～2 穴，每穴 1～2ml，每日或隔日 1 次。10 次为 1 疗程。

七、西药治疗

口服止痛解痉类药物，如阿司匹林、吲哚美辛、布洛芬。但勿长期使用，以免诱发胃肠溃疡。

【运动康复】

加强腰背伸肌锻炼，是治疗慢性腰肌劳损的重要辅助手段。

1. "飞燕训练"：俯卧位，双臂放于身侧，两腿伸直，将头、上肢和下肢用力向上抬起，如飞燕状，坚持 10s，早晚各 1 次，每次各做 20～30 下。

2. "搭桥训练"：仰卧位，双腿屈曲位，以双足、双肘及后头部为支点，用力将臀部抬高，呈拱桥状，坚持 10s，早晚各 1 次，每次各做 20～30 下。

3. 腰部前屈后伸运动：在完成上述训练后，下床后起立，两手支撑腰部，然后稳健地做腰部充分前屈和后伸各 5 次。方法及数量同上。大多患者经过 5 次治疗后腰部疼痛消失，脊柱活动正常，可自主翻身，独立行走。1 个疗程的治疗后，嘱患者每日可继续行功能锻炼，早晚各 1 次，可长期坚持锻炼。

【预后】

慢性腰肌劳损经中医药治疗一般能明显改善症状，特别是早期疗效显著，但本病往往易复发，应注意平时的工作姿势。如能配合功能锻炼，并持之以恒，则有利于提高疗效。

【预防与调摄】

慢性腰肌劳损治疗困难，重在预防。

① 加强锻炼，提高身体素质：特别是长年坐着的人，腰背肌肉比较薄弱，容易损伤。因此，应有目的地加强腰背肌肉的锻炼，如做前屈、后伸、左右腰部侧弯、回旋以及仰卧、起坐的动作，使腰部肌肉发达有力，韧带坚强，关节灵活，减少生病的机会。肥胖者应减肥，以减轻腰部的负担。其次要注意自我调节，劳逸结合，避免长期固定在一个动作上和强制的弯腰动作，如站久了可以蹲一蹲，蹲下不仅使腰腿肌肉得到放松休息，而且也减少了体能的消耗。

② 保持良好的姿势并矫正各种畸形：正确的姿势应是抬头平视、收腹、挺胸、维持脊柱正常的生理弧度，避免颈椎和腰椎过分前凸。在儿童和青年发育期，尤其是学龄儿童保持良好姿势最重要。对于姿势不良者应及时纠正。当下肢或骨盆出现畸形或活动障碍时应纠正。

③ 工作中注意体位：避免在不良的体位下劳动时间过长，改善体力劳动条件，对单一劳动姿势者应坚持工间锻炼，或采用围腰保护腰部。

④ 注意劳逸结合：慢性病、营养不良、肥胖者，要注意休息，加强治疗，病后初愈、妊娠期、分娩后、月经期应注意休息，避免过劳。急性腰扭伤患者应彻底治疗。

第三节　第 3 腰椎横突综合征

第 3 腰椎横突综合征指第 3 腰椎横突与附近组织发生牵拉、摩擦、压迫刺激形成的慢性腰痛。临床上除棘突两侧或一侧有明显压痛点（第 3 腰椎横突处），因牵拉刺激神经，还可出现沿着大腿向下的放射痛，有时放射至小腿的外侧。其临床症状主要是腰部疼痛（特别是在第 3 腰椎横突处）。第 3 腰椎横突综合征在中医学中没有相应的病名，根据其临床表现，本病属中医学"腰痛"或"腰腿痛"范畴。

【临床表现与诊断】

一、临床表现

（1）症状 腰部疼痛，多表现为腰部及臀部弥散性酸痛，也可剧痛，有时可向大腿后侧及至腘窝处扩散，一般不超过膝关节。腰部活动时或活动后疼痛加重，有时患者翻身及行走均感困难，晨起或弯腰时疼痛加重。腰部后仰不痛，向对侧弯腰受限，严重时影响日常生活及工作。

（2）体征

① 重要的体征是竖脊肌外缘第 3 腰椎横突尖端，相当于第 3 腰椎棘突旁 4cm 处有局限性压痛（有的可在第 2 腰椎或第 4 腰椎横突尖端处），尤其是瘦长型患者。有时压迫该处由于第 2 腰神经分支受刺激可引起同侧下肢反射痛，反射痛的范围多不过膝。

② 早期可见患侧腰部及臀部肌肉痉挛，表现为局部隆起、紧张，晚期则病侧肌肉萎缩。

③ 腰部功能多无明显受限。直腿抬高试验可呈阳性，但多超过 50°，加强试验阴性。神经系统检查无异常。

④ 压痛点用 1‰或 0.5％普鲁卡因 10～20ml 注射后，疼痛及压痛消失。

（3）辅助检查 X线检查可无异常改变，或有第 3 腰椎横突明显过长或左右不对称，或横突尖部略有密度增高区。

二、诊断要点

多见于从事体力劳动的青壮年，病史有突然弯腰，跌仆扭伤史，长期慢性劳损或腰部受凉史。一侧或两侧慢性腰痛，晨起或弯腰时疼痛加重，久坐直起困难，疼痛多呈持续性，长期不愈。第三腰椎横突处压痛明显，部分病人向臀及下肢放射。

【治疗】

一、中药内治

（1）气血瘀滞 外力扭伤，腰痛突然发作，疼痛剧烈，痛如针刺，固定不移，或见面色黧黑，皮肤甲错，舌淡紫或暗，脉细涩或弦涩。

治法：行气活血通络。

方药：顺气活血汤（《伤科大成》）加减。

组方：苏梗 9g，厚朴 9g，当归尾 12g，枳壳 12g，红花 9g，木香 9g，赤芍 9g，桃仁 9g，苏木 9g，香附 6g。

（2）肝肾亏虚 腰痛绵绵，反复发作，遇劳后疼痛加重。偏阴虚者，五心烦热，失眠盗汗，舌红少津，脉细数。偏阳虚者，畏寒肢冷，腰腹冷痛，得温痛减，舌苔薄白，脉细弱。

治法：补益肝肾，偏阳虚者，宜温补肾阳，偏阴虚者宜滋补肝肾。

方药：补肾健筋汤（《伤科补要》）。

组方：方用金匮肾气丸化裁。熟地黄 12g，当归 12g，山茱萸 12g，茯苓 12g，续断 12g，杜仲 10g，白芍 10g，青皮 5g，五加皮 10g。

二、中药外治

（1）敷法

① 双柏散（《中医伤科学讲义》）：侧柏叶 2 份，黄柏 1 份，大黄 2 份，薄荷 1 份，泽兰 1 份。上药为末，以水蜜糖或凡士林调成膏，外敷。本方活血解毒，消肿止痛。治疗跌打早期，创疡初起，局部红肿热痛或局部包块形成而无溃疡者。② 三色敷药（《中医伤科讲义》）：组成使用见第二章第二节。

本方消肿止痛，活血化瘀，祛风散寒止痛。可用于各期疼痛较重者。

（2）熨法

热敷散（陕西中医学院附属医院方）：组成使用见第二章第二节。

（3）贴法　近年来已制成许多种类的膏药，可采用外贴狗皮膏，伤湿止痛膏，麝香壮骨膏，这些中成药都具有温经通络，活血止痛，祛风除湿等功效，可根据情况选用。

（4）搽法

颈腰痛擦剂：马钱子 10g，生天南星 10g，白芷 10g，防己、五加皮、防风 15g，细辛 5g，生川乌、生草乌各 10g，红花 5g，没药 10g，威灵仙 15g，僵蚕 10g，徐长卿 15g，樟脑 5g。以上诸药经水煎浓缩，50% 乙醇提取至 1000ml，另加地塞米松 50mg 和匀，装入带有喷头的瓶中备用。将药液喷于患处，再以热毛巾热敷。本方温经通络，祛风散寒，解痉镇痛。用于疼痛较重或兼外邪侵袭者。孕妇、皮肤过敏、皮肤破溃禁用。

三、推拿治疗

本病属传统中医的"腰痛"或"腰腿痛"，由于气血瘀阻，感受风寒湿邪气而使局部经络气血流通受阻，痹阻不通。《厘正按摩要术》说："按能通血脉"，"按也最能通气"。《素问·举痛论》曰："按之则血气系，故按之痛止。"推拿可以调阴阳，行气活血，疏通经络，舒筋止痛。推拿可以调节肌肉的收缩和舒张，使组织间的压力得到调节，以促进损伤组织周围的血液循环增加组织灌流量，从而起到活血化瘀、祛瘀生新、消肿止痛的作用。推拿通过松解横突周围瘢痕粘连，改善肌腱的挛缩和筋膜的增厚，从而解除神经血管束的"卡压"症状，是治疗本病的重要手段。

（1）操作方法

① 擦腰背部：患者俯卧位，全身放松，医生站于患者侧方，一手揉在腰部，不用力，放松，另一上肢肩关节放松，进行擦法治疗，刚开始在腰背竖脊肌，第 3 腰椎横突顶端的两侧臀腿做轻柔擦法。肌肉张力有所减轻后，以深沉有力的擦法在腰背竖脊肌、臀腿部、横突顶端两侧疼痛部位施术 5～10min，以放松肌肉。

② 按揉横突处：患者俯卧位，全身放松，医生立于患者侧方，一手扶持，在腰部不用力，放松，另一手拇指指腹着力于第 3 腰椎横突处施以按揉。手法要求缓和，由轻柔到深沉有力，力量深透，以患者有较强烈的酸胀感为佳，如肌张力较高可延长本法操作时间 5～10min。

③ 点穴止痛：患者俯卧位，全身放松，医生立于患者侧方，用手拇指指腹点按大肠俞，肾俞，腰眼，八髎，委中，承山及阿是穴，要求每穴持续用力点按 1～2min。

④ 双指封腰法：患者俯卧位，全身放松，医者立于患者侧方，用拇指指腹和中指指腹分别按压、弹拨第 3 腰椎横突顶端的两侧，弹拨时需与条索状硬块垂直方向施术，像拨琴弦样弹拨病变部位，由浅到深，由轻到重，同时配合按揉手法约2～3min，手法要深沉缓和，力量透达以患者有较强烈的酸胀感为佳。

⑤ 肘压环跳法：患者侧卧位病侧在上，患肢屈曲，健肢伸直，医者立于患者前方屈肘，用肘尖吸附臀部环跳穴，或臀部条索状部位，用力由轻到重，力量深透，不可滑拖，持续 2～3min，以患者有极强烈的酸胀痛和抽胀痛感为佳。

⑥ 肌腱弹拨法：患者仰卧位，双髋外展、外旋、屈曲位，医者立于患者一侧，用拇指指腹放于股内收肌的后缘用㨰法向前移动，来回 2～3min，继用弹拨约 1min。

⑦ 㨰、擦腰部：患者俯卧位，全身放松，医者立于患者侧方，沿患侧骶棘肌用深沉而缓和的㨰法，上下往返治疗，同时配合腰部后伸被动活动。然后医者用掌根沿骶棘肌纤维方向快速往返用擦法 2～3min，以透热为度，施擦法时亦可配用膏摩。

（2）注意事项

① 操作手法要柔和，切忌暴力，以免造成新的损伤。

② 治疗期间，要避免或减少腰部的伸屈和旋转活动。

③ 治疗后，腰部用宽皮带固定，注意局部保暖，不可受寒。

④ 推拿可与封闭、理疗、针灸等疗法综合使用或交替使用，治疗无效者，应建议使用小针刀疗法或手术治疗。

四、针灸治疗

针灸治疗第 3 腰椎横突综合征，可缓解或消除临床症状，疗效较好。由于第 3 腰椎横突综合征病变的部位在腰部，其临床症状主要表现为腰臀腿疼痛，因此针灸治疗本病，多从足太阳经选穴施治，同时要注意选取督脉和足少阳经的腧穴，进行经络辨证而施治。针灸治疗本病，当以疏通经络，舒筋散瘀，补肾强腰为法。

1. 毫针

（1）取穴

主穴：委中、阿是穴、肾俞、命门、秩边。

配穴：大肠俞、气海俞、腰阳关、环跳、承扶、承山、昆仑。

（2）方法　每次选3～5穴，急性期每日治疗 1 次。肾俞、命门用补法，其余穴位用中等刺激，肾俞穴直刺并微斜向椎体，深 1～1.5 寸，气海俞直刺 2～3 寸，使腰及臀部酸胀并向下肢放射。

2. 梅花针

（1）取穴　阿是穴周围，腰骶膀胱经第 1、2 侧线。

（2）方法　阿是穴重叩，使皮肤发红或微出血，叩后可拔火罐，其余部位自上而下，以局部皮肤红晕而无出血为宜。

3. 耳针

（1）取穴　腰椎、腰痛点、神门、膀胱、肾。

（2）方法　每次选2～3穴。以强刺激捻转数秒钟后，留针 20～30min，留针期间每隔 5～10min 捻转 1 次，每日或隔日治疗 1 次。

4. 头皮针

（1）取穴　躯干感觉区Ⅱ、足运感区。

（2）方法　患者取坐位或卧位，急性期每日针1次，缓解期可隔日针1次，10次为1疗程。快速进针，刺入一定深度后快速捻转，不提插，持续捻转2～3min，留针5～10min后再重新捻转，反复捻针2～3次即可起针，在捻针的同时，嘱患者活动腰部。

5. 水针

（1）取穴　阿是穴、腰夹脊穴、气海俞、肾俞、大肠俞。

（2）药物　当归、红花、丹参、川芎等；中药制剂，维生素B_1、维生素B_{12}，0.25％～2％的盐酸普鲁卡因等西药注射剂。

（3）方法　每次选2个穴位，按各药不同用量准确注入，普鲁卡因每周注射1次，其他药物隔日注射1次。

6. 电针

（1）取穴　同毫针。

（2）方法　选取1～3对穴，一般用疏密度，调节电流应从小到大，每日治疗1次，每次10～15min。

7. 灸法

（1）取穴　同毫针。

（2）方法　每次选2～4穴，常用艾条灸、艾炷灸、温针灸，温灸器灸每穴灸20min或5～7壮，每日1次，10次1疗程，间隔2～3天行第2疗程。

五、中药离子导入疗法

选用活血祛瘀，通络止痛类药物，与直流电结合，可以有效地改善第3腰椎横突局部的血液循环及代谢状态，从而减轻局部炎症、粘连，促进局部软组织损伤的修复，此法为治疗本病颇为有效的方法之一。

（1）方药制备　赤芍20g，红花20g，大黄30g，川牛膝30g，细辛10g，防己40g，葛根20g，透骨草20g，地龙20g。上药加水1600ml，浸泡2h后水煎，煮沸后文火煎20min，再用4层纱布过滤，滤出药液约800ml，第二煎加水1100ml，煎20min滤出药汁600ml，两煎合液，装入瓶内放置冰箱备用，用时加温40℃。

（2）操作　用8层纱布垫，外包1层绒布，做成8cm×12cm的布垫，用时将其置于40℃药液浸透后稍拧干，放置腰部气海俞穴处，其上再放7cm×10cm极板（阳极），非作用极（阴极）用生理盐水浸湿放置于一侧环跳或是阿是穴处。然后盖以塑料布或是人造皮革，用砂袋、绷带或借患者身体重力将电极加以固定。徐徐转动电位器逐渐增大电流量，参照患者的感觉将电流量控制在5～15mA之内。每次治疗10～15min，每日2次，12次为1个疗程，两疗程间休息3～5天，一般治疗2～3疗程。

六、小针刀疗法

利用小针刀特殊的结构和治疗手法，在第3腰椎横突尖部进行剥离和松解，使得此处骨肉粘连剥开，肌肉松解，往往能立竿见影，消除症状。

（1）操作方法　患者取俯卧位，局部常规消毒铺无菌孔巾，选择适宜型号的针刀，于第3腰椎横突末端垂直进针（刀口线与人体纵轴平行），当针刀口触及骨面时，先做左右剥离，再做纵向剥离，然后调整针刀方向，缓慢向横突末端推进，于横突末端做纵向剥离松解，随后出针，以棉球压迫针孔片刻后，贴上"创可贴"即可。有时为了抗炎，可用甲泼尼龙和 2% 普鲁卡因在剥离处做封闭。操作中要注意进针方向和深度，以免损伤重要组织，造成不良后果。一般而言，一次针刀松解后，局部压痛即消失，若尚存余痛，可间隔 4～5 日后再作 1 次。

（2）适应证　对慢性损伤，第 3 腰椎横突末端触及压痛性筋结或条索状压痛物者，可采取针刀松解术。该疗法可以作为第 3 腰椎横突综合征治疗的主要疗法或重要的辅助疗法。

七、其他疗法

（1）理疗、电疗　常用理疗方法有超短波、短波、石蜡等疗法。电疗是一种深部电热作用，改善局部血液循环，使疼痛减轻或消失。

（2）封闭疗法　醋酸泼尼松龙 12.5mg 加 2% 利多卡因 2ml，用长针头在第 3 腰椎横突尖处做骨膜及周围组织浸润注射，每周 1 次，2～3 次为 1 疗程，多数患者可治愈或减轻。

【运动康复】

1. 麦肯基治疗

背部练习 1：俯卧平躺，双臂放于体侧头转向一侧保持深呼吸辅助放松持续 2～3min。

背部练习 2：俯卧伸展运动，双肘置于肩膀下方，使上半身支撑在前臂上保持深呼吸辅助放松，持续 2～3min。

背部练习 3：卧式伸展运动，保持俯卧姿势，双手放于肩膀之下，摆出准备做俯卧撑的姿势，伸直双臂，在疼痛可以忍受的情况下尽量撑起上半身，最后，背部要伸展到最大，手臂也要尽量伸直，保持一定的节奏重复该运动，每次手伸直时保持 1～2s，每组 10 次，每天 6～8 组。

背部练习 4：站立屈伸运动，两脚分开站立，双手放在后腰部，四指靠在脊柱两侧，躯干尽量向后弯曲，使用双手作为支点，每组 10 次，每天 6～8 组。

背部练习 5：平躺弯曲运动，平躺在地上或床上，双腿弯曲，双脚平放，使双腿靠近胸部，双手抱腿，在疼痛可以忍受的前提下，轻柔而缓慢地将两膝尽量靠近胸部，保持 1～2s，每组 5～6 次，每天 3～4 组。

背部练习 6：坐式弯曲运动，将椅子放平稳，坐在椅子的边缘，双腿尽量分开，双手平放在腿上，向下弯腰，双手抓住脚踝，使身体继续向下弯曲，进一步弯曲，抓住椅子或者其他物体，每组 5～6 次，每天 3～4 组。

背部练习 7：站立弯曲运动，双脚分开站直，双臂放松在身体两侧，向前弯腰，双手在能承受的范围内尽量向下伸，迅速返回到初始姿势，每组 5～6 次，每天 1～2 组。

2. 飞燕点水：患者取俯卧位，抬头挺胸，两手及上臂后伸，膝不可屈，躯干和下肢同时用力后伸，呈反弓状，维持片刻，平卧休息，每次 10s 进行一次，重复 10～20 次。两套动作交替进行，每次 10～15min，每天进行 2 次，20 天为 1 个疗程。运动康复应根据患者的体质状况，使锻炼的次数逐渐增多，动作的幅度逐渐加大。

【预后】

本病的发生是腰部肌肉和第3腰椎横突尖部粘连，牵缩结疤，限制了腰部的屈伸活动，牵拉神经血管等组织而产生疼痛。经保守治疗后，一般可以解除症状，但其病理学基础并未得以根本性改变，仍存有复发的潜在因素，在一定诱因作用下有反复发作的可能。因此，临床治愈后的防治十分重要。

【预防与调摄】

(1) 适当运动锻炼　第3腰椎横突比其他腰椎横突较长，处于腰椎的中段，起到加强腰部的稳定性和平衡作用，由于生理的特异性，第3腰椎横突尖部就会摩擦损伤腰背深筋膜和骶棘肌，日久人体在自我修复过程中在一定条件下肌肉在第3腰椎横突尖部粘连而产生病理改变，产生疼痛并限制腰部屈伸活动。通过适当的运动锻炼，舒筋活络，使气血通畅，避免肌肉和横突的粘连，增加腰部肌肉，收缩和舒张的能力，保证正常的生理功能，加强腰部的功能，可有效防止第3腰椎横突综合征的发生。

(2) 改变不良劳动姿势　长期做腰部屈伸工作劳动的人，应避免不良的劳动姿势，尽量避免长期弯腰工作，长期伏案工作劳动的人应保持颈部和腰部的正确位置，使颈、背、腰形成一条直线，不要向左或右侧倾斜。其次是颈、背、腰在工作时保持头、身部与工作台间适当高度和距离，颈、背、腰不要过度弯曲，纠正不良习惯，避免长期持久的疲劳性损伤。不要勉强搬运过重的物体，以免损伤腰部。

(3) 早期诊断、早期治疗　第3腰椎横突综合征早期诊断，无论对于临床疗效，还是预后都是至关重要。一般地讲，病程和疗效间有着密切的关系，病程越短，疗效越好，反之越差。早期明确的诊断使医生获得治疗的最佳时机，使病情及时缓解，治愈。如在第三腰椎横突综合征的早期使用合理的推拿手法，解除横突尖部和肌肉的粘连，消除肿痛，缓解局部的疼痛，如果仅仅使用中药内服外治等疗法，虽有一定疗效，但并不能解除局部病理改变，而留下进一步加重或发展的隐患。

经保守治疗无效时，对于反复再发或长期不能治愈时，可考虑手术切除过长的横突尖及周围的炎性组织，术中可同时松解受压的股外侧皮神经，即可彻底治愈。

第四节　腰椎间盘突出症

腰椎间盘突出症是临床腰腿痛最常见病因之一。它是在腰椎间盘退变的基础上，因纤维环破裂，髓核突出，压迫神经根，引起腰腿痛和神经功能障碍。有马尾神经损害者，可引起马鞍区感觉障碍和大小便功能异常，严重者可致截瘫。目前本病已被国内外学者所公认，并认为本病与95%的坐骨神经痛、50%的腰腿痛有着密切的关系，并可引起继发性腰椎管狭窄。腰椎间盘突出症中，L4～L5和L5～S1间隙发病率最高，约占90%～95%，多个椎间隙同时发病者为5%～22%。发病率男性占1.9%～7.6%，女性占2.5%～5.0%。

腰椎间盘突出症在中医学没有相应的病名，根据其临床表现，本病属中医学"腰腿痛、痹证"范畴。

【临床表现与诊断】

一、临床表现

（1）症状

① 腰痛：腰痛是腰椎间盘突出症最常见的症状，也是最早期的症状之一。腰痛可出现在腿痛前（多数），亦可在腿痛出现同时或之后。持续性腰背钝痛为多见，或长期取固定姿势时加重，经休息或卧床后可减轻，此类病例一般发病缓慢；另一类病例为腰痛的急性发作，呈痉挛性剧痛，难以忍受，各种活动均受影响。腰痛的出现，一部分病人的腰痛出现在明确的腰部外伤后的当时，亦可出现在外伤后一定的间隔时间，短者数日，长者可达数周、数月乃至年余。

② 坐骨神经痛：由于50%的腰椎间盘突出症发生在腰4～5及腰5骶1椎间隙，故腰椎间盘突出症多有坐骨神经痛。坐骨神经痛多发生在腰痛之后或当时，只有20%左右发生在腰痛之前。坐骨神经痛多为逐渐发生，开始的疼痛多为钝痛，并逐渐加重，疼痛呈发射痛，多起自臀部，逐渐下行放射，至大腿后外侧、小腿外侧至足根部或足背。少数病例可出现由下向上的放射痛，至臀部。坐骨神经痛可因咳嗽、打喷嚏、大小便等引起腹压增高时而加剧，亦可因患者取腰部屈曲位而减轻。因此，患者多在行走时腰部前倾，卧床时取侧卧位屈髋屈膝的三屈位，骑自行车（在平地）比行走时疼痛减轻，这是因为腰部的屈曲位可使神经根松弛所致。

③ 腹股沟及大腿前内侧痛：高位腰椎间盘突出症时，突出的腰椎间盘可压迫2、3、4神经根，导致其支配区域的腹股沟及大腿前内侧疼痛。此外，部分低位腰椎间盘突出，亦可引起腹股沟及大腿前内侧疼痛，此种疼痛多为牵涉痛。

④ 间歇性跛行：间歇性跛行的出现是因腰及下肢疼痛或麻木突然加重所致。此症状的出现多由腰椎间盘突出症继发腰椎管狭窄，或原发性腰椎管狭窄，行走时椎管内受阻的丛静脉逐渐扩张，加重了对神经根的压迫，导致缺氧而引起。

⑤ 马尾综合征：主要出现在中央型腰椎间盘突出症。有巨大突出时，可压迫附近平面以下的马尾神经。出现严重的双侧或左右交替的坐骨神经痛、会阴区麻木、排便排尿不利、双下肢的不全瘫痪，女性可有假性尿失禁，男性可出现功能性阳痿。

⑥ 其他：亦有报道腰椎间盘突出症患者可出现患肢发凉、尾骨痛、小腿水肿等。

（2）体征

① 腰部畸形：腰椎间盘突出先有脊柱腰段生理性前曲减少或消失，甚至变为反曲。由于髓核向后突出，腰部被动前屈可缓解神经根所受的压迫。腰椎侧屈发生较晚，多数出现在腰腿痛持续时间较久的病例。脊柱侧屈可以屈向患侧，亦可屈向健侧，均为保护性体位（图5-2）。当椎间盘突出压迫神经根内下方时（腋下型），脊柱向患侧弯曲；当椎间盘突出压迫神经根外上方时（肩上型），则脊柱弯向健侧，均可不同程度减少神经根的受压，临床上以后者多见，检查可见腰肌紧张明显，以患侧为甚。

② 腰活动受限：急性期因保护性腰肌紧张，腰椎各方向活动均受限。慢性期主要以腰部前屈和向患侧侧屈受限较明显，强制弯曲时放射痛加重。

③ 椎旁压叩痛并向同侧下肢放射：腰椎间隙棘突旁有深压痛，压痛点对诊断定位

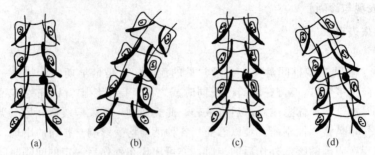

图 5-2　姿势性脊柱侧屈与缓解神经根所受压力的关系

[(a)、(b) 为腋下型；(c)、(d) 为肩上型]

有重要意义。急性期可出现广泛性压痛，但总有一个压痛点最为明显。按及压痛点或叩击腰椎可产生腰部剧痛，并向患侧下肢放射，直到足跟。沿坐骨神经体表投影通路有压痛，如环跳、承扶、委中、承山等穴。若俯卧位检查局部压痛不明显时，患者可取站立后伸位，并向一侧弯屈，使腰肌松弛，再压棘突旁。若为椎间盘突出，可产生明显压痛及放射痛。

④ 直腿抬高试验及加强试验阳性：直腿抬高 30°以下为强阳性，40°~50°为中等阳性，60°以上为弱阳性。

⑤ 健侧直腿抬高试验阳性：若健侧直腿抬高活动诱发患侧坐骨神经痛，表明有椎间盘较大的中央型突出或为腋下型突出（图 5-3），肩上型突出常呈阳性。

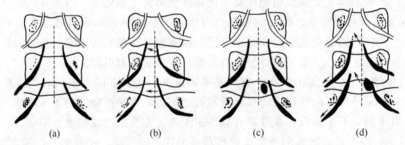

图 5-3　健侧直腿抬高试验阳性有时可对患侧发生影响

[(a) 为正常位置关系；(b)、(c) 为神经在牵拉下发生移位；(d) 为症状产生原因]

⑥ 股神经牵拉试验阳性：为上腰部椎间盘突出的阳性体征。患者俯卧，膝关节完全屈曲，足跟触及臀部，后伸髋关节，则腰 2 至腰 4 神经根张力增加，股神经受牵拉，患者感到腹股沟及大腿前方疼痛者为阳性。

⑦ 屈颈试验阳性：头颈部被动前屈，使硬膜囊向头侧移动，牵张作用使神经根受压加剧，而引起受累的神经痛者为阳性。

⑧ 颈静脉压迫试验阳性：压迫患者的颈内静脉，使其脑脊液回流暂时受阻，硬膜膨胀，神经根与突出的椎间盘产生挤压，而引起腰腿痛者为阳性。

⑨ 腱反射异常：患者跟腱反射减弱说明腰 5、骶 1 神经根受压。神经根受压严重或压迫过久，其相应的腱反射消失。

⑩ 皮肤感觉异常：突出的椎间盘压迫神经根会出现相应的神经所支配区域皮肤感觉减退或麻木。上腰部脊神经根受压引起的障碍主要出现于大腿前面、小腿内侧，腰部脊神经根受压引起的障碍则出现于大腿后面及小腿上外侧、拇趾根部，骶神经根受压表现在足外侧及外踝部（图5-4）。中央型椎间盘突出压迫马尾神经，可出现鞍区麻木，膀胱、肛门括约肌功能障碍。

⑪ 肌力减弱：第3、4腰椎椎间盘突出，股神经受累时，股四头肌肌力减弱，肌肉萎缩；腰4、5椎间盘突出，坐骨神经受累时，腓肠肌张力减弱，蹲趾伸肌肌力减弱；腰5骶1椎间盘突出，骶

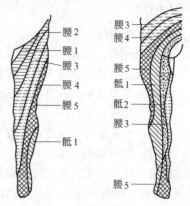

图 5-4 腰骶神经节分布

神经受累时，足跖屈力减弱，病程久者常有足背伸肌群萎缩，胫骨前嵴突出征象。

（3）辅助检查

① 本病血、尿、便三大常规检查无异常表现。脑脊液检查在少数患者表现为细胞数高于正常，蛋白定性弱阳性，定量略高，可达40%，此变化只发生于急性椎间盘突出症发生后局部炎症期或已发生蛛网膜粘连者。

② X线检查正位片可显示腰椎侧弯，椎间隙变窄或左右不等，患侧间隙较宽；侧位片显示腰椎生理前曲减少或消失，发生椎间盘突出的椎间隙后方宽于前方。后期椎体相对边缘有硬化和隐窝不整表现，椎体边缘有骨赘形成，关节突关节也可随之退变，上、下关节突交错，下关节突变尖插入椎间孔，使之变小，有时可见假性脊椎滑脱。还可排除骨病引起的腰骶神经痛，如骨结核、骨肿瘤等。

③ 脊髓造影检查可提高本病的诊断率。髓核造影可显示椎间盘突出的具体情况，但难度较大；蛛网膜下隙充盈情况能较准确地反映硬膜脊受压程度和受压部位，以及椎间盘突出部位和程度；硬膜外造影，造影剂注入硬膜外隙，可显示硬脊膜外隙轮廓和神经根的走向，反映神经根受压的状况；上行静脉造影，经股静脉插管至腰静脉，注入造影剂，显示局部静脉形态，分析椎间孔附近的占位性病变。

④ CT、MRI检查：可清晰地显示椎间盘突出的影像，通过断层反映出硬脊膜囊及神经根受压的状态。是目前诊断本病最常用的检查方法。

⑤ 肌电图检查：根据异常肌电图的分布范围可判定受损的神经根及其对肌肉的影响程度。通常第4、5腰椎椎间盘突出，主要累及腓骨长肌和胫前肌；第5腰椎、第1骶椎椎间盘突出，主要累及腓肠肌内侧头和外侧头；第3、4腰椎椎间盘突出累及肌肉较多，股四头肌可出现异常肌电位。

二、诊断要点

（1）有腰部扭伤后突发的腰腿痛病史，咳嗽、打喷嚏时加重。

（2）有典型的直腿抬高疼痛加重的体征、足腿麻木区、膝与跟腱反射减弱及伸踝、伸拇趾无力等体征。

（3）影像学检查支持诊断，实验室检查无特殊发现，排除腰椎结核、强直性脊柱炎、脊髓与马尾肿瘤引起的腰腿痛。

【治疗】

一、中药内治

1. 辨证治疗

(1) 风寒闭阻　腰腿冷痛，渐渐加重，转侧不利，静卧痛不减，畏风恶寒，肢体发凉，阴雨天疼痛加重。舌质淡、苔白或腻，脉沉紧或濡缓。

治法：祛风活络。

方药：小活络丹（《合剂局方》）加减。

组方：制南星9g，制川乌9g，制草乌12g，地龙15g，乳香12g，没药9g。若病久，寒湿痹阻经脉，舌质青紫或见瘀斑、瘀点，加桃仁、红花各6g，或酌加通络之品，如鸡血藤15g，伸筋草15g；对于病程较久，常有肢体拘挛，抽掣疼痛者，可配伍使用全蝎、蜈蚣（研末吞服）、穿山甲、露蜂房、地鳖虫等虫类药物，以加强通络止痛，祛风除湿的作用。

(2) 湿热侵淫　腰部疼痛，腿软无力，痛处伴有热感，遇热或阴雨天痛增，活动后痛减，恶热口渴，小便短赤。苔黄腻，脉濡数或弦数。

治法：清热化湿。

方药：当归拈痛汤（《医学发明》）加减。

组方：当归9g，生黄柏9g，知母9g，茵陈9g，薏苡仁12g，木瓜12g，苍术6g，防己9g，赤芍9g，牡丹皮9g，银花藤15g，姜黄9g，杜仲12g，怀牛膝12g。若湿热伤津，烦热口渴，疼痛剧烈，入夜尤甚，舌红少津者，可酌加生地黄15g，玄参9g，麦冬15g，黄连6g，秦艽9g。

(3) 瘀血阻络　腰腿痛如刺，痛有定处，日轻夜重，腰部板硬，俯仰旋转受限，痛处拒按。舌质暗紫，或有瘀斑，脉弦紧或涩。

治法：活血化瘀。

方药：身痛逐瘀汤（《医林改错》）加减。

组方：秦艽15g，川芎12g，红花12g，当归10g，桃仁10g，香附12g，甘草6g，五灵脂6g，羌活8g，没药8g，牛膝10g，地龙6g。

(4) 肾虚证　腰痠痛，腿膝乏力，劳累更甚，卧则减轻，偏阳虚者面色淡白，手足不温，少气懒言，腰腿发凉，或有阳痿早泄，妇女带下清稀，舌质淡，脉沉细。偏阴虚者，咽干口渴，面色潮红，倦怠乏力，心烦失眠，多梦或有遗精，妇女带下色黄味臭，舌红少苔，脉弦细数。

a. 肾阳虚

治法：温肾益精。

方药：右归丸（《景岳全书》）加减。

组方：鹿角胶9g（烊），熟地黄12g，当归12g，菟丝子12g，山药9g，当归9g，杜仲12g，附子6g，肉桂6g。若见小便失禁者，可加金樱子12g，桑螵蛸12g，补骨脂12g。

b. 肾阴虚

治法：滋补肾阴。

方药：左归饮（《景岳全书》）。

组方：熟地黄 15g，山药 6g，枸杞子 6g，炙甘草 3g，茯苓 5g，山茱萸 6g（畏酸者少用）。若兼有气血不足者，可酌加黄芪 12～30g，党参 12g，鸡血藤 12～18g，以补益气血。

2. 中成药

可内服腰痛宁、腰息痛、大活络丹、强力天麻杜仲丸、野木瓜片或健步虎潜丸、木瓜追风酒等。

二、中药外治

药物外治法治疗本病，虽为一种辅助疗法，但药物直接用于伤痛之处，有活血通络、驱除外邪、消肿止痛之功，不失为一种有效方法。针对本病，药物外治，主要有敷贴、热熨、熏洗诸法。

（1）敷贴法

① 腰痛散（《穴位贴药疗法》）：吴茱萸、附子、肉桂、干姜、川芎、苍术、独活、威灵仙、地鳖虫、全蝎、羌活各 10g，细辛 6g，红花 15g，冰片 10g，皂角刺 9g。上药共为细末。选腰眼、肾俞、肝俞、阿是穴，每穴用药粉 10g，用胶布固定。1 日 1 次，1 周 1 疗程。本方祛风除湿，温经通络。主要用于风寒湿邪内侵所致者。

② 活血止痛膏（陕西中医学院附属医院经验方）：组成用法参见第三章第三节。本方通经活络，祛瘀止痛。治一切跌打损伤，瘀血留滞及无名疼痛。

③ 化坚膏（《中医伤科学讲义》）：本方组成用法参见第二章第二节药物外治法。本方具有祛风化瘀，软坚化结之功。适用于腰椎间盘突出后期，腰部软组织硬化或粘连者。

（2）热熨法

① 青囊散（《实用颈背腰痛中医治疗学》）：本方组成用法参见第二章第二节。本方祛风除湿，活血通络。用于各类原因所致者，但新伤者 24h 内勿用。

② 热敷散（陕西中医学院附属医院经验方）：组成用法参见第二章第二节。本方行气活血，温通经络，兼祛风湿。治慢性颈肩腰腿痛、软组织慢性炎症，肌腱及关节粘连。

③ 腰痛渍（《穴位贴药疗法》）：当归 50g，红花 30g，乳香 20g，没药 20g，川牛膝 15g。上药入米醋 300ml 内浸 4h 后，放入锅中加热数十沸。选腰眼、阿是穴。用纱布放药醋内浸透，乘热渍浸穴位，冷后换。1 日 1 次，每次 2h 以上。本方活血祛瘀止痛。用于跌仆闪挫或局部有瘀血者。

（3）熏洗法

① 荆芥 100g，防风 100g，苏叶 50g，麻黄 40g，羌活 100g，独活 100g，秦艽 60g，苍耳子 50g，干姜 100g，伸筋草 40g，石菖蒲根 500g，葱白 300g，细辛 30g，苍术 100g，川芎 50g，白芷 40g。上药置锅中煮沸 15min，使其温度保持在 45～55℃ 之间，熏洗腰臀部，每次 30～60min，以大汗淋漓为度。本方祛风除湿散寒，温经活血止痛。主要用于寒湿内侵者。

② 风伤洗剂（《林如高正骨经验》）：柚叶、桔叶、骨碎补、松针、风不动、桑寄生、桂枝、土牛膝、穿地龙、忍冬藤各 9g，侧柏叶 15g。水煎，加黄酒 60g，熏洗患处。

每日 1 剂，熏洗 2 次。本方祛风除湿，通络和营。适用于损伤后期，风湿入络，挛缩痹痛者。

三、针灸疗法

针灸治疗腰椎间盘突出症，可缓解和消除疼痛，亦可促进神经根水肿和炎症的吸收，是中医综合治疗中一种重要的辅助疗法。但单纯用针灸治疗本病，往往难以痊愈，尤其是对有明显神经根和脊髓压迫症状者，需及时配合推拿等方法治疗。

1. 毫针

（1）取穴

① 中央型腰椎间盘突出

主穴：肾俞、白环俞、膀胱俞、腰俞、环跳、殷门、委中。

配穴：上骨、关元俞、腰阳关、秩边、承山、昆仑、阿是穴。

② 腰 3～腰 4 椎间盘侧突

主穴：肾俞、白环俞、大肠俞、腰俞、环跳、承扶、委中、阳陵泉、足三里。

配穴：秩边、腰阳关、条口、悬钟、丘墟、足临泣、阿是穴。

③ 腰 4～腰 5 椎间盘侧突

主穴：肾俞、白环俞、中膂俞、腰俞、委中、环跳、风市、阳陵泉。

配穴：腰阳关、中渎、膝阳关、外丘、悬钟、丘墟、足临泣、三阴交、商丘。

④ 腰 5～骶 1 椎间盘侧突

主穴：肾俞、关元俞、气海俞、腰俞、环跳、委中、阳陵泉。

配穴：腰阳关、承扶、殷门、承山、昆仑、风市、悬钟、丘墟。

（2）方法　除急性损伤外，肾俞使用补法。其余穴位可用强刺激或中等刺激，使针感向远端放射。其中，肾俞为直刺并微斜向椎体，深 1～1.5 寸。环跳穴直刺，针尖向外生殖器方向，深 2～3.5 寸，使局部酸胀并向下肢放射。委中穴直刺 0.5 寸，使针感向足底放射。督脉穴针刺，以气至为度。风寒闭阻型加刺腰阳关，腰部俞穴用提插捻转补法并加灸，余穴均用提插捻转泻法，以得气为度，留针 20～30min。湿热侵淫型加刺膀胱俞、阴陵泉、三阴交，针用提插捻转泻法，得气为度，留针 10～20min。瘀血阻络型加刺病变节段夹脊穴、次髎、三阴交、委中穴，用三棱针点刺放血，余穴用提插捻转泻法，留针 30min。肾气不足型加刺命门、太溪、三阴交，针用提插捻转补法，阳虚者，肾俞、命门加灸。急性期每日针 1 次，症状好转，可隔日针治 1 次。

2. 梅花针

（1）取穴　胸 1～腰 5 夹脊、阿是穴周围，疼痛循经部位。

（2）操作方法　右手持针柄，用环指和小指将针柄末端固定于手掌小鱼际处，针柄尾端露出手掌 1～1.5cm，再以中指和拇指夹持针柄，示指按于针柄中段，运用腕关节弹力，均匀而有节奏地弹刺，落针要稳准，针尖与皮肤呈垂直角度，提针要快。不能慢刺、压刺、斜刺和拖刺。频率每分钟 20～90 次，痛点阿是穴重叩，使局部皮肤发红或微出血。叩后可拔火罐，拔出少量瘀血疗效更佳。

3. 耳针

（1）取穴　腰椎、骶椎、臀、坐骨、膝。

（2）操作方法　每次选 2～3 穴，用中强刺激捻转数秒钟后，留针 30min，留针期间隔 5～10min 捻转 1 次，每日或隔日治疗 2 次。也可用埋针法埋针 3～7 天，起针后，注意消毒。此外，亦可用王不留行籽类药物进行耳穴贴压。每日按压数次，每次 2～3min，7 日换穴。

（3）注意事项　耳针治疗腰椎间盘突出症，即时止痛效果较好，但因刺激过强，应防止晕针现象出现，严格消毒规程，防止耳郭皮肤感染和软骨膜炎的出现，耳部有显著皮肤病者不宜针刺。

4. 头皮针

（1）取穴　对侧下肢感觉区、足运感区。

（2）操作方法　进入一定深度后快速捻转，不提插，频率每分钟约 200 次。持续捻 2～3min，留针 5～10min 后再重复捻转。在捻转同时患者可活动肢体，有的患者会在患部出现热、胀、抽动等感应，或疼痛减轻、消失。

5. 腕踝针

（1）取穴　下 6。

（2）操作方法　取患侧穴，针体与皮肤呈 30°角，快速进针，针体应在皮下浅表层，针尖朝上，针深一般为 1.4 寸。腕踝针一般无针感，不提插、不捻转，留针 30min，隔日 1 次，10 次为 1 疗程。

6. 电针

（1）取穴　同毫针。

（2）操作方法　取患侧肢体 1～3 对穴。首先使针刺得气后，一般使用疏密波，如疼痛症状明显时，也可使用密波，调节电流量时应从小到大，注意观察患者耐受情况，不可突然加强，以免发生意外。腰部穴位电流输出量宜小，每日治疗 1 次，每次 10～15min。

7. 灸法

（1）取穴　同毫针。

（2）操作方法　一般灸法皆可用。临床较常用艾条灸、艾炷灸、温针灸、温器灸。每次选 3～5 个穴位，灸 10～20min 或 5～7 壮，每日 1 次，10 次 1 疗程，间隔 2～3 日行第 2 疗程。

四、推拿治疗

推拿为治疗腰椎间盘突出症的首选方法，可配合针灸、理疗等以加强疗效。

（1）操作方法

① 解除腰臀部肌肉痉挛：患者俯卧，在患侧腰臀及下肢用轻柔的㨰、按等手法进行治疗，促使患部气血循行加快，从而加速突出髓核中水分的吸收，减轻其对神经根的压迫，同时使紧张痉挛的肌肉放松，为下一步治疗创造条件。

② 拉宽椎间隙，降低盘间压力：患者仰卧，用手法或器械进行骨盆牵引，使椎间隙增宽，从而降低椎间盘内压力，甚至出现负压，便于突出物回纳，同时可扩大椎间孔和神经根管，减轻突出物对神经的压迫。

③ 增加椎间盘外压力：患者俯卧，用双手有节奏地按压腰部，使腰部振动，然后在固定患部情况下，用双下肢后伸扳法，使腰部过伸。本法可促使突出物回纳或改变突出物与神经根的位置。

④ 调整后关节，松解粘连：用腰部斜扳或旋转复位手法，以调整后关节紊乱，相对扩大神经根管和椎间孔。由于斜扳和旋转复位时，腰椎及其椎间盘产生旋转扭力，从而改变突出物与神经根的位置。反复多次进行，可逐渐松解突出物与神经根的粘连。再在仰卧位用强制直腿抬高以牵拉坐骨神经和腘绳肌，对松解粘连可起一定作用。

⑤ 促使受损伤的神经根恢复功能：沿受损神经根及其分布区域以㨰、按、点、揉、拿等法，促进气血循行，从而使萎缩的肌肉及麻痹的神经逐渐恢复正常功能。

（2）注意事项

① 推拿结束后，令患者仰卧位卧床休息 15min 左右。

② 早期宜绝对卧硬板床休息，可用腰围固定。

③ 减少腰部活动，注意腰部保暖，愈后加强腰背肌功能锻炼。

④ 中央型腰椎间盘突出者，慎用推拿，若轻型可做推拿治疗，但禁止做腰椎扳法。

五、中药离子导入疗法

（1）药液制备　桃仁、干姜、防风、伸筋草、杜仲、乳香、赤芍、红花、桑寄生、威灵仙、没药、鸡血藤。上药各 50g 加水 4000ml，浸泡 4h 后水煎至 2000ml，将药液倒出，加入陈醋 1000ml，瓶装备用，用时加温至 40℃。

（2）操作　将纱布垫放入加温的药液中浸湿，稍拧干，敷贴于下腰部，连接治疗仪正极，副极用生理盐水浸湿放于臀部或小腿疼痛明显之处，然后盖以塑料布，用砂袋、绷带或借患者身体重力将电极加以固定。徐徐转动电位器逐渐增大电流量，参照患者的感觉将电流量控制在 5～15mA 之内。每次治疗 20min，每日 1 次，10 次为 1 疗程，一般治疗 3～5 个疗程，每疗程间隔 4～7 天。

六、小针刀疗法

近年来，许多临床医师对小针刀治疗腰椎间盘突出症进行进一步研究和探索，取得了肯定的疗效。

① 操作方法：在明确诊断后，依病情实际情况选取施术的具体部位。一般在病变椎体的棘突间或横突间寻找压痛点，或在其他可触及硬结、条索之处寻找敏感点。然后进行具体操作。根据病情及合并症的不同可选用如下方法中的一种或几种方法治疗。

a. 用提插或小幅度纵剥等针法刺激敏感点，使针感传导到腰部和整个下肢。

b. 在硬膜外隙或局部阻滞麻醉的基础上松解以下部位：病变间隙的棘上韧带、棘间韧带，直达黄韧带；经病变间隙的黄韧带椎板间，用提插切割法松解；病变间隙两侧的横突间韧带、横突间肌、椎间孔。

c. 在病变间隙的上棘突水平旁开 3～4cm 处进刀，触及横突后退针刀至皮下，向内、前各约 50°角调整进刀方向，贴横突下缘、椎弓根下缘达椎间孔（并不离骨面），进行提插、切割松解神经根的上方。

施术时的正常针感为酸、胀或向臀部及腰部放散感。疼痛、麻木及触电感都是异常感觉。小针刀治疗结束后，如配合相应的手法、牵引治疗，可使粘连组织进一步松解，防止再次粘连，从而提高疗效。

② 适应证：本疗法适宜于腰椎间盘突出症的非急性期的治疗，尤其是对病程长、其他疗法疗效不佳，表现为腰臀部肌肉疼痛、腰部可触及条索状硬结及固定压痛点者疗效较好。对于合并第 3 腰椎横突综合征或腰椎不稳者疗效更为突出。

③ 禁忌证和注意事项：在应用小针刀疗法治疗腰椎间盘突出症时，除一般有关禁忌证和注意事项外，尚需注意以下几点。

a. 腰椎间盘突出症的急性期或有明显手术指征者，应先行牵引复位或手术治疗，待病情稳定后方可用本疗法。

b. 腰椎结核或肿瘤及风湿性疾病急性期影响腰椎者禁用。

七、硬膜外隙药物疗法

（1）硬膜外隙药物疗法的穿刺方法与操作

① 正中穿刺术（直入法）：使患者取侧卧位，患肢在下。穿刺点选用压痛最明显的椎间隙（可以根据 X 线或 CT 等物理检查提供的椎间盘突出节段确定）或者选用疼痛节段以上 1～2 个间隙，标记后常规消毒，铺消毒洞巾。穿刺点局麻后，用硬膜外麻醉穿刺针穿刺，当针体通过黄韧带进入硬膜外隙时，有一突破感，负压抽吸无回血或脑脊液回流，推注空气无阻力，证实针头已到硬膜外隙，即可直接推注药品或留置硬膜外导管于硬膜外腔内 2～3cm，退出针体。按病情需要通过该导管注入或点滴药液。术后拔管并局部包扎。一般患者在治疗完毕后绝对卧床 0.5～3h，并注意观察患者的生命体征。

② 侧方穿刺术（侧入法）：从选定间隙（在中胸中应从上一棘突）旁开 1.5cm 为进针点。局麻后以导针穿透皮肤。穿刺针沿导针孔，取向中线 30°～45°角推进。穿过棘间韧带后，可触及黄韧带，然后按上述方法进针进入硬膜外隙后予推注药物或留置导管。

③ 骶管穿刺方法：病人取俯卧位或侧卧位。先以手指触及尾骨顶端，在尾骨顶端上约 3～4cm 处有一凹陷点，即为骶管裂孔。该点的两旁为骶角，并与左、右髂骨后上崤形成等边三角形。在骶管裂孔地局部浸润后，穿刺针与皮肤呈 75°角刺入。当穿破覆盖于骶骨孔的骶尾韧带时有明显的落空感，再改为 20°～30°角向前推进，即可进入骶管。以注射器回吸无血液或脑脊液、注入空气无阻力后，予推注药物。

骶管是硬膜外隙的一部分，硬膜外隙容积约 100ml，骶管容积约 20～30ml。因此，采用骶管用药治疗时，药液量不应少于 20ml，否则效果不佳。

（2）常用药物配制方案　硬膜外隙药物治疗，据目前报道和作者临床使用，提出以下治疗方案供参考。

① 生理盐水 200ml、地塞米松 20mg、2%利多卡因 2～5ml、维生素 B_1 300mg、维生素 B_{12} 250μg、复方丹参注射液 2～4ml，以上药液混合，滴速 4ml/min。

② 5%NaHCO$_3$100ml（pH 7.9）、生理盐水 100ml、地塞米松 20mg、维生素 B_1 300mg、维生素 B_{12}250μg、当归注射液 4ml，以上药液混合（pH 7.8），滴速 4ml/min。

③ 2%利多卡因 5ml、泼尼松龙 25mg、维生素 B_1 100mg、维生素 B_{12} 500μg、山莨菪碱 100mg、ATP 40mg、辅酶 A 100U、胞磷胆碱 0.5g，用生理盐水加至 50～200ml 滴速 4ml/min。

④ 脉络宁注射液 10ml，直接注入或用生理盐水稀释后滴入。

⑤ 复方丹参注射液 2～6ml，地塞米松 10～30mg，利多卡因 60～80mg，生理盐水 250ml，每周 2 次，3 次为 1 疗程。

（3）硬膜外隙药物疗法的适应证　仅适用于突出物较小、密度较低者。尤其适用于病程长、迁延不愈、主要表现为腰腿部麻木、疼痛的腰椎间盘突出症患者。对于急性期或者突出物较大、密度较高者能消除、缓解疼痛症状和炎症，尚需结合其他治疗，如手法复位、牵引及手术等疗法。

（4）硬膜外隙药物疗法的禁忌证和注意事项

① 禁忌证：除硬膜外隙药物疗法的一般禁忌证之外，对于腰椎间盘突出症有以下几种禁忌证。

a. 合并有原发型脊椎肿瘤或腰骶部转移。

b. 巨大椎间盘突出症或合并骨性椎管狭窄者，应首选手术或其他疗法，本法可作为辅助治疗。

② 注意：骶管的解剖变异较多，约占15%。某些患者的骶管裂孔定位困难，遇此情况应在两骶骨角之间进行试探性进针，如有进入骶管感觉，而无"落空感"者，在注药时要严密观察并注意手感和观察局部有无隆起。如进针困难，疑有骶管闭锁时应放弃骶管治疗而改用腰椎硬膜外穿刺。

八、其他疗法

（1）牵引疗法　可根据情况采用骨盆牵引（或加胸部对抗）或器械性牵引床牵引。骨盆牵引使用骨盆牵引带牵引，重量一般为5～10kg，每日早晚各1次，每次0.5～1h，3周为1疗程。根据需要可连续进行2～3个疗程；每疗程间隔1周左右。骨盆牵引加胸部对抗的牵引方法，是为了增加牵引力度，在施行牵引的前10min内逐渐将重量最多增加至40kg左右（要注意患者的耐受能力）。可连续牵引3周，但此法若在2周内无效，则不宜继续使用。器械牵引，由于牵引器械的种类较多，使用方法有异，可根据牵引器械的不同使用。

（2）局部封闭疗法　可取曲安奈德或泼尼松龙行穴位注射或行椎间孔封闭，对慢性期疗效尚可。

（3）髓核溶解疗法　对保守治疗无效的第4、5腰椎间或第5腰椎第1骶椎间椎间盘突出症患者可在严格无菌操作及X线透视下注入胶原酶以达到逐步溶解髓核、解除压迫、消除症状的目的。

（4）口服西药　主要是止痛类药物，效果较好的有秋水仙碱，每日剂量0.5～1.2mg。

【运动康复】

1. 第一阶段（共3～5天）

（1）仰卧位做直腿抬高运动及下肢屈伸运动：防止肌肉萎缩及神经根粘连，初次由30°开始，保持时间由15s开始逐渐增加，10次/组，2～3组/天。

（2）关节背伸背屈运动：每个动作保持10s，重复20次/组，3～4组/天。

2. 第二阶段（主要做腰背肌锻炼）

（1）五点支撑法：平卧于硬板床上，用上背部、双脚、双肘5点支撑，将臀部抬起，臀部尽量抬高。保持10s，重复20次/组，2～3组/天。

（2）三点支撑法：平卧于硬板床上，用上背部、双脚3点支撑，将臀部撑起，臀部尽量抬高。保持10s，重复20次/组，2～3组/天。

（3）四点支撑法：即拱桥支撑法，平卧于硬板床上，用双手、双脚将身体全部撑起，呈拱桥状。保持10s，重复20次/组，2～3组/天。

（4）飞燕点水法：俯卧于硬板床上，头，双上肢，双下肢后伸，腹部接触床的面积尽量小，呈飞燕状。保持10s，重复20次/组，2~3组/天。

【预后】

腰椎间盘突出症经中医药治疗后，一般都能消除或缓解症状，但须防止复发。手术治疗近期疗效尚可，远期疗效有待观察。

【预防与调摄】

腰椎间盘突出症是在肾气虚损，椎间盘退变的基础上发生的，风寒湿邪的侵袭和劳损的作用加剧了这一退变的过程并诱发腰椎间盘突出而发病。因此腰椎间盘突出症的预防主要应从调养肾气和防止外邪及劳损两方面着手。早期诊断、早期治疗无论对于临床疗效，还是预后都是非常重要的，病程越短，疗效越好，反之越差。临床治愈后，其腰腿痛等临床症状得以改善或消失，但应认识到其病理学基础并未得以根本性改变，仍存在复发的潜在因素，在一定的诱因下存在着复发的可能性。临床医生常常比较重视疾病发生时的症状治疗，而易于忽视对临床治愈后的复发应采取的防治措施。这是腰椎间盘突出症在临床治愈后复发率较高的主要原因之一。腰椎间盘突出症临床治愈后的防变，应从生活起居、防御外邪、劳动保护、运动锻炼、药物防治等多方位调整预防。

经非手术治疗无效、症状严重者及中央型突出压迫马尾神经者，应行椎板切除及髓核摘除术或经皮穿刺椎间盘抽吸术治疗。

第五节 腰椎椎管狭窄症

腰椎椎管狭窄症是指椎间盘突出、椎体滑脱、后纵韧带骨化、黄韧带肥厚等原因引起的椎管管腔、侧隐窝及椎间孔狭窄，从而刺激、压迫脊髓、神经根、动脉血管而引起的一系列症状。但不包括单纯椎间盘突出、感染或新生物所致的椎管内占位病变所引起的狭窄。椎间盘突出，如果与其他类型的狭窄同时存在，则也被视为病变的组成部分。多见于中、老年人，约80%发生于40~60岁，男性患者较女性患者多见，体力劳动者多见。

【临床表现与诊断】

一、临床表现

（1）症状

① 间歇性跛行：为诊断腰椎椎管狭窄症的重要依据。病人直立或行走时，下肢发生逐渐加重的疼痛、麻木、沉重感、乏力等不同的感觉，以至于不得不改变姿势或停止行走，蹲下或休息片刻后症状可减轻或消失，继续站立或行走，症状再次出现而被迫再次休息。因反复行走与休息，其行走的距离则逐渐缩短。在爬山、骑自行车时，可不出现间歇性跛行。

② 腰腿痛：多见于站立位或走路过久时，若患者平卧或坐、蹲片刻，其疼痛自行缓解或消失；骑自行车数公里乃至10km以上，也无腰腿痛。若坐骨神经痛型腰椎管狭窄者，其腰痛可持续或在持续痛的基础上急性发作，多有腰、臀部及下肢后侧痛麻无

力；亦可有双下肢或单侧坐骨神经痛。腰椎管狭窄症的临床特点是主诉多，体征少，但腰腿痛是必有的。

③ 神经根压迫症状与体征：神经根管狭窄引起相应的神经根受压迫或受刺激症状及体征。有些病人表现为间歇性跛行，另一些表现为持续性放射性神经根症状，多为酸痛、麻痛、胀痛、窜痛，疼痛的程度不同。神经根症状的部位与受压神经根有关，表现为相应的神经根性分布区针刺觉减弱、痛觉异常、肌肉力量减弱及腱反射异常。

④ 马尾神经压迫症：腰椎管狭窄症可导致马尾神经受压迫，出现鞍区的症状与体征以及括约肌的症状，严重时可出现大小便及性生活障碍症状。

（2）体征

① 腰过伸试验阳性：是诊断腰椎管狭窄症的重要体征。因为腰椎过伸时，其椎管管腔前后径变窄，导致神经受压，疼痛加重。

② Kemp 试验：患者伸膝直立，检查者纵向用力使患者向后患侧侧弯，当出现坐骨神经痛者为阳性。此征阳性率达 82%。

③ Laseque 征：阳性率不高，低于单纯性腰椎间盘突出症，约 64.9%。

④ 直腿抬高及直腿抬高加强试验通常为阴性，下肢神经系统检查一般正常。

患者的症状多，但体征较少或较轻，特别在休息后更难查到阳性体征，这是本病的特点。此外如踇趾背伸力减弱，膝、跟腱反射减弱，消失或亢进以及感觉变化，但不具有特异性。

（3）辅助检查

① X 线检查：常规腰椎 X 线平片可以排除腰椎肿瘤、炎症及结核，面对腰椎管狭窄仅有参考及提示价值，在 X 线平片上，可能显示腰椎管骨质增生、椎间隙变窄、退行性滑脱、小关节肥大、小关节不对称及椎间孔狭窄等，有时仅表现为腰椎退行性改变，骨质疏松或骨质硬化样改变，这些改变虽然不足以肯定椎管狭窄，但常提示椎管狭窄的存在。

② 脊髓造影对诊断中央型腰椎管狭窄价值较大，可显示椎管横径及前后径变小，造影剂通过缓慢，有时出现分滴通过现象，应用水溶性造影剂正位摄影可见神经根轴缺失，或侧方充盈缺损，有时可见单侧或双侧呈齿状缺损；侧位可见造影剂在背侧缺损。另外，脊髓造影可以排除腰部椎内肿瘤。

③ CT 扫描：为诊断腰椎管狭窄提供了可靠依据，可清楚地显示椎管前后径和横径的大小，一般腰椎前后径小于 10mm 即可诊断为腰椎管狭窄，也清楚地显示侧隐窝及神经根管的情况，CT 扫描测定正常人侧隐窝前后宽度为 5mm 以上，如小于 3mm 即可诊断。CT 扫描还能清楚地看到椎体后缘的增生或骨赘形成，关节突增生，关节突肥大及黄韧带肥厚，椎间盘的退变及椎间盘突出。但 CT 扫描范围必须包括椎管，侧隐窝与神经根管，在椎间盘平面扫描应与椎间盘平行。椎体部扫描应与椎管垂直，这样才能正确显示椎管大小。

④ MRI 检查：图像清晰，立体感强，可清楚地显示狭窄的部位、范围、狭窄的严重程度，已经成为评价腰椎管狭窄的重要方法之一。

⑤ 肌电图检查：可发现神经根受损的表现，其阳性率约为 80%。

二、诊断要点

（1）临床表现 多为中年以上的男性，有腰痛和下肢放射性疼痛，步行后加重，休息后缓解，出现间歇性跛行，而脊柱畸形和阳性体征较少或较轻。

（2）辅助检查支持诊断。

（3）神经根阻滞试验 有时临床上不能定位，而影像学显示多节段狭窄，为了确定受压迫部位可进行神经根阻滞。

【治疗】

一、中药内治

中药内治法是治疗本病的主要方法。在急性期，主要表现为风、寒、湿、邪内侵后引致痹证，或外伤后引致瘀血症。法当祛邪为主。慢性期，则当治本为要。辨证应抓住间歇性跛行这一特点，同时应注意其病理环节为肾气虚衰，肝肾不足。

1. 急性期

（1）风寒湿盛 慢性下腰腿痛，间歇性跛行。症状突然加重，腰部冷痛，阴雨天加重，得温则减。舌淡苔薄白，脉沉细。

治法：祛风散寒除湿。

方药：活络通痹汤。

组方：独活15g，续断15g，川乌15g，草乌15g，熟地黄15g，桑寄生30g，丹参30g，黄芪30g，细辛3g，牛膝9g，地龙9g，乌药9g，炙甘草9g，土鳖虫6g。

（2）气滞血瘀 慢性下腰腿痛，间歇性跛行，突然腰痛剧烈、拒按，活动受限。舌紫暗，脉弦。

治法：行气活血，化瘀止痛。

方药：身痛逐瘀汤（《医林改错》）加减。

组方：秦艽15g，川芎12g，红花12g，当归10g，桃仁10g，香附12g，甘草6g，五灵脂6g，羌活8g，没药8g，牛膝10g，地龙6g。

（3）风邪入络 慢性下腰痛，间歇性跛行，下肢感觉麻木，有时感觉有蚁行走感。舌淡红，苔薄白，脉浮数。

治法：祛风胜湿止痛。

方药：羌活胜湿汤加味（《内外伤辨惑论》）。

组方：羌活、独活各6g，藁本、防风、甘草、川芎各3g，蔓荆子3g，续断6g，杜仲6g，桑寄生6g。若湿邪偏重者，可加生薏苡仁30g，萆薢10g。

2. 缓解期

（1）肝肾亏虚 腰腿酸痛，喜按摩，疲倦乏力，缠绵难愈，舌淡苔薄，脉沉细。

治法：培补肝肾，通络止痛。

方药：壮腰补筋汤（《实用颈肩腰背痛治疗学》经验方）。

组方：钩藤12g，杜仲12g，续断12g，当归12g，牛膝12g，枸杞子10g，威灵仙12g，桑寄生15g，女贞子9g，墨旱莲9g。

（2）任督失调 腰腿疼痛，尿频或失禁，大便困难，阳痿，鞍区麻木，舌淡少苔，脉沉细无力。

治法：温补肾阳，调理二便。

方药：八味肾气丸加减（《金匮要略》）。

组方：肉桂 3g，附子 6g，山药 15g，山茱萸 15g，牡丹皮 9g，茯苓 9g，龟板 30g，肉苁蓉、熟地黄各 15g，鹿角胶 12g，白芥子 6g，杜仲 12g，牛膝 9g，益智仁 12g，狗脊 10g。

二、中药外治

（1）敷法

① 消肿膏（陕西中医学院附属医院经验方）：本方组成用法参见第三章第一节外伤性颈部综合征。本方消肿止痛。用于一切跌打损伤，肢体肿胀疼痛。

② 温经通络膏（《中医伤科学讲义》）：乳香、没药、麻黄、马钱子各 250g，共为细末，饴糖或蜂蜜调敷。本方祛寒活血止痛。适用于寒凝血滞之腰腿痛。

（2）熨法

① 热敷散（陕西中医学院附属医院经验方）：组成用法参见第二章第二节。本方行气活血、温通经络，兼祛风湿。治慢性颈肩腰腿痛、软组织慢性炎症，肌腱及关节粘连。

② 葱黄散（《中医骨伤科学》）：生大黄 60g，葱白 5 根，生姜 5 片。将生大黄研细末，生姜捣汁约 25mg，将两味调匀，再加入开水调糊状。将葱白捣烂炒热用布包好，在腰痛处揉至局部皮肤发红。然后用药糊的四分之一涂在腰痛处，外用纱布固定，每日 1 次。本方祛寒活血止痛。适用于寒凝血滞之腰腿痛。

③ 骨质增生熨方（经验方）：樟脑 15g，生天南星 12g，生半夏 12g，生大黄 12g，羌活 9g，独活 9g，生川乌 9g，生草乌 9g，红花 6g，当归尾 6g，骨碎补 6g，桃仁 6g，松香 6g，细辛 6g，皂角 6g，冰片 3g。将上方共研细末，加酒适量拌湿炒热先熨患处 30min，药凉再加酒炒热，反复熨。每剂用 2 次，每次用 2h。本方祛风散寒止痛。适用于风寒性腰腿疼痛。

三、针灸治疗

腰椎管狭窄症症状轻而又无特殊体征者，针灸治疗可收到一定疗效。本病腰部及下肢部的症状表现多与足太阳经和足少阳经关系密切，选穴时，应局部取穴与循经远端取穴相结合。针灸治疗本病，当以补肾强腰，通经活络，散瘀止痛为法。

1. 毫针

（1）取穴

主穴：肾俞、气海俞、腰阳关、次髎、命门、白环俞、环跳、委中。

配穴：阿是穴、上髎、秩边、承扶、阳陵泉、承山。

（2）方法 每次选 3~5 穴，每日针治 1 次。肾俞用补法，其余穴位用中等刺激或强刺激。肾俞穴直刺并微斜向椎体，深 1~1.5 寸。腰阳关直刺 0.5~1 寸，使局部及下肢酸、沉、胀。环跳穴直刺，针尖向外生殖器方向，深 3~3.5 寸，使局部酸胀，并向下肢放射。

2. 梅花针

（1）取穴 阿是穴周围、肾俞、腰阳关、上髎、次髎、中髎、下髎。

（2）方法 阿是穴重叩，使局部皮肤发红或微出血，叩后可拔火罐。其他穴位轻叩，以局部皮肤红晕为度。

3. 耳针

（1）取穴　腰椎、骶椎、神门、臀、坐骨、膝。

（2）方法　每次选2～3穴，用强刺激捻转数秒后，留针20～30min。留针期间，每隔5～10min捻转1次，每日或隔日治疗1次。

4. 头皮针

（1）取穴　对侧下肢感觉区、足运感区。

（2）方法　患者取坐位或卧位，快速进针，刺入一定深度后快速捻转，不是插。持续捻转2～3min，留针5～10min后再重复捻转。反复捻针2～3次即可起针。每日针1次，10次为1疗程。

5. 腕踝针

（1）取穴　下6。

（2）方法　取患侧穴，针体与皮肤呈30°角，快速进针，针体应在皮下浅表层，针尖朝上，针深一般为1.4寸。一般无针感，不提插，不捻转，留针30min，隔日1次，10次为1疗程。

6. 水针

（1）取穴　阿是穴、肾俞、膀胱俞、环跳、委中、阳陵泉。

（2）药物　丹参、红花、当归、川芎等中药制剂，5%～10%葡萄糖注射液、维生素 B_1、维生素 B_{12} 等西药注射剂。

（3）方法　每次选2～3穴，按各药不同用量准确注入穴位。注意严格消毒，勿注入血管内及关节腔，掌握适当针刺深度。隔日1次，7次为1疗程。

7. 电针

（1）取穴　同毫针。

（2）方法　取1～2对穴，一般用疏密波，调节电流应从小到大，腰部穴位电流输出量宜小，每日治疗1次，每次10～15min。

四、推拿治疗

适用于轻度椎管狭窄的患者，根据其腰痛及腿痛情况，可选用点穴舒筋、腰部三扳法、抖腰法等手法，但手法应和缓，且不可粗暴，以免加重损伤，对于脊椎滑脱患者应慎用手法治疗。推拿治疗腰椎椎管狭窄症可以舒筋活络、疏散瘀血、松解粘连，使症状得以缓解或消失。

（1）掌按揉法

① 患者取俯卧位，医者立于患者一侧，在腰骶部施掌根按揉法或揉法，沿膀胱经而下，经臀部、大腿后部、腘窝、直至小腿后部，上下往返2～3次。然后点按腰阳关、肾俞、大肠俞、次髎、环跳、委中、承扶、殷门、承山等穴。弹拨骶部两侧的竖背肌及揉拿腰腿部。可将按揉法与点按穴位交替使用，若双下肢均有病痛，则需双侧治疗。

② 患者取仰卧位，医者用掌揉法自大腿前、小腿外侧直至足背上下往返2～3次，再点按髀关、伏兔、血海、风市、阳陵泉、足三里、绝骨、解溪等穴，拿委中、昆仑。

（2）腰部按抖法 一助手握住患者腋下，一助手握住患者两踝部，两人对抗牵引。医者两手交叠在一起置于患者第4、5腰椎处行按压抖动。一般要求抖动20～30次（图5-5）。

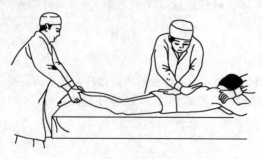
图 5-5 腰部按抖法

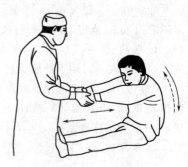
图 5-6 直腿屈腰法

（3）直腿屈腰法 患者仰卧或两腿伸直端坐于床上，两足朝向床头端，医者面对患者两足底部，然后以两手握住患者的两手或前臂，用力将患者拉向自己，再放松回到原位。一拉一松，迅速操作，重复8～12次（图5-6）。最后屈伸和搓动患者下肢，结束手法。

（4）注意事项

① 急性期应卧床休息，一般2～3周。症状严重者可采用屈曲型石膏背心或支架固定，减少腰骶后伸。治疗期间注意休息，加强局部保暖，可用腰围保护。

② 嘱患者锻炼腹肌、腰背肌，恢复正常腰部姿势，防止骨盆倾斜，以利于椎管静脉回流。

③ 推拿可与理疗、封闭、针灸等疗法综合使用或交替使用。

④ 对本病的治疗手技疗法以充分而柔和的手法为主，切忌腰部强力后伸、斜扳、挤压等不恰当的手法和过猛的被动运动。

五、中药离子导入疗法

中药离子导入法可以改善腰椎管狭窄的微循环，增加局部血供，减轻腰腿部因神经根受压引起的疼痛等症状，是一种可供选择的有效方法。

（1）药液制备 补骨脂20g，淫羊藿20g，杜仲20g，桑寄生30g，透骨草30g，地龙20g，细辛10g，汉防己40g，葛根30g，上药加水1600ml浸2h，煮沸后文火煎30min。再用4层纱布过滤药液，滤出药汁约800ml；第2煎加水1100ml，煎沸20min，滤出药汁600ml，两煎合液备用。

（2）操作方法 治疗时用8层白纱布垫，外包绒布，做成8cm×12cm的布垫，使用时将其置于40～50℃的药液中浸透后稍拧干，放置于腰部阿是穴处，通过电极板连接电疗机阴极，辅助电极置于一侧委中或悬钟穴，电流量2～10mA，时间20～30min，每日1次，12次为1疗程。两疗程间休息3日。

六、封闭疗法

可进行硬脊膜外封闭，能松解粘连，缓解症状。常用泼尼松龙12.5mg加1%普鲁卡因10～20ml，每周1次，3次为1疗程。

【运动康复】

1. 麦肯基疗法：见第三腰椎横突综合征。

2. Williams 体操训练

(1) 双膝触腋运动：仰卧、用力缩紧腹肌，并使腰背紧贴床面，然后双手抱持双膝，使之接近腋部，并维持 30s 左右，再慢慢回到起始位置，放松后重复，如此10 次。

(2) 摸脚尖：坐位，双腿伸直，双手平举，用力收缩腹肌，使上身前倾，双手触及脚尖，并维持 30s 左右，再慢慢回到起始位置，重复 10 次。

(3) 平背运动：仰卧，弯曲双腿，收缩腹肌和臀肌，使腰背部平贴床面，数数到 5后再重复，共 10 次。

(4) 仰卧起坐运动：仰卧，双腿弯曲，双手上举，用力缩紧腹肌，使上半身离开床面直到坐起，重复 5～10 次。

(5) 弓腰运动：跪卧，收缩腹肌，使腰部向上弓起，并维持 30s 左右，再回到起始部位，重复 10 次。

(6) 下蹲起立运动：站位，双足分开 30°或保持相距 30cm，足跟不能离地，脊柱呈C 型弯曲，头低下，慢慢下蹲，双手不动，手指指向并触及地面，然后慢慢起立，回到起始位置。重复 10 次。

注意：一般每日进行 1～3 次。开始时重复次数宜少，以后酌情渐增。只要有可能每种动作应进行 10～40 次。训练引起的肌肉疲劳，以短时间休息后就能恢复为宜。

【预后】

先天性腰椎管狭窄，轻症可以缓解症状，但中医治疗不能改变已形成的狭窄，症状重者，经非手术治疗不能缓解，则宜手术治疗。后天退行性椎管狭窄，以治疗原发病为主，大多可以缓解症状，并治愈。

【预防与调摄】

腰椎椎管狭窄症是由于腰椎管狭窄引起硬脊膜和神经根受压而出现临床症状。因此预防本病的关键要注意保护腰部，防止其受伤。

(1) 避免劳损　睡床要软硬适中，避免睡床过硬或过软，使腰肌得到充分休息；避免腰部受到风、寒侵袭，避免腰部长时间处于一种姿势，肌力不平衡，造成腰肌劳损。

(2) 避免外伤　正确用腰，搬抬重物时应先下蹲，用腰时间过长时应改变腰的姿势，多做腰部活动，防止逐渐发生劳损，因工作性质而用腰过度或已产生轻度劳损时，应早用腰痛宁胶囊等药物，避免劳损进一步加剧，而最终引起腰椎退行性改变。

(3) 加强锻炼　坚持腰的保健运动，经常进行腰椎各方向的活动，使腰椎始终保持生理应力状态，加强腰肌及腹肌练习，腰肌和腹肌的力量强，可增加腰椎的稳定性，对腰的保护能力加强，防止腰椎发生退行性改变。

症状重，经过半年以上非手术治疗无效，有明确的神经传导功能障碍以及某些肌无力、肌萎缩和小便功能障碍者，应行手术治疗。椎板切除、椎管成形扩大术、神经根孔扩大减压术是基本术式。对轻度椎管狭窄者可行腰椎屈曲位植骨固定术，对减轻症状有一定效果。对 50 岁以下腰椎不稳定者或切除范围广泛者（包括关节突）可同时或二期行脊柱融合术。术后一般卧床 2～3 周。脊柱融合术后需卧床2～3月。

第六节 棘上韧带损伤

棘上韧带，是架在各椎骨棘突尖上的索状纤维软骨组织。起自第 7 颈椎棘突，止于骶中嵴。棘上韧带在颈部特别发达，构成颈部两侧肌肉之间的中膈，故称项中膈或项韧带。据近年来解剖学发现，该韧带止于第 3 腰椎棘突者占 22％，止于第 4 腰椎棘突者占 73％，止于第 5 腰椎棘突者占 5％。从未发现骶椎上韧带附着。棘上韧带是由腰背筋膜、背阔肌、多裂肌的延伸（腱膜）部分组成。分 3 层，深层连接相邻 2 个棘突，且与棘间韧带交织在一起；中层跨越 2～3 个棘突；浅层跨越 3～4 个棘突。作用是与弓间韧带一起在棘间韧带帮助下限制脊柱过度前屈。当脊柱前屈时，位于腰背弧的最外层，应力最大，容易损伤。棘上韧带与棘间韧带有脊神经后支的神经末梢分布，是极敏感的组织，一旦受到损伤，可通过脊神经后支传入中枢，引起腰痛或牵涉性下肢痛。

【临床表现与诊断】

（1）症状 患者多为 20～50 岁的体力劳动者，有弯腰劳动或腰背部外伤史，急性损伤者，多因弯腰劳动，搬取重物或不慎转身等用力不当造成，有时可自闻裂帛声或撕裂感。慢性损伤，多因急性损伤没有及时治疗而转为慢性，或因埋头弯腰工作时间过长，过久姿势不正所致，并有长期弯腰劳损史。常见下腰部剧烈疼痛，其性质可为针刺样，刀割样，或酸痛不等。不能弯腰，转侧不便，坐卧困难，活动受限，弯腰及劳累后症状加重，疼痛可向臀部放射，偶伴下肢抽痛。重者不能仰卧。

（2）体征

① 有轻重不等的压痛，可在棘突顶端上下缘及两侧，常固定在 1～2 个棘突上，痛点多浅在皮下。急性损伤者可有肿胀、皮下瘀血、触痛明显甚至有棘突间过宽或棘突裂隙，局部压痛点。

② 双拇指能触摸棘突时，可发现棘上韧带钝厚、稍隆起、压痛明显。拇指左右拨动时，可有紧缩感或韧带与下方剥离而浮起（范围常在 1cm 左右）。慢性损伤，剥离面多见 1～4cm，但无明显触压痛，仅有酸胀感。如伴有棘间韧带损伤，常在患处（两棘突间）触及一高起的软块，压痛明显。

③ 在局部压痛点注入少量 1％普鲁卡因可暂时缓解疼痛，从而证实为棘上韧带。

④ 拾物试验阳性。

（3）辅助检查 损伤重者应摄脊柱正、侧位 X 线片，观察有无骨折。对椎体有压缩疑问者，CT 可进一步明确诊断。MRI 虽有显示软组织损伤的优点，但费用昂贵，一般损伤无必要。

【治疗】

一、中药内治

1. 辨证论治

（1）气滞血瘀 腰痛如刺，痛有定处，不能俯仰转侧，动则痛甚，拒按，腰肌僵硬。舌红苔黄，脉弦紧或弦数。

治法：活血化瘀，行气止痛。

方药：身痛逐瘀汤（《医林改错》）化裁。

组方：川芎6g，桃仁9g，红花9g，甘草6g，没药6g，当归9g，五灵脂6g，香附3g，牛膝9g，地龙6g，䗪虫6g，乳香6g，青皮8g，杜仲9g。

（2）湿热阻络　腰脊疼痛，痛处伴有热感，身重肢倦，口干，小便短赤。舌质红、苔黄腻，脉濡数。

治法：清热化湿，通络止痛。

方药：四妙丸（《成方便读》）化裁。

组方：黄柏15g，薏苡仁15g，苍术9g，怀牛膝9g，木瓜12g，络石藤9g，杜仲15g，木通9g，当归9g。若湿重者，下肢沉重而肿，可加茯苓12g，泽泻9g；若湿热伤阴心烦，口干舌红，少津或中剥者，可去苍术，加生地黄12g，麦冬12g。

（3）肝肾亏虚　腰部隐痛，疲软乏力，遇劳加重，腰肌痿软，精神不振。舌质淡，脉细弱。

治法：补益肝肾，舒筋止痛。

方药：壮腰健肾汤加味（《千金方》）。

组方：熟地黄15g，牛膝9g，杜仲12g，桑寄生12g，当归12g，何首乌9g，川芎9g，人参6g，茯苓12g，甘草3g，独活12g，细辛5g，肉桂6g。若湿邪偏重者可加入秦艽12g，防风12g，生薏苡仁10g；若阳虚不足者可加入制附片9g，桂枝9g；若久治不愈者，可酌加全蝎3g（研末冲服），地龙12g。

治疗上应注意：化瘀药应贯穿治疗的始终。临床常见久瘀者，治疗上应加入一些通络之品，如伸筋草、鸡血藤等，还可配合虫类药，如全蝎、蜈蚣、地龙、穿山甲等以增加搜剔走窜之功。

2. 中成药

急性期可服用跌打丸、百保丹等。

二、中药外治

本病除用中药内服治疗外，中药外敷于局部疼痛部位也很有疗效，常有敷法、熨法、贴法、洗法，各有特色。根据病情及病人具体情况灵活使用，或配合其他疗法同时治疗则效果更好。

（1）敷法

① 局部皮肤完好者，可外敷伤科膏药、伤湿止痛膏、狗皮膏、麝香壮骨膏、追风壮骨膏、消瘀止痛药膏以及三色敷药等。

② 麝香阿魏膏：铅丹、生地黄、白芷、大黄、川乌、草乌、皂角、肉桂各15g，麝香0.5g，阿魏1g，用香油500ml，纳铅丹、皂角、生地黄、大黄、川乌、草乌、大黄及肉桂煎熬成膏。临床使用前常规消毒局部腰部疼痛皮肤，涂上麝香、阿魏，将膏药贴敷患处，隔天1次，20日为1疗程。本方活血通络止痛，用于气滞气瘀为主者。此外也可以贴敷一些中成药。

（2）熨法　热敷散（陕西中医学院附属医院经验方）：组成用法参见本书第二章第二节。本方行气活血、温通经络，兼祛风湿。治慢性颈肩腰腿痛、软组织慢性炎症，肌腱及关节粘连。

三、针灸治疗

针灸治疗棘上韧带止痛效果肯定，是中医学综合治疗中一种重要治疗方法。本病与督脉和足太阳膀胱经关系密切。因此，针灸施治，应根据症状表现，既要注意脏腑辨证又要重视经络辨证，选穴时，既要选取邻近部位的腧穴，又要注意选取肢体远端的腧穴。针灸治疗本病，以理气活血，舒筋散瘀，通络止痛为法。

1. 毫针

（1）取穴

主穴：腰阳关、关元俞、小肠俞、后溪、人中、委中、阿是穴。

配穴：肾俞、上髎、承山、昆仑。

（2）方法 除肾俞穴均直刺 0.8～1 寸，使局部及骶髂酸胀。每次选 2～4 穴，急性期每日治疗 1 次。

2. 梅花针

（1）取穴 阿是穴周围，腰骶部督脉线。

（2）方法 阿是穴重叩，其余以局部皮肤红晕而无出血为宜，阿是穴局部，使皮部发红或微出血，叩后可拔火罐。

3. 耳针

（1）取穴 骶椎、腰椎、神门、臀、肾。

（2）方法 每次选 2～3 穴，用强刺激捻转数秒后，留针 30min，留针期间，每隔 5～10min 捻转 1 次，在捻针时，嘱患者活动腰部，每日治疗 1 次。

（3）注意事项 耳针治疗止痛效果好，远期疗效尚不肯定。但因刺激强，应防止晕针现象出现。严格消毒规程，防止耳部皮肤感染和软骨炎的出现，耳部有皮肤病不宜针刺。

4. 头皮针

（1）取穴 躯干感觉区，足运感区。

（2）方法 患者取坐位或卧位，急性期每日针 1 次，缓解期可隔日针 1 次，10 次为 1 疗程，快速进针，刺入一定深度后快速捻转，不提插，持续捻转 2～3min，留针 5～10min 后重复捻转，反复捻针 2～3 次，即可起针，在施针的同时，嘱患者活动腰部，疼痛多可缓解或消失。

5. 腕踝针

（1）取穴 腰阳关、关元俞、小肠俞、肾俞、阿是穴。

（2）方法 取双侧穴，针体与皮部呈 30°角，快速进针，针体应在皮下浅表层，针尖朝上，针刺一般为 1.4 寸，一般无针感，不提插，不捻转，留针 30min，隔日 1 次，10 次为 1 疗程。

6. 水针

（1）取穴 阿是穴。

（2）药物 当归、红花、丹参、川芎等中药制剂，2％盐酸普鲁卡因。

（3）方法 按各药不同用量准确注入穴位。

7. 电针

（1）取穴 同毫针。

（2）方法　选取 1～3 对穴，一般用疏波，或用疏密波，调节电流应从小到大，每日治疗 1 次，每次 10～15min。

8. 灸法

（1）取穴　腰阳关、关元俞、小肠俞、肾俞、阿是穴。

（2）方法　常用艾条灸、艾炷灸、温针灸、温灸器灸，每次选 3～5 穴，灸10～20min，每日 1 次。

四、手法治疗

① 弹拨按抹韧带法：病人取俯卧位，腹部垫枕（亦可坐位）。术者立于其左侧，一手拇指按压（固定）损伤段韧带上方，另手拇指在患部左右弹拨棘上韧带（急性弹拨数次，慢性可增加弹拨次数）继之，拇指顺韧带方向滑动按压数遍，再用拇指自上而下抹数遍。

② 按揉两侧擦棘法：接上法。两手拇指沉稳地按揉损伤段棘上韧带两侧数分钟；继之，一手掌在腰背部直擦督脉，至热为度。

③ 按压腧穴通络法：接上法。用拇指端或偏峰按压身柱、命门、腰俞、委中穴，各半分钟；继之，嘱病人坐位，术者立其前方，两拇指同时按压两侧扭伤穴。有得气感时再令病人活动腰部。

如伴有棘间韧带损伤，可在病人坐位施术"屈伸脊柱按揉法"数分钟。病人取坐位。术者坐其后方，一手固定肩部，根据需要将脊柱缓慢的前屈与伸直，同时另手拇指按揉数分钟，按揉时注意痛重用力轻，痛轻用力重。而后，掌擦督脉与两侧数分钟，或以热为度。

五、小针刀治疗

于离压痛点最近之棘突顶上进针刀，针刀体和背面成 90°角，深度达棘突顶部骨面，将针体倾斜，如痛点在进针点棘突上缘，使针体和下段脊柱成 45°角，如疼痛点在进针点棘突下缘，使针体和上段脊柱成 45°角，再斜刺约 4mm，先纵行剥离，然后沿脊柱纵轴，刀锋正对棘突的上、下角，在棘突顶部上下角的骨面上纵行剥离，再在骨面上横行剥离一二下，刀下如果遇有韧性硬结，则纵行切开出针。

六、中药离子导入疗法

中药离子导入疗法为治疗本病的有效方法之一，可以减轻创伤性炎症反应，消除水肿，改善局部代谢，从而促使发生撕裂、剥离等损伤的韧带得到修复。

（1）药液制备　当归 20g，红花 20g，五加皮 20g，桑枝 10g，艾叶 30g，花椒 15g，透骨草 30g，伸筋草 30g，牛膝 10g，杜仲 20g，刘寄奴 20g，川乌 20g，草乌 20g，乌梢蛇 10g，地龙 10g。上药加水 1500ml，浸泡 4h 后水煎，沸后 15min 用 4 层纱布滤出药液 800ml，第二煎加水 1000ml，沸后 10min，滤出药液 600ml，两煎混合，装入瓶放置冰箱备用，用时加温至 40℃。

（2）操作方法　把 10cm×15cm 大小的药垫浸泡在加温的药液中，将吸有药液的药垫放置于腰部患处，其上再放 7cm×10cm 阳极板，阴极放置于腹部对应点，然后盖以塑料布或人造皮革，据情况用砂袋、绷带或借助患者身体重力将电极加以固定。检查电疗各指针，旋钮均在正确位置后，徐徐转动电位器逐渐增加电流量，参照患者感觉将电流量控制在 5～15mA 之内。每次治疗 15～20min，每日 1 次，10 次为 1 疗程，每疗程间隔 4～7 月，一般治疗 2～5 个疗程。

【运动康复】

主要锻炼腰背部肌肉功能。同急、慢性腰肌劳损等。

【预后】

治疗棘上韧带损伤早期宜卧床休息，服用消炎镇痛药和舒筋活血药物，也可外敷消肿止痛药物，一般早期不主张推拿按摩。慢性期可采用理疗、针灸、按摩等方法治疗。对局限性压痛点也可进行局部封闭。腰背肌功能锻炼可对损伤的康复和预防有一定益处。一般不需手术治疗。

本病的发生是棘上韧带损伤后，韧带内部变性、粘连、挛缩，限制腰部屈伸活动，牵拉神经，血管等组织而产生疼痛。临床治愈后，临床症状得以改善或消失，但其病理学基础并未得以根本性改变，仍存在复发的潜在因素。

【预防与调摄】

棘上韧带损伤主要是由于受到外力的打击或跌仆闪挫等，在直接、间接暴力作用下而导致急性伤筋，脉络受损，气血瘀阻。此外，由于长期的劳损，体质虚弱，筋脉失养，筋肉僵硬或软弱无力，而易伤筋脉，或筋伤恢复缓慢而致使本病反复发作，迁延难愈。因此，预防棘上、棘间韧带损伤的重点是在工作劳动生活中防止急性伤筋，平时增强体质防止劳损。

长期做腰部屈伸工作劳动的人应避免不良的劳动姿势，尽量避免长期埋头、弯腰工作，纠正改变不良生活工作习惯，避免疲劳性损伤。不要勉强搬运过重的物体以免损伤腰部，更应避免腰背部跌仆闪挫或猛力扭转。工作劳动中，要尽量避免非生理性体位活动，更应注意劳动保护，如及时改变各种环境和条件，注意劳逸结合，在每日工作前后作一些工间操、简易太极拳，或其他形体锻炼，以便及时调节因工作体位形成的劳损现象。

预防本病的发生运动锻炼很重要。运动锻炼的重点在腰部肌肉、韧带，有条件的尽量进行一些体育锻炼，如球类、跑步、打太极拳，同时应注意运动量因人而异，不可过量，应持之以恒。

棘上棘间韧带损伤的早期诊断，无论对于临床疗效还是预后都是至关重要的。一般来说，病程和疗效间有着密切关系。因此，早期诊断的明确使医生获得治疗的最佳时机，使病情及时缓解治愈。

临床治愈后的防治十分重要。一是应坚持一定时期的康复治疗。针对本病采取补益肝肾，活血通络，强筋健骨等，使精血充盛，筋骨强壮，则病从"本"去难以复发；二是加强劳动保护。本病治愈后，日常生活和劳动中选择适合腰部活动的生物力学功能条件的体位，防止体位不正，用力不当，不合理的负荷，在腰部发生疲劳后采取适当的保护和恢复方法，如按摩、热疗、热水浴等以恢复身体疲劳。

第七节 棘间韧带损伤

棘间韧带损伤是腰背痛的常见疾病之一。棘间韧带纤维联结于相邻的两棘突间，分为三层：中层纤维由后上斜向前下，两侧纤维则由前上斜向后下。三层纤维呈交叉状排列，保证脊柱前屈和后伸时椎骨间的稳定，但却容易造成纤维间的磨损。20岁以后即开始有不同程度的退变。退变的韧带纤维呈玻璃样变、肿胀、萎缩或断裂，成为韧带易损伤的基础。腰5骶1及部分腰4～5棘突无棘上韧带，棘间韧带为唯一联结两棘突的结构，而此部位又处于活动的腰椎和固定的骶椎间，牵拉应力大，再加上腰5及骶1棘突发育不良，甚至隐裂，所以腰5骶1间及腰4～5间是棘间韧带损伤的好发部位。患者多在中年以上，女性较多，可能因女性腰椎前凸、两髂骨后翼间距大，对腰骶部保护差的关系。

【临床表现与诊断】

（1）症状 腰痛乏力，急性发病者常有搬物扭伤史，以后遗有腰骶部痛，反复发作。急性损伤者，有急性外伤史，在受伤当时就有撕裂样、针刺样或刀割样的剧疼，致使活动受限。慢性发病者多有频繁或长期弯腰工作的历史，开始发病时出现局部的酸痛不适，逐渐发展到腰骶部疼痛。疼痛向骶后、臀部或沿腰带扩散。酸痛、钝痛，有时剧痛，因疼痛不能弯腰，洗头困难，甚至连洗脸、刷牙都不能弯腰。坐久后立起时痛重，腰椎扭转时痛。

（2）体征

① 坐位检查时腰椎屈伸尚可，压痛点较棘上韧带损伤者深在，多位于腰5骶1，及腰4、5棘突间。有的可触及棘突间距增宽，或在棘突之间的偏旁可以触摸到较软的肿物，有触压痛，有时还有韧带剥离的浮动感。

② 以0.5%普鲁卡因、2～5ml局部浸润，可立即止痛。此法既可用于诊断，又可同时作为治疗手段。

③ 拾物试验阳性。

④ 少数有急性损伤史者，局部可有肿胀甚至瘀血。

（3）辅助检查

① X线平片：腰椎平片无特异表现，棘突发育不良仅供参考。棘突间普鲁卡因局封后，摄腰椎最大屈、伸侧位片，有时可见该棘突间隙增宽。

② 棘间韧带造影术：在预定损伤间隙的上、下棘突两旁用针刺到棘突，每侧注入水溶性碘造影剂2.5ml，15min后仰卧位照片，正常棘间韧带两旁有一光滑梭形透光区，厚约10mm。棘间韧带损伤者可出现下列改变。

a. 造影剂侵入中线一侧韧带有裂隙，表示部分断裂，最常见；

b. 两侧造影剂穿过棘间韧带桥状相连，表示韧带全断裂；

c. 在韧带区内有造影剂的圆形或椭圆形阴影，使韧带有囊腔化，亦较常见；

d. 韧带的正常梭形透光区消失或轮廓不清，近似渗水样或冰融化状，使棘间韧带松弛，较少见。造影比临床症状的出现率高，说明有的虽已破裂，但无症状。

【治疗】

棘间韧带损伤辨证治疗、中药外治、中药离子导入等方法均可参照棘上韧带损伤进行治疗。

一、推拿治疗

推拿可以松解患部紧张的肌肉、韧带，改善局部组织的微循环，加快损伤修复而达到治疗目的，但急性期一般不用手法治疗。操作手法如下。

（1）按揉患部　患者俯卧位，腹部垫枕，使其腰部平坦或稍后突，医生站于患者右侧，以一手拇指腹按揉患部棘突间，棘突两侧 0.5～1 寸处，手法要深沉，力量透达深层以患者有较强烈的酸胀感为佳，持续时间约 7～8min。

（2）拔伸牵抖　患者俯卧位，医者站于检查床后方，双手握准患者左右踝部，轻轻拔伸约 2～3min，要求作用力要均匀而持久，动作要缓和，然后医者双手用力上下抖动三次，要求幅度大，频率小。

（3）腰部后伸扳法　患者俯卧位，医者站于患者右侧，医者用右手掌按压在损伤患处，手及前臂放在患者双膝关节股部前侧，患者腿伸直，医者将患者双下肢托起徐徐伸至最大限度，两手同时用力做相反方向扳动 2～3 次，操作时，动作必须果断快速，用力要稳，两手动作配合要协调，扳动幅度一般不能超过其生理活动范围。

（4）擦棘间韧带　患者俯卧位，腹下垫枕，使其腰部平坦或稍后突。医者立于患者右侧，用一手掌尺侧在患部棘间做连续不断擦法 5～6min，频率约 120～150 次/min，让患部透热。

二、小针刀疗法

检查明确诊断后，患者侧卧在治疗床上，脊柱微屈曲，然后按朱汉章进针"四步规程"。针刀刺入皮肤后，刀口线与脊柱纵轴平行，深度约 1cm，当刀下感到坚韧，患者诉有酸胀感时，即为病变部位，先纵行剥离一二下，然后再将针体倾斜和脊柱纵轴成 30°角，在上下棘突的下上缘沿棘突矢状面纵行剥离，上下各二三下，出针。治疗一次未愈可间隔 1～2 周后再做一次，一般做 2～3 次。

【运动康复】

同棘上韧带损伤。

【预后】

棘间韧带损伤的预后及预防同棘上韧带损伤。对于非手术疗法无效，疼痛影响生活工作者，可施行损伤韧带修补或切除术，或进行椎板植骨融合术。

第八节　腰背部肌筋膜炎

腰背部肌筋膜炎是一种常见的腰背部慢性疼痛性病症。它主要是由于感受风寒湿邪或损伤而引起的腰背部肌肉、筋膜、肌腱、韧带等软组织的无菌性炎性病变，并伴有一定的临床表现。本病又称为腰背部肌肉风湿病、腰背部纤维织炎、腰背部肌筋膜综合征等。

【临床表现与诊断】

一、临床表现

（1）症状

① 弥漫性疼痛：患者多主诉腰背部、臀部弥漫性疼痛，两侧骶棘肌外缘及髂嵴上

方 7cm 处及骶髂关节部位，腰方肌在第 1、2、3 腰椎横突及第 12 肋止点部位常为疼痛的引发区。在引发区某点受压后，可引发该点周围或反射区疼痛、压痛及肌紧张等。

② 急性发病迅速，有时伴有肌痉挛，活动受限。慢性者起病隐袭，疼痛时轻时重，或晨起痛重，轻度活动后可减轻，劳累后疼痛加重。

（2）体征

① 触诊时，可在腰背部摸到大小不等的结节或条索状物。结节大者直径达 5～6mm，为椭圆形扁平物，多位于骶孔及骶髂关节附近；小结节直径为 2～3mm，多位于腰骶筋膜上距中线 1～2cm 处。

② 腰部有特定的痛点，称为激痛点，这对临床诊断和治疗都有重要意义。按压时，有一触即发的特点，并产生剧烈的疼痛，并可激惹起臀部及大腿后部传导性疼痛，但不过膝，疼痛的范围与激痛点的敏感度有关，敏感度高者，痛剧且范围广。检查激痛点时应仔细寻找，可先让病人自己指出疼痛的范围及最痛的部位，医生可在此范围内按压寻找。指压时用力要适度，逐步对比，以便对每个激痛点作出精确的定位。对深病变测试有困难时，可采取改变体位来测试，重复某种特殊的姿势来激发疼痛和不适，可提示该组姿态肌有病损。

③ 0.5％普鲁卡因作激痛点封闭，疼痛可立即消失或缓解。

（3）辅助检查　X 线检查可无明显异常，化验多在正常范围内，血沉或抗链球菌溶血素 "O" 有时稍增高。

二、诊断要点

（1）病史　少数患者有急性受伤史或反复的慢性损伤史，而绝大多数患者有长期和持续性特殊姿势下工作的慢性损伤史。

（2）疼痛　不很剧烈，开始为酸胀不舒，软弱无力，时轻时重，间歇发作，以后呈烧灼、刺疼、木僵、串麻，并有进行性的加重；劳累时加重，休息后减轻，范围也不断加大，与气候变化有关，致使患者腰由直到弯、由弯到直活动受限，立、坐、卧行动困难。患者难以确切述说疼痛的部位，但是疼痛的放射性比较少见。

（3）姿势不正是腰背肌肉筋膜炎的一种表现，以腰发僵，形似板，步行上身少动，站立躯体偏倚者多见。

（4）所有患者都有压痛点，按其压痛的部位，一般可以认为是其相应部位组织的伤病。

【治疗】

一、中药内治

（1）风寒湿阻　腰部疼痛板滞、转侧不利，疼痛牵及臀部、大腿后侧，阴雨天气疼痛加重，伴恶寒怕冷。舌淡苔白，脉弦紧。

治法：祛风除湿，温经通络。

方药：甘姜苓术汤加减。

组方：甘草 9g，干姜 15g，茯苓 15g，白术 10g，牛膝 12g，杜仲 12g，桑寄生 12g，防风 6g。

（2）气血凝滞　晨起腰背部板硬刺痛，痛有定处，轻则俯仰不便，重则因痛剧而不能转侧，痛处拒按。若因跌仆闪挫所致者，则有外伤史。舌紫暗苔少，脉涩。

治法：活血化瘀，行气止痛。

方药：身痛逐瘀汤（《医林改错》）加杜仲、细辛。

组方：川芎6g，桃仁9g，红花9g，甘草6g，没药6g，当归9g，五灵脂6g，香附3g，牛膝9g，地龙6g，䗪虫6g，乳香6g，青皮8g，杜仲9g，细辛9g。

（3）肝肾亏虚　腰部隐痛，绵绵不绝，腿膝酸软无力，遇劳更甚，休息后缓解。舌淡苔少，脉细弱。

治法：补益肝肾，强壮筋骨。

方药：补肾壮筋汤加减。

组方：熟地黄12g，当归12g，牛膝10g，山萸肉12g，茯苓12g，续断12g，杜仲10g，白芍10g，青皮5g，五加皮10g。

二、中药外治

本病急性期病机复杂，有虚有实，然而总以邪实为主，故外治法应以祛邪为主，攻下逐瘀，祛风散寒之方药多用。慢性期应以肾虚为主，多应用舒筋活络、温经通络之方药。

（1）敷法

① 消瘀止痛膏：木瓜60g，栀子30g，大黄15g，蒲公英60g，地鳖虫30g，乳香30g，没药30g。共研为细末，用饴糖或凡士林调敷。每日1次。适用于急性期腰痛剧烈、局部皮肤水肿、结块、呈橘皮样者。

② 三色敷药（《中医伤科学讲义》）：本方组成用法参见第二章第二节药物外治法。本方适用于腰痛而兼风寒湿邪者。

（2）贴法

① 狗皮膏（成药）：适用于风寒湿邪引起的腰痛。

② 麝香壮骨膏（成药）：适用于跌仆闪挫及风寒湿邪引起的腰痛。

（3）熨法

① 青囊散（《实用颈背腰痛中医治疗学》）：本方组成用法参见第二章第二节药物外治法。用于各种原因所致的腰痛，唯新伤者24h内勿用。

② 坎离砂（成药）：用于风寒邪所致者。

三、针灸治疗

1. 毫针

（1）取穴　委中、承山、后溪穴、身柱、筋缩、肩外俞、风门、膏肓、督俞。

（2）操作　病人俯卧位，阿是穴、委中、承山、后溪穴用强刺激手法；身柱透筋缩，患侧肩外俞透风门，膏肓透督俞，刺身柱时，进皮后针尖指向筋缩缓缓捻转推进，使局部产生酸胀感，若能向下放散最好；刺肩外俞透风门、膏肓透督俞时，使局部产生酸胀感为度，留针20min，每日1次，10次为1疗程。

2. 梅花针

（1）取穴　阿是穴、患侧风门、膏肓、相应夹脊穴。

（2）操作　局部常规消毒，用梅花针重叩所选穴位，使皮肤发红，并微出血，然后在阿是穴、风门、膏肓穴位处加拔火罐，以能拔出少量血液为佳，隔日治疗1次，10

次为1疗程。

3. 耳针

（1）取穴　相应部位敏感点、肾上腺、神门、皮质下。

（2）操作　用0.5寸毫针刺入所选穴位，中等强度刺激隔日治疗1次，7次为1疗程。

4. 头皮针

（1）取穴　躯干感觉区、足运感区。

（2）操作　患者取坐位或卧位，快速进针，刺入一定深度后快速捻转，不提插。持续捻转2～3min，留针5～10min后再重复捻转。反复捻针2～3次即可起针。捻针时嘱患者活动腰部。每日针1次，10次为1疗程。

5. 腕踝针

（1）取穴　下6、下5。

（2）方法　取双侧穴，针体与皮肤呈30°角，快速进针，针体应在皮下浅表层；针尖朝上，针深一般为1.4寸。一般无针感，不提插，不捻转。留针30min。隔日1次，10次为1疗程。

6. 三棱针疗法

（1）取穴　阿是穴、患侧风门、膏肓、委中、攒竹、肾俞、志室。

（2）操作　每次选取2～3穴，局部皮肤常规消毒后，用三棱针轻轻点刺攒竹穴，以用手指捏挤出血2～3滴为度。其余穴位用三棱针快速刺入，疾速拔出，以放血2～3ml为佳，隔日治疗1次，5次为1疗程。

7. 水针疗法

（1）取穴　阿是穴、患侧风门、养老。

（2）药物　1%普鲁卡因、维生素B_1、维生素B_{12}。

（3）操作　按水针疗法操作常规进针，每穴注入1%普鲁卡因和维生素B_1共1～2ml。隔日治疗1次，5次为1疗程。

8. 灸法

（1）取穴　同毫针。

（2）方法　常用艾条灸、艾炷灸、温针灸、温灸器灸。每次选3～5穴，灸10～20min，或5～7壮，每日1次，10次为1疗程，间隔2～3天行第2疗程。

四、推拿治疗

推拿治疗的目的是舒筋活血、疏通经络、减轻疼痛、缓解肌肉痉挛、防止肌筋粘连。常用揉按松解手法为主，操作方法如下。

（1）患者俯卧位，术者立于患侧，先用两手拇指或手掌，自大杼穴开始由上而下，经下肢环跳、委中、承山、昆仑等穴，施行揉按。然后重点揉按腰脊两旁肌肉，使其气血流畅，筋络舒展。

（2）仔细寻找触及激痛点，以双手拇指在激痛点上反复揉按，并在激痛点的内上方自棘突旁把骶棘肌向外下方推开，直至髂骨后上棘，如此反复操作3～5次。

（3）如果触及到筋结或筋束，可用捏拿、分筋、弹拨、掐揉等手法松解，使变性的肌束松解、粘连分离，恢复其原舒缩功能。

（4）术者以掌根或小鱼际肌着力，在患者腰骶部施行揉摩手法，从上至下，边揉摩边移动，反复进行3～5次，使腰骶部感到微热为宜。

五、固定与练功

急性期应注意卧床休息，起床时可带腰围固定。慢性期应注意加强腰背肌功能锻炼，积极参加体育运动，注意劳逸结合。

六、中药离子导入疗法

本法可改善局部血液循环，抑制疼痛反应，从而消除局部非特异性炎症，缓解本病症状。

（1）药液制备　生川乌50g，草乌50g，加水1000ml，水煎过滤至500ml。

（2）操作方法　治疗时把阳、阴极分别置于压痛部位及委中穴，衬垫各滴加药液20ml，电流量20～30mA，10～20min，每日1次，7～14天为1疗程。

七、其他疗法

（1）西医治疗

① 服用抗风湿类药物或理疗可不同程度地缓解症状，严格控制激素类药物。

② 服用维生素E及维生素B_1对原发性肌筋膜炎有一定疗效。

（2）封闭疗法　在激痛点处注入0.5％普鲁卡因2～5ml，加入醋酸泼尼松龙25mg，每周1次，3次为1疗程。

（3）理疗　可选用蜡疗、红外线照射，或用中药离子导入，可促进局部循环代谢。

【运动康复】

1. 腰部保健操

（1）风摆荷叶：双臂水平伸直，然后左右上下摇摆，带动腰部运动。不要只摆双臂而腰部不动，幅度和频率灵活掌握。

（2）大漠荡舟：上身和下身做相向运动，当上身向左运动时，同时向右摆胯，反之亦然。

（3）摇橹过海：顾名思义是模仿摇橹的动作，既可正向摇，也可反向摇。动作要适中，过大不易保持身体平衡，过小则达不到锻炼效果。

（4）企鹅登陆：双肩上下运动，以肩为中心做圆周运动，并带动腰部上下起伏运动。

（5）风吹杨柳：用双臂带动上身进而带动腰部左右旋转，要舒缓、放松。

以上动作各重复6～36次。

2. 锻炼腰背部肌肉功能，同急、慢性腰肌劳损等。

【预后】

腰背部肌筋膜炎发病后，疼痛持续数日或数周后可自动缓解，不留痕迹，但易复发。有时可造成深部筋膜出现裂隙，使下方的脂肪组织突出而形成"筋膜脂肪疝"。本病一般不会产生严重的并发症及后遗症。经各种保守治疗无效，病变部位形成结节和条索状物，可行手术松解术，但这是极少数。

【预防与调摄】

本病治疗时应指导病人改变不良的生活和工作时的体位、姿势，适当地进行腰背肌锻炼，可做腰部风摆荷叶势及鲤鱼打挺势锻炼。

第九节 腰椎骨质增生症

腰椎骨质增生症，亦称腰椎肥大性脊椎炎、腰椎退行性脊椎炎、腰椎老年性脊椎炎和腰椎骨关节病等。是中老年人的常见病和多发病，它是机体退化的表现之一，也是保持中老年人脊柱稳定的机体自我调节之一，绝大多数人亦不因此而发病，从临床来看，症状的严重程度也与增生的严重程度无直接关系，只有在急慢性劳损、感受寒凉、用力不当等情况下，增生的骨质刺激周围软组织发生无菌性炎症，出现水肿，刺激或压迫神经而导致诸症发作。

【临床表现与诊断】

一、临床表现

（1）症状 大多数腰椎骨质增生的患者可以长期没有症状。往往因轻微扭伤、过分劳累、搬提重物，或偶然的无意识腰部不协调动作而致急性腰痛。有的患者开始时出现腰背部酸痛、僵硬，休息后、夜间、晨起时往往痛重，稍活动后疼痛减轻，但活动过多或劳累后则疼痛加重。坐势不良、坐位过久、睡沙发床垫、天气寒冷或潮湿时症状常加重。症状严重时腰部活动、翻身均感困难，有时可有反射性疼痛，并沿神经根分布，向大腿外侧及前方放射，但无腰椎间盘突出的坐骨神经痛那样典型，很少产生按神经节段分布。

（2）体征 腰椎可有不同程度畸形或活动受限，以及轻度痉挛，部分病人局部有压痛点。脊柱外观变形，表现为圆腰，腰椎的生理前凸减小或消失，脊柱活动受限，严重者腰部肌肉僵硬强直，呈板状。腰骶部两侧有广泛压痛，有时沿臀上神经和坐骨神经的径路有压痛，甚至表现出神经根受压症状，如直腿抬高试验阳性，患侧下肢有麻木感，小腿外侧或内侧痛、触觉减弱，膝或跟腱反射减弱或消失。

（3）辅助检查 X线检查为诊断腰椎骨质增生的主要依据。X线平片可见腰椎间隙变窄，椎体边缘密度增高、锐利并有骨刺形成，重者相邻骨赘可形成骨桥。轻的增生多先在椎体前上缘出现，以后增生较重时出现椎体下缘增生，退变可导致椎体前或椎体后假性滑脱。后脱常在腰椎曲度变直，椎间盘变窄下陷时，由下关节突在下位椎骨上关节突斜面后滑时产生。腰前凸增大，后关节软骨面磨损后，上位椎骨可向前移而产生滑脱。正常侧位片下位椎骨体前缘的向上沿线通过上位椎骨体的前下角，如有后脱则此线通过其前方，反之前脱时则其前下角远远超过此线。小关节间隙亦常变狭窄，关节面的骨质增生，小关节和邻近椎体后缘的骨刺形成以及间隙变狭窄的影响，可使椎间孔的横径和上下径均缩小，斜位片上可见关节面边缘不整。观察脊柱因椎间盘退变造成的不稳定时，可拍腰椎过屈位和过伸位片，过屈位可见上位椎体前移，而过伸位可见后移。

二、诊断要点

老年患者或有腰部外伤病史，自诉腰部疼痛，但无下肢放射性抽痛，影像学提示明显的腰椎增生改变。

【治疗】

一、中药内治

（1）肾虚证 腰痛绵绵，反复发作，喜按喜揉，遇劳更甚，卧侧减轻，有时伴有耳鸣、重听、阳痿等症。舌红苔薄，脉沉细。偏于阳虚者，畏寒肢冷；偏于肾阴虚者，头晕目眩、心烦失眠。

① 肾阳虚

治法：温补肾阳。

方药：右归丸（《景岳全书》）化裁。

组方：酒熟地黄24g，炒山药12g，山茱萸9g，枸杞子9g，菟丝子9g，杜仲12g，熟附子6g，全当归9g，肉桂3g，鹿角胶9g（烊化），炙甘草6g。

② 肾阴虚

治法：滋阴益肾，填精充血。

方药：左归丸（《景岳全书》）化裁。

组方：酒熟地黄20g，炒山药12g，山茱萸9g，菟丝子12g，枸杞子12g，怀牛膝15g，鹿角胶12g（烊化），龟甲胶5g（酒炒烊化），炙甘草6g。

③ 肾气亏虚

治法：补益肾气，强壮筋骨。

方药：当归地黄饮加味（《景岳全书》）。

组方：全当归9g，酒熟地黄12g，炒山药12g，杜仲15g，怀牛膝15g，山茱萸9g，鹿茸粉1g（冲服），炙甘草6g。

（2）气滞血瘀 常与跌仆、闪、挫有关。腰腿痛而转侧困难，痛有定处，强制体位。舌质暗红，舌边瘀斑，脉涩。

治法：活血化瘀，理气止痛。

方药：黄芪桂枝五物汤加减。

组方：黄芪12g，桂枝9g，生姜12g，大枣4枚，芍药9g，三七6g，红花15g，当归15g。

（3）寒湿内侵 腰部冷痛重滞，步履困难，遇风寒湿邪则疼痛加重，得温则痛减，多有下肢麻木感。舌淡、苔白腻，脉沉而迟缓。

治法：补肝益肾，祛风散寒除湿。

方药：独活寄生汤化裁（《千金方》）。

组方：独活9g，桑寄生15g，秦艽9g，全当归9g，赤芍9g，防风9g，杜仲9g，怀牛膝15g，酒熟地黄18g，党参9g，茯苓9g，白术12g，细辛3g，肉桂3g，炙甘草6g。

若病久有瘀血而舌青紫或瘀斑者，加桃仁、红花、制乳香、制没药各9g，或酌加通络之品，如木瓜9g，伸筋草9g，鸡血藤15g。

若寒邪偏重，疼痛剧烈，治当温补肾阳，散寒止痛。方用乌头汤化裁（《金匮要略》）：制川乌6g（先煎），生麻黄9g，生黄芪15g，赤芍9g，杜仲15g，桑寄生15g，木瓜9g，全当归9g，防风9g，海桐皮12g。

若湿邪偏重者，治当补肝益肾，除湿通络。方用肾着汤化裁（《金匮要略》）：茯苓24g，生白术12g，薏苡仁24g，苍术12g，杜仲15g，怀牛膝15g，桑寄生15g，木瓜9g，全当归12g，海桐皮12g，防己12g。

二、中药外治

中药外治法治疗本病，可以通过药物改善腰部筋肉的血液循环、调整肌力平衡等间接作用，对保持脊柱稳定性有积极意义。治疗本病最为常用的是敷法和熏洗法。

（1）敷法

腰痛散（《实用颈背腰痛中医治疗学》）：吴茱萸、附子、肉桂、干姜、川芎、苍术、独活、威灵仙、地鳖虫、全蝎、羌活各10g，细辛6g，红花15g，冰片10g，皂角刺9g。上药共为末，过80目筛，外敷腰部，或选腰眼、肾俞、肝俞，每穴用药粉10g，用胶布固定，根据情况更换，1周1疗程。本方温经散寒，祛风除湿，活血通络。用于风寒湿邪侵袭之痹痛，及久病劳损，又感受外邪者。

（2）熏洗法

活血强筋洗方（《伤科验方》）：全当归、五加皮、淫羊藿、羌活、独活、楮实子各12g，续断、鹿筋各9g，威灵仙6g。水煎熏洗，1日2～3次。本方益肾壮骨，养血舒筋，活血止痛，祛风胜湿。适用于腰椎骨质增生症肝肾不足，腰腿酸软，肌肉萎缩，腰部隐痛者。

三、针灸疗法

针灸治疗腰椎骨质增生症是中医学综合治疗较为常用的一种方法，可缓解肌肉痉挛，缓解或消除症状，促进功能恢复。本病的腰部症状多与督脉和足太阳经关系密切，其病变与肾有关。选穴时，应以督脉和足太阳经及足少阴经腧穴为主。针灸治疗本病，当以补肾强腰，祛瘀通络，止痛为法。

1. 毫针

（1）取穴

主穴：肾俞、命门、腰阳关、委中。

配穴：阿是穴、大杼、太溪、昆仑、悬钟、环跳。

（2）方法：肾俞、命门、太溪用补法，其余穴位用中等刺激。每次选3～5穴，每日治疗1次。

2. 梅花针

（1）取穴　阿是穴周围、腰部膀胱经第一侧线疼痛循经部位。

（2）方法　阿是穴重叩，使局部皮肤发红或微出血，叩后可拔火罐。

3. 耳针

（1）取穴　腰椎、臀、骶椎、肾、神门。

（2）方法　每次选2～3穴，用中强刺激捻转数秒钟后，留针50min。留针期间，每隔5～10min捻转1次，每日或隔日治疗1次。

4. 头皮针

（1）取穴　躯干感觉区、足运感区。

（2）方法　患者取坐位或卧位，快速进针，刺入一定深度后快速捻转，不提插，持续捻转2～3min，留针5～10min后再重复捻转。反复捻针2～3次即可起针。每日针1

次，10 次为 1 疗程。

5. 腕踝穴

（1）取穴　下 6。

（2）方法　取双侧穴，针体与皮肤呈 30°角，快速进针，针体应在皮下浅表层，针尖朝上，针深一般为 1.4 寸。一般无针感，不提插，不捻转，留针 30min，隔日 1 次，10 次为 1 疗程。

6. 水针

（1）取穴　肾俞、相应腰夹脊穴、阿是穴。

（2）药物　当归、丹参等中药制剂，5%～10%葡萄糖注射液，维生素 B_1、维生素 B_{12} 等西药注射剂。

（3）方法　每次选 2 个穴位，按各药不同用量准确注入。

7. 电针

（1）取穴　同毫针。

（2）方法　选取 1～2 对穴，一般用疏密波，痛甚用密波，调节电流从小到大，腰部穴位输出电流宜小，每日治疗 1 次，每次 10～15min。

8. 灸法

（1）取穴　肾俞、命门、腰阳关、阿是穴。

（2）方法　常用艾条灸、艾炷灸、温针灸、温灸器灸。每穴灸 10～20min 或 5～7 壮，每日 1 次，10 日 1 疗程，每间隔 2～3 天行第 2 疗程。注意孕妇腰骶部不宜施灸。

四、推拿治疗

治疗本病以舒筋活络，温通经脉为原则。推拿可以调整脊椎退行性变病人的脊椎轻微排列紊乱，松解粘连，解除肌肉痉挛，改善局部循环，从而消除症状和促进功能恢复。推拿治疗效果较好，颇受患者欢迎。治疗时应与中药内治法、理疗等疗法配合使用，才能收到标本同治的效果。根据病情和患者具体情况，可选用以下治疗手法。

（1）患者俯卧位，术者立于患者身侧，用双手掌或掌根在腰骶部脊柱两侧自上而下反复推压揉按 3～5 遍。

（2）术者用两手拇指点按肾俞、命门、气海俞、关元俞。伴有腿痛时，点按环跳、委中、承山、阳陵泉。

（3）用㨆法施于腰部病变处及腰椎两侧，有下肢牵涉痛者，㨆法自臀部沿股后面向下至小腿，同时配合下肢后抬腿动作。

（4）患者两手紧握床头，术者双手拿患者小腿远端牵引 2～3min，然后用力上、下抖动 5～10 次。

（5）患者侧卧，术者立于前方用斜扳法活动腰椎，左右各 1 次。

（6）患者仰卧，术者将患肢小腿抱于腋下，用力抱住患肢向上、向下、向内做牵引运动，操作 3～5 次，必要时依同法作另一侧。

（7）用轻柔的㨆、按揉、拿捏等手法施于腰部，再按肌纤维走行方向理顺。最后用擦法，以透热为度，可涂适量的润滑油或配制药水，通过药物的渗透加强疗效。也可用热敷。

五、中药离子导入疗法

药液制备：威灵仙 600g，三棱 300g，莪术 300g，丹参 200g，川芎 200g，生草乌 200g，生川乌 200g，细辛 100g。加水 5000ml，浸泡 30min 后，煎后过滤，得药液约 2000ml，装入玻璃容器内备用。使用前将药液加温至 40℃。

操作方法：衬垫正、负极均为 10cm×10cm，趁热浸泡，挤出部分药水，将正极垫浸湿药液放于腰部，负极垫放于臀部；治疗电流量由小至大，依患者的年龄、体质和耐受性而定。每日治疗 1 次，每次 20～30min，12 次为 1 个疗程，疗程间休息 3～5 天。一般治疗 2 个疗程。

六、其他疗法

（1）理疗　可用电兴奋或感应电、红外线、超短波、超声波，可解除肌肉痉挛。

（2）牵引　可使腰椎间盘内压减少，小关节间摩擦减少及缓解肌肉痉挛，适应于不能推拿的急性疼痛病人。自身重力牵引，可使腰部及下身悬空，适于年纪较轻，健康条件较好的慢性腰痛患者。

（3）局部封闭　可选用 2％利多卡因 5ml 加泼尼松龙 1ml，行局限性压痛点封闭，长针封闭小关节突周围组织。每周 1 次，连续 3～4 次。

（4）口服西药　以消炎止痛药物为主，如布洛芬等。

（5）支具治疗　以宽护腰带为主，在早期脊柱不稳定时，坐位或弯腰工作时有助于保持脊柱稳定，减少关节磨损，但需与体疗同时配合应用，否则会使肌肉萎缩，反而对脊柱不利。

【运动康复】

1. 仰卧位锻炼应用五点支撑法、四点支撑法、三点支撑法等，见腰椎间盘突出症。

2. 侧卧位锻炼法：侧卧时，左腿伸直，右腿的膝盖微屈，然后左腿抬起再缓慢地放下来。每组做 10 次交换。

3. 俯卧位锻炼法：俯卧位锻炼方法形象地称为"小燕飞"。①患者俯卧于床上，双上肢平放于身体两侧，手掌向上，同时抬头挺胸，使头、胸及上肢离开床面。②双下肢伸直并尽量使其向上抬起。双下肢可以交替抬起，也可以同时抬起。③头、颈、胸部及双下肢同时离开床面，仅有腹部与床面接触，身体呈飞燕点水姿势。

无论进行俯卧位锻炼，还是进行仰卧位锻炼，患者都要遵循力所能及的原则，要根据自己的体力和能力进行腰背部肌肉的锻炼。

4. 悬垂法：利用门框或单杠等物体进行悬垂锻炼。每日早晚各 1 次，时间根据个人差异而定。悬垂锻炼的原理是借助人体自身重力作用进行的牵引治疗，它不仅能使腰部得到放松，而且还能增强局部血液循环和新陈代谢。进行悬垂时，应注意放松腰部及下肢，使重量自然下垂，以达到牵引腰椎的目的。悬垂的上下动作一定要轻，避免因跳上跳下的动作过重而损伤腰椎，加重病情。

5. 倒走法：在保证安全的前提下，选择一条平坦、行人少、空气好的道路，一步一步地向后倒着行走。每次约 20min，每天早晚各一次。双手叉腰坚持倒行锻炼，能使腰部肌肉的血循环加快，改善腰部肌肉的营养供应。

【预后】

生物力学平衡失调是骨质增生的根本原因。一般来说由于年老肌力下降，脊椎骨性组织负荷加大引起的骨质增生，都没有临床症状。其特点是骨质增生在任何节段的分布都是均匀的，对称的。这种情况可以不属病态。若老年人的脊椎骨质增生出现不对称，不均匀的情况，即属病态，是由各种损伤引起的局部应力增加所致。腰椎退行性骨关节病的治疗原则应是保守治疗，其目的在于减轻疼痛及保持和恢复脊柱的运动功能，无症状者可不用治疗。对于腰椎不稳而导致严重腰痛者及诊断明确因骨赘刺激压迫神经者或因小关节退变、假性滑脱疼痛，经保守治疗不愈，影响生活工作者，可行手术治疗。对脊柱不稳者可行脊椎融合术，后外侧骨赘或小关节肥大压迫神经根时，可做神经根管探查及神经根管减压术。因退变所致主椎管或侧椎管狭窄者应做减压术。

【预防与调摄】

腰椎骨质增生症是与年龄有关的生理性退变。这一退变还包括腰椎间盘、椎体及韧带的退行性变。这里讲的预防实际上是指如何防止腰椎的病理性退变。

腰椎退行性骨关节病的发生，多因劳伤，致肾气虚损，肾精不能生髓，骨失濡养，故发生脊柱关节退变。因此，调养肾气，是防止脊柱关节退变的根本所在。劳伤，主要指劳力损伤筋骨。劳伤筋骨，肝肾失调，精血失养，加剧了脊柱的退变，致使脊柱的内外稳定系统的稳定机制遭到破坏，内外稳定系统相互间的病理性影响，导致脊柱退变的恶性循环。因此，注意劳动保护，不要疲劳过度，注意劳逸结合。在工作劳动中，要尽量避免非生理性体位活动，注意劳动保护及时改变各种不利的环境和条件，在每日工作前后做些如工间操、简易太极拳或其他简易的形体锻炼，及时调节因工作体位形成的肌肉疲劳现象。对于长期处于坐位工作的人，尤其要注意腰痛的发生，因为卧、站、坐三种姿势中以坐位姿势对腰部负荷为最大。长期处于坐位姿势的人，要定时改变坐位的姿势，如站立做一些腰部的活动。在弯腰移动重物时，不要勉强用力或尽量采取屈髋膝关节，避免两膝伸直位弯腰。其他如抬、拉、推、跳、爬、登、滑等各种动作中，都应加强保护意识，避免对腰、臀、腿部肌肉、骨骼、韧带的损伤。同时亦应注意节制性生活，防止房劳太过。

第十节 腰椎椎弓峡部不连和腰椎滑脱症

脊柱的椎弓上、下两侧各有一上关节突和一下关节突。上、下关节突之间有一狭窄的部位，称为峡部。椎弓峡部骨质连续性中断者称为峡部不连或峡部裂。若双侧峡部不连，则将整个脊椎分成两个部分：一部分包括椎体、椎弓根、横突和上关节突；另一部分包括椎板、棘突和下关节突。椎体间因骨性连接异常而发生上位椎体在下位椎体上面滑移，即脊椎滑脱症，可引起腰痛伴单、双侧坐骨神经痛，或马尾神经受压的症状。峡部不连乃脊椎滑脱的前期病变，但双侧峡部不连不一定都伴有脊椎滑脱，若双侧峡部断裂之后，椎体、椎弓根及上关节突和横突在下位椎体上面向前滑移者称为峡部不连性脊椎滑脱症，又称真性滑脱。此外，临床上将无峡部不连而因脊椎骨性关节炎所致的脊椎滑脱者称为退变性脊椎滑脱症，又称假性滑脱。

椎弓峡部不连多为双侧性，但也可发生于一侧，其出现率一般占成人的 5％左右，约 45％的峡部不连病例有滑脱。患者多在 30～40 岁以上，许多人认为发病与年龄有关，年龄愈大发病率愈高，男性较女性为多见。好发部位以第 5 腰椎最多，约占所有病例的 86％，第 4 腰椎次之，约占 9％，是一个引起慢性腰腿痛的常见疾病。

【临床表现与诊断】

一、临床表现

（1）症状

① 峡部不连患者开始常无症状，一般 20～30 岁时出现慢性下腰痛，多为间歇性，症状多不重，长时站立、负重及过度活动时症状加重，平卧休息后可缓解。

② 伴有椎体滑脱患者可无明显症状，有症状者一般为慢性腰痛，开始为间歇性，以后可为持续性痛，甚至休息时疼痛，疼痛可向臀部或大腿后面放射。放射至小腿者少见，可能系脊神经支受刺激所致。如果椎体前移程度较重，可出现马尾神经牵拉和挤压症状，如鞍区麻木、大小便失禁，甚至不全瘫痪。少数患者可出现股后肌紧张，引起弯腰困难。

（2）体征

① 单纯峡部不连体征较少，可有游离椎弓的棘突压痛，峡部不连处深压痛、腰后伸痛，棘突或骶棘肌可有压痛。

② 椎体出现前滑脱，可出现特殊体型：站立时腰前凸、臀后凸明显，腹部下垂及腰部变短。检查时下腰段有前突增加或呈保护性强直，有滑脱或前突重者腰骶交界处可出现凹陷或横绞。滑脱棘突及其上下韧带常有压痛，腰 4、腰 5 棘突可呈台阶状。重压、叩打腰骶部可引起腰及双侧坐骨神经痛，腰部活动受限，部分患者双侧直腿抬高试验及直腿抬高背伸加强试验均为阳性，并有神经根功能障碍表现。个别患者骶尾部可有鞍状麻木区及泌尿生殖功能障碍。

（3）辅助检查

① X 线检查：本病应常规拍照腰部正位、侧位、（左右）斜位片。尤其是椎弓峡部裂伴有轻度脊椎滑脱的病例，临床上诊断需依据侧位和左、右斜位片的表现，否则本病的诊断不能成立。

a. 正位（即前后位）：仅有椎弓峡部裂者，正位片常不易显示。当有明显滑脱时，则患椎体的下缘看不清楚，由于与下位椎体相互重叠，可显示局部密度增高。若椎体滑脱程度超过 1/2 者，可呈现新月形浓白影，并与两侧横突阴影相连，形成弓形阴影。

b. 侧位：对诊断腰椎峡部裂很重要，有些患者在侧位片上，于椎弓根部可见由后上斜向前下方的裂隙，椎体滑移程度越大，其裂隙就越宽而清楚，若站立和负重时的侧位片，尤其是最大伸屈状态的侧位片，对评价病变节段的生物力学稳定性更有价值。如最大伸屈位病椎滑移变化＞10％，则提示滑移椎骨不稳定。侧位片上应进行如下观测。

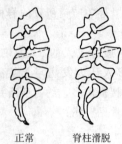

正常　　　脊柱滑脱

图 5-7　椎骨

矢径测量

测量椎体前、上缘交点至相应棘突尖的距离。既可诊断是否有峡部裂及其滑移，又可与退行性脊柱移滑相鉴别。因腰椎峡部裂时，只是椎体向前滑移，而棘突保持原位不动，所以该距离增长。而退行性脊椎滑移其椎体与棘突没有分离，故该距离不变（图 5-7）。

直角测量线（或称 Ullman 线）：首先通过骶 1 前上角作一垂直于骶 1 上平面的垂线即 Ullman 线。正常或腰椎峡部裂但无滑移时，腰 5 椎体前下角应位于此线后 1～8mm［图 5-8（a）］；当峡部裂，腰 5 椎体后下角的对线尚无明显改变，腰 5 椎体前下角已与 Ullman 线相接触［图 5-8（b）］，此时若站立即可能出现滑移；若腰 5 椎体前下角已超过 Ullman 线，则称脊椎滑移［图 5-8（c）］。

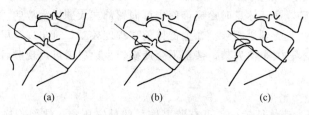

（a）　　　　　　（b）　　　　　　（c）

图 5-8　直角测量线

Meyerding 测量法：Meyerding 将骶Ⅰ椎体上平面纵分 4 等分，正常时，腰 5 骶Ⅰ的后缘应构成一连续的弧线。若滑移时根据腰 5 在骶骨上向前滑移的程度将滑脱分为四度。若腰 5 在骶骨上向前滑移 1/4 者或腰 5 椎体后缘位于第 1 格为Ⅰ度；Ⅱ度为腰 5 椎体向前滑移 25％～50％或腰 5 椎体后缘位于第 2 格；依此类推，Ⅲ度为向前滑移 50％～75％或腰 5 椎体后缘在第 3 格；Ⅳ度＞75％或位于第 4 格（图 5-9）。

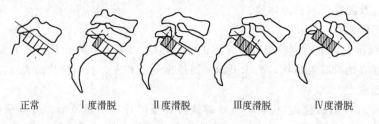

正常　　　Ⅰ滑脱　　　Ⅱ度滑脱　　　Ⅲ度滑脱　　　Ⅳ度滑脱

图 5-9　脊柱滑脱分度

Meschan 法：腰 5 椎体滑移的程度可根据腰 4 椎体后下角至骶骨后上角的连线与腰 5 椎体后上角至后下角连线相交的关系来确定椎体滑移的程度。正常情况下，两线应在腰 4 以下相交，交角不超过 2°，或两线平行，其距离不超过 3mm。若椎体轻度滑脱其交角为 3°～10°，平行距离为 4～10mm；中度滑脱者，交角为 11°～20°，平行距离为 11～20mm；重度滑脱，则交角＞20°，平行距离超过 20mm（图 5-10）。

腰椎指数：腰椎指数＝椎体后缘高度/椎体前缘高度。正常时该指数为 0.91，如腰椎指数＜0.7，则提示脊椎滑脱有潜在进行性加重的可能。

腰骶角：沿腰 5 椎体纵轴画一线，再沿骶骨纵轴画一线，两者相交即为腰骶角，正常为 130°，腰椎滑脱者，该角减小。

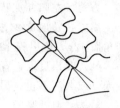

c. 斜位：根据前后位 X 线片及侧位 X 线片不能肯定诊断时，采用 35°～45°斜位 X 线片可清晰显示裂隙。

图 5-10 Meschan 滑脱测定法

正常椎弓附件在斜位 X 线片上投影似"猎犬"。前腿为下关节突，颈为上、下关节突的间部（即峡部），犬体为椎弓，犬的后半部是对侧的椎弓及上、下关节突。若有椎弓峡部裂时，则可在猎犬的颈部显示一带状密度减低的裂隙。若有脊椎滑脱，则因横突、上关节突与下关节突、棘突的明显分离，出现形似猎犬脖子被砍断的影像（图5-11）。

② CT 检查：CT 横断面和矢状面重建图像能显示无症状的峡部不连，对椎弓根峡部不连的诊断率高。没有移位的椎弓根断裂位于关节突之前，表现为延伸至椎骨的水平透亮线；矢状像上缺损的部位透亮线将椎体和上关节突与下关节突分开。在

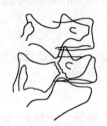

CT 片相应层面上可见椎弓根峡部断裂，并可显示侧隐窝狭窄及神经根受压情况。连同上、下椎间隙一起检查，可显示脊柱滑脱处神经根受压情况，以及是否合并椎间盘突出。

③ 脊髓造影检查：对诊断是否合并椎间盘突出有较大价值，对诊断椎间盘退变的价值较小。

④ MRI 检查：可获得脊柱的三维全貌结构，观察椎管内外的解剖状态有无变异。矢状面可显示椎体移位和椎弓根峡部不连处软组织影像，横断面显示与 CT 相同，但不如 CT 清楚。

图 5-11 腰 5 峡部断裂

诊断椎弓峡部不连及脊柱滑脱，首选方法仍是传统的 X 线检查，它能全面地观察整个脊柱的形态，更好地了解相邻椎体的情况。如诊断不清，必要时可加做 CT 扫描。

二、诊断要点

（1）下腰部疼痛，多为间歇性钝痛。

（2）腰部前凸增加，有摇摆步态，患椎棘突向后凸，压痛。

（3）影像学检查显示峡部不连的情况。

【治疗】

一般腰椎峡部不连症状轻微，或虽有腰椎滑脱，但程度较轻，症状不明显，或急性外伤所致者，均宜采用非手术治疗。

一、中药内治

本病的发生，无论为先天性或后天劳损所致，肝肾亏虚，筋骨失养为其内因。中药内服法，在中医综合治疗中为治本之法。

（1）肾精不足，发育不良　腰膝酸困疼痛，遇劳则发。儿时发育迟缓，身体矮小，智力或动作迟缓，囟门迟闭，骨骼痿软，成人早衰，耳鸣耳聋，健忘，舌淡，苔白润，脉沉细。

治法：填精补髓，强筋壮骨。

方药：左归丸加味（《景岳全书》）。

组方：熟地黄24g，山药12g，枸杞子12g，山茱萸12g，川牛膝9g，菟丝子12g，鹿角胶12g，龟甲胶12g，紫河车20g，杜仲24g。

（2）劳累过度，肾气不固　腰部空痛，无支持感，面白神疲，小便频数而清，大便频频，或久泻不止，男子滑精早泄，女子带下清稀，舌淡苔白，脉沉弱。

治法：温补肾阳。

方药：济生十补丸（《实用颈背腰痛中医治疗学》）。

组方：附子12g，五味子12g，山萸肉6g，山药6g，牡丹皮3g，鹿茸3g，熟地黄3g，肉桂3g，泽泻3g，茯苓3g，杜仲12g，人参6g。

（3）跌仆闪挫，肝肾不足　腰膝酸软，行走有时发软，伴有头晕目眩，耳鸣健忘，失眠多梦，五心烦热，舌红少苔，脉细数。

补益肝肾，活血止痛。

方药：补肾活血汤（《伤科大成》）。

组方：熟地10g，补骨脂10g，菟丝子10g，杜仲、枸杞子、当归尾、山茱萸、肉苁蓉、没药、独活各3g，红花3g。

二、中药外治

中药外治法仅对本病初次发作或缓解局部疼痛有效，并不能改变已经紊乱的解剖关系。在非手术治疗中，熨法是经常采用的方法。

① 坎离砂（中成药）：适用于局部长期疼痛，发冷畏寒者。

② 止痛散（《医宗金鉴》）：防风、荆芥、当归、艾叶、牡丹皮、鹤虱、升麻各3g，苦参、透骨草、赤芍各6g，花椒9g，甘草3g。上药共研为末，装白布袋内，扎口，煎滚热熨腰部。本方具有活血通络，消肿止痛之功，适用于各种急慢性损伤所致者。

三、针灸治疗

椎弓峡部不连和脊椎滑脱出现临床症状时，针灸治疗对症状的缓解有一定的作用。但症状呈进行性加重，并见下肢神经肌肉功能障碍者，应采取其他疗法。本病常见腰痛和下肢痛，多表现在足太阳经和足少阳经循行部位。因此，选穴时，应以足太阳经和足少阳经腧穴为主，并注意选取其他有关经脉的腧穴。针灸治疗本病，当以补肾强腰，舒筋活络为法。

1. 毫针

（1）取穴

主穴：肾俞、命门、腰阳关、关元俞、小肠俞、环跳、委中。

配穴：上髎、腰眼、秩边、昆仑、阳陵泉。

（2）方法　肾俞、命门用补法，其余穴位用中等刺激或强刺激。关元俞、小肠俞均直刺0.8～1寸，使局部骶髂部酸胀，环跳穴直刺，针尖向外生殖器方向，深2～3.5寸，使局部酸胀并向下肢放射。每次选3～5穴，每日针治1次。

2. 梅花针

（1）取穴　阿是穴周围、腰部膀胱经第1侧线、疼痛循经部位。

（2）方法　自上而下叩刺，以局部皮肤红晕而无出血为度。

3. 耳针

（1）取穴　腰椎、骶椎、神门。

（2）方法　用中强刺激捻转数秒钟后，留针20～30min。留针期间每隔10min捻转1次，每日或隔日治疗1次。

4. 头皮针

（1）取穴　躯干感觉区、足运感区。

（2）方法　患者取坐位或卧位，快速进针，刺入一定深度后快速捻转，不提插。持续捻转2～3min，留针5～10min后再重复捻转。反复捻针2～3次即可起针。每日或隔日针1次，10次为1疗程。

5. 腕踝针

（1）取穴　下6。

（2）方法　取双侧穴，针体与皮肤呈30°角，快速进针，针体应在皮下浅表层，针尖朝上，针深一般为1.4寸。一般无针感，不提插，不捻转，留针30min，隔日1次，10次为1疗程。

6. 电针

（1）取穴　同毫针。

（2）方法　每次选1～2对穴，一般用疏密波，下肢肌肉软弱者用疏波。调节电流应从小到大，腰部穴位电流输入量宜小，每日1次，每次15～20min。

7. 灸法

（1）取穴　同毫针。

（2）方法　常用艾条灸、艾炷灸、温针灸、温灸器灸。每次选3～5穴，灸10～20min或5～7壮，每日1次，10日为1疗程，间隔2～3天行第2疗程。孕妇腰骶部不宜施灸。

四、推拿治疗

推拿具有促进局部气血流畅，缓解肌肉痉挛和整复腰椎滑脱的作用。但手法务须刚柔和缓，轻快稳妥，力度适当，切忌强力按压和扭转腰部，以免造成更严重的损害。

（1）按摩手法

① 推理骶棘肌法：患者俯卧位，两下肢伸直，术者立于其左侧，用两手掌或大鱼际，自上而下地反复推理腰部的骶棘肌，直至骶骨背面或臀部的股骨大转子附近，并以两手拇指分别点按两侧志室穴和腰眼穴。

② 腰部牵引法：患者俯卧，两手紧抱床头，术者立于床尾，两手分别握住其两下肢的踝部，沿纵轴方向进行对抗牵引。

③ 腰部屈曲摇摇法：患者仰卧，两髋膝屈曲，使膝尽量靠近腹部。术者一手扶两膝部，一手扶两踝部，使腰部过度屈曲，再将双下肢用力牵拉伸直。

（2）旋转手法　可采用坐姿旋转复位手法，术者拇指拨动偏歪的棘突，向对侧方向用力顶压，另一手从患侧腋下绕过，手掌按压颈背部，两手做腰部前屈旋转活动，拨正偏歪的棘突，有时症状和体征可即刻减轻。

（3）卧位复位法　对于急性腰椎滑脱患者，或滑脱不久的年幼患者，可在硬膜外麻下试行复位。患者仰卧，腰部悬空，双髋双膝屈曲90°，分别在小腿后上侧及腹部悬挂重物，利用躯干下压的重力将向前移位的腰椎复位。

五、中药离子导入疗法

中药离子导入疗法治疗本病对缓解腰痛及下肢痛有显著的疗效，对于局部力学失衡所致的韧带筋膜、肌肉的劳损性水肿，炎症改变也能起到消炎散肿的作用。尤其对腰痛初次发作，病轻及时间较短配合其他保守疗法可获得满意效果。

桃仁、红花、牛膝、川断、杜仲、透骨草、防己各 20g，细辛 10g。上药加水 1500ml，浸泡 1h 后煮沸，文火煎 30min，过滤浓缩药液至 500ml 备用。治疗时取 30ml 药液将一小块绒布垫浸透，置于腰部痛处，上置铅板衬垫与电疗机阳极连接，而阴极衬垫置于疼痛的一侧肢体委中穴处。一般通电 30min，电流量 10～15mA，每日 1 次，10 次为 1 疗程，3～5 日后，再做第 2 疗程。

六、其他疗法

(1) 固定方法　急性外伤性腰椎滑脱，或年幼的腰椎弓崩裂患者，经手法复位满意后，可施行双侧石膏裤固定。有腰椎滑脱复位者，两髋应保持屈曲 90°位置，以维持腰椎屈曲位。症状轻度的患者，可用宽腰带或腰围固定以加强下腰的稳定性。

(2) 封闭疗法　可用于疼痛重者，取俯卧位，在滑脱之棘突旁开 1～2cm 处，垂直进针，深度达椎板，注入 0.5% 普鲁卡因 5～10ml，每周 1 次，3 次为 1 疗程。

【运动康复】

锻炼腰背部肌功能，方法同急、慢性腰肌劳损，腰椎间盘突出症等。

【预后】

症状轻者可用非手术疗法，如中药治疗，针灸推拿理疗，中药离子导入，合理使用腰围间断支持，或骨盆牵引等可获满意效果。对腰椎滑脱明显，滑脱程度大于 30%～50%，滑脱角大于 45°，腰骶区有明显后凸畸形，腰骶段脊柱失稳者。或有持续性腰痛，影响正常活动和生活，有神经根或马尾受压的症状和体征，经非手术治疗不能减轻症状者，可施行手术治疗。手术的目的主要是加强脊柱的稳定，解除神经根或马尾的压迫。术后需卧床 3 个月。

【预防与调摄】

椎弓峡部不连多为先天性疾病，但不一定出现症状，尤其是在青少年时少有症状。本病出现症状，多由年龄引起的脊椎退行性变或外伤，使脊椎内外平衡失稳，刺激神经而诱发。因此本病的预防，主要在于防止脊椎的退行性变的加剧和腰部的外伤。

本病多发生在 30～40 岁的成年人，说明这一年龄阶段的人，在原有脊椎退变的基础上，由于工作、劳作过重，加剧了脊椎的退行性变，使脊椎失稳，引起脊柱滑脱，从而诱发本病。因此处于这一年龄阶段的人，要特别注意腰椎的保护。一方面保证营养，使精血生化有源，另一方面避免腰部过劳（体劳、房劳），同时还要注意腰背肌的运动锻炼，加强腰背肌对脊椎的保护功能。对于已经发现有先天性脊椎椎弓峡部不连的青少年，应使其本人及其家庭了解本病发生发展的规律，防止脊柱滑脱的出现，如果这些青少年有肝肾不足时，应及时治疗，补益肝肾，以强壮筋骨，防病于未然。

对有症状患者，宜早期诊断，一旦诊断明确为椎弓峡部不连，应及时治疗，此时治疗，大多可以痊愈或基本治愈，以防止发展为脊柱滑脱。

第十一节 腰骶椎先天性发育异常

腰骶椎先天性育异常临床上比较多见，主要表现有脊柱裂、移行椎以及关节突畸形。

脊柱裂是相当多见的一种发育异常，系因胚胎时期成软骨中心或成骨中心发育障碍，两侧椎弓在后部不相融合，因而在棘突及椎板部产生不同程度裂隙。脊椎任何部位均可受累，以腰 5 骶 1 最多见。如脊柱裂只涉及骨结构，缺损部位表面覆盖有纤维组织而脊髓、脊膜本身正常，无临床症状，则称之为隐性脊柱裂，此型最为常见；若同时伴有脊膜或脊髓膨出，则称之为显性脊柱裂，又称为真性脊柱裂，其发病率约为 1‰～2‰。后者在治疗上相当困难，且多属神经外科范畴。

正常脊柱包括 7 个颈椎、12 个胸椎、5 个腰椎、5 个骶椎及 4 个尾椎，总数为 33 个。但各段脊柱可互相移行，在不同脊椎骨交界处，脊椎骨可以部分或全部具有其邻近脊椎骨的形态，称为移行脊椎或过渡脊椎。移行脊椎整个脊椎骨总数不变，仅其某段脊椎骨数目增加或减少，而由另一段脊椎骨数目的减少或增加来补偿。移行脊椎虽可见于颈、胸各段；但绝大多数病例发生在腰骶部。

关节突畸形以腰椎间后关节异常排列较多见，它是引起腰骶部疼痛的重要原因之一。正常的腰椎间后关节面呈半弧状，下关节突的关节面向前外，呈圆凸状，上关节突的关节面向后内，呈弧凹形。腰椎关节突的方向呈矢状位，但稍倾斜，到腰骶关节，关节突的方向又逐渐自矢状位转为斜位，即向后内。但在腰骶部关节突排列的位置常有变异，表现为一侧的关节面是矢状位，而对侧是冠状位，这种畸形会影响腰椎的正常运动，无论是旋转、前屈、后伸及侧弯活动都可能有影响，且易导致后关节紊乱的发生，亦易引起骨性关节炎改变。

【临床表现与诊断】

一、隐性脊柱裂

隐性脊柱裂大多无任何症状，也无体征，偶尔腰骶部皮肤有血管瘤或色素沉着，或有毛发生长或局部有小的皮肤陷窝，据 Ingnokam 报道，脊柱裂约有 1/14 的患者局部皮肤下覆盖有脂肪瘤。这些特征可作为诊断的线索。隐性脊柱裂常因其他原因投照腰骶部 X 线片而被发现，对儿童的脊柱裂的诊断则应慎重，因其椎板的融合缺陷可能是骨化延迟引起的，而非真正的隐性脊柱裂。

隐性脊柱裂可伴有慢性腰痛，而且多在成年后出现。其原因是由于腰骶部结构发育不良，局部组织缺损，使连接脊椎骨之间的韧带张力和耐力减弱，再因腰骶部活动多、负重大，故容易造成腰肌劳损，导致腰痛。有时腰 5 棘突发育呈长钩状，其末端正与骶 1 的隐性脊柱裂纤维膜孔相抵触，腰椎过度前屈或后伸时引起牵拉或压迫性刺激，使其黄韧带增厚，与硬膜囊粘连，因而导致腰痛或下肢神经放射性疼痛。若同时伴有腰 5 椎体滑脱，则症状更加明显。

少数隐性脊柱裂可伴有足部畸形、遗尿、马尾神经麻痹。因为正常脊椎生长发育速度比脊髓生长快，脊髓应随脊椎生长而向上移动，最后尾髓移至腰 1 下缘。由于少数患者的硬脊膜和神经根与周围组织粘连，限制脊髓上移，引起牵拉性神经麻痹而出现马蹄内翻足、爪形足畸形、遗尿等症状。

X线检查可见有一节或数节脊椎椎板闭合不全，部分病例可伴有其他畸形。

二、移行椎

腰骶部移行椎如两侧对称，通常并无任何临床症状。如两侧不对称，一侧融合或形成假关节，另一侧游离，则由于负重及运动不平衡，可出现腰痛。在腰部活动时，两侧如果不对称，两侧运动常常发生矛盾。屈伸时，健侧运动多，患侧运动较少；向患侧侧屈时，增大的横突可成为支点，健侧肌肉、韧带容易受损或撕裂，造成两侧运动及劳损程度不一致。此外，一侧假关节由于解剖生理上的缺陷，缺少正常关节的功能，在日常脊柱负重活动中，不够协调易遭受慢性损害，发生创伤性关节炎。

腰骶部移行椎常可引起椎间盘突出，出现腰痛和坐骨神经痛，其原因是在假关节创伤性关节炎及周围肌肉韧带劳损情况下，移行椎椎体间的椎间盘发育不全，活动受限，因此在健侧或患侧，移行椎的上一个或下一个椎间盘负担加重，易引起椎间盘退行性变及椎间盘突出，可压迫腰骶神经根。周围软组织充血、水肿及增厚使神经根及其分支受压迫或刺激更加严重。

X线检查第5腰椎骶化者，可见第5腰椎与骶骨完全合并，但多数患者为一侧或两侧的横突增大成翼状，并且和骶骨或髂骨形成假关节。骶椎腰化者，X线照片可见第1骶椎和第2骶椎未融合，与骶骨分开，成为第6腰椎。

三、关节突畸形

多数患者无明显症状，严重者可在成年之后，因积累性劳损引起慢性腰痛，表现为患者在久坐或劳累后腰部发僵、隐痛，甚至有向臀部、大腿或骶尾部的牵扯痛。腰痛常在卧床休息后减轻，以晨起时疼痛明显，稍轻微活动后症状则减轻，但劳累后又复加重。

检查时，局部可有明显之压痛，但无放射性坐骨神经痛，腰部向某个方向活动时受限制或引起疼痛，有的伴有腰椎生理弓减弱，脊柱轻度侧弯。

X线检查可显示两侧关节突不对称，关节突有不同程度的密度增高。

【治疗】

一、中药内治

腰骶椎先天性变异当发生症状时，中医学认为总与先天不足、肾元亏虚有关。因此中药内治法当以补益肾元、强筋健骨为大法，有邪者兼以祛邪。但本法的运用当配合其他疗法，单纯中药内治法在缓解和消除症状方面的作用，不如其他疗法。

(1) 肾精不足，后天劳损　先天发育不良，头颅囟门迟闭，行迟脚软，下肢废用，形体消瘦，大小便失禁，面色无华，出牙迟缓，腰骶部隐痛，遗尿或遗精，舌质淡苔少，脉沉迟无力。

治法：填精补髓，强筋壮骨。

方药：河车大造丸（中成药方）加味。

组方：牛膝、杜仲各15g，黄柏10g，砂仁12g，茯苓12g，紫河车、龟甲各10g，熟地黄30g，人参6g，天冬、麦冬各10g，狗脊15g，续断15g，五加皮10g。

（2）肝肾不足，风寒乘之　腰部酸软无力，会阴部或下肢皮肤感觉异常，遇阴雨天气易发作。同时伴有腰膝酸软，肢体屈伸不利，畏寒喜温，心悸气短，舌淡苔白，脉象细弱。

治法：补肝肾，益气血，止痹痛，祛风湿。

方药：独活寄生汤加味（《备急千金要方》）。

组方：独活、防风、秦艽、当归、白芍（血瘀者用赤芍）、杜仲各9g，桑寄生15g，熟地黄18g，细辛6g，桂心3g，川芎、牛膝、炙甘草3g。

二、中药外治

中药外治法应根据本病的具体情况灵活应用。除显性脊柱裂外，其他腰骶椎先天性变异所致腰骶部疼痛者，大致可按照腰部软组织劳损的中药外治方法施治。

（1）贴法

① 狗皮膏（中成药）：适用于腰骶部疼痛为风寒湿邪侵袭，痹阻经脉而致者。

② 麝香跌打膏（中成药）：适用于因慢性劳损，急性扭伤，瘀血内滞所致者。

（2）热熨法

① 热敷散（陕西中医学院附属医院方）：参见第二章第二节。本方祛风散寒除湿、活血止痛。用于寒湿较重之腰痛者。

② 青囊散（《实用颈背腰痛中医治疗学》）：本方组成用法参见第二章第二节。本方对风湿久滞，气血瘀滞之腰痛有良效。

（3）搓擦法　急、慢性损伤所致腰骶部疼痛者可外擦正红花油（中成药）、伤科药水（中成药）。

三、针灸治疗

腰骶椎先天性变异出现临床症状时，针灸治疗是一种重要的治疗方法，可缓解或消除疼痛等症状，促进功能的改善。

本病出现的主要症状是腰部疼痛，也可见神经症状。一般来说，腰部疼痛等症状多表现在足太阳膀胱经和督脉循行部位，会阴部不适感和功能异常多与足少阴肾经、足厥阴肝经关系密切，出现下肢瘫痪时，多与足三阳经关系密切。因此，选穴时，应根据不同部位的症状表现，选取有关经脉的腧穴。针灸治疗本病，当以补肾强腰、调和气血为法。

1. 毫针

（1）取穴

主穴：肾俞、命门、大肠俞、膀胱俞、中膂俞、次髎、委中。

配穴：腰阳关、腰眼、气海俞、小肠俞、白环俞、上髎、秩边、昆仑、太溪。如出现下肢瘫痪时，可配环跳、承扶、殷门、足三里、阳陵泉、解溪、申脉。

（2）方法　肾俞、命门、足三里、太溪均用补法，其余穴位用中等刺激。每次选3～5穴，每日治疗1次。

2. 梅花针

（1）取穴　阿是穴周围，腰骶部膀胱经线。

（2）方法　自上而下叩刺，以局部皮肤红晕而无出血为宜。阿是穴叩后可拔火罐。

3. 耳针

（1）取穴　腰椎、骶椎、肾、相应部位。

（2）方法　每次选 2～3 穴，用中强刺激捻转数秒钟后，留针 20～30min。留针期间，每隔 10min 捻转 1 次，隔日治疗 1 次。

4. 头皮针

（1）取穴　对侧下肢感觉区，足运感区。

（2）方法　患者取坐位或卧位，快速进针，刺入一定深度后快速捻转，不提插。持续捻转 2～3min，留针 5～10min 后再重复捻转，反复捻针 2～3 次即可起针。每日或隔日治疗 1 次，10 次为 1 疗程。

5. 腕踝针

（1）取穴　下 6、下 5。

（2）方法　取患侧穴，针体与皮肤呈 30°角，快速进针，针体应在皮下浅表层，针尖朝上，针深一般为 1.4 寸。一般无针感，不提插，不捻转，留针 20min，隔日 1 次，10 次为 1 疗程。

6. 水针

（1）取穴　阿是穴、肾俞、膀胱俞。

（2）药物　当归、红花、丹参、川芎等中药制剂，5%～10% 葡萄糖注射液，维生素 B_1、维生素 B_{12} 等西药注射液。

（3）方法　按各药不同用量准确注入穴位。注意严格消毒，勿注入血管内及关节腔，掌握针刺深度。

7. 电针

（1）取穴　同毫针。

（2）方法　选取患侧肢体 1～2 对穴，一般用疏密波，如下肢瘫痪可用疏波。调节电流应从小到大，腰部穴位电流输出量宜小，每日治疗 1 次，每次 10～15min。

8. 灸法

（1）取穴　同毫针。

（2）方法　常用艾条灸、温针灸、艾炷灸、温灸器灸。每次选 3～5 穴，灸 10～20min 或 5～7 壮，每日 1 次，10 日为 1 疗程，间隔 2～3 日可行第 2 疗程。孕妇腰骶部不宜施灸。

四、推拿疗法

治疗本病以舒筋活络，温通经脉为原则。推拿可使局部气血通畅，缓解肌肉痉挛，从而改善因解剖位置异常引起的软组织刺激症状。操作手法如下。

（1）用轻柔的按揉，一指禅推法、滚法在腰骶部治疗，使紧张的肌肉放松。

（2）点按腰夹脊、肾俞、大肠俞、八髎、腰眼等穴，以酸胀为度。

（3）用较重的按压、弹拨、一指禅推法在腰骶部治疗，施术时沿骶棘肌纤维走行的垂直方向，做连续性按压、弹拨。

（4）用轻柔的滚、按揉等手法施于腰骶部，再按肌纤维走行方向理顺。

（5）最后用擦法，以透热为度，可涂适量的润滑油或配制药膏，通过药物的渗透加强疗效，或可用热敷。

【运动康复】

蹲墙功：①先试一下原地下蹲，不要快起快落，稍微慢一点。如果原地蹲感到很困难，可以先缓一段时间，等到下蹲不再那么困难时再练习蹲墙。尽量避免面对粗糙的墙壁，以免擦伤鼻面部。②走到墙前找一个合适的临界距离，就是能蹲下去又不摔倒的那个距离，找到后再往后撤一点才开始蹲墙。③开始时每次蹲 20 下，适应以后再逐渐增加次数，达到一次蹲墙不少于 200 个。随着蹲墙水平的提高，可以尝试缩短脚与墙之间的距离，直到脚趾贴到墙为止。④蹲墙的时候身体要保持中正，不要歪斜；头部不要后仰，要收下颌。⑤下蹲前先收腹，把腰往后送，像猫儿一样，弓着后背下蹲，膝盖尽量不要超出脚尖，同时注意全身放松，把注意力放在腰背部及尾闾部。彻底蹲下后尾闾可用力前扣一下，然后再缓缓上起。⑥上起时，注意用百会上领，百会处好像有一根细线向上轻轻拽着脊柱逐节升起、伸动、拉直，如此为一次。刚开始，有很多人可能做不到完全合度，这时候可以根据自己的身体状况，确定两脚的姿势和距离。

【预防与调摄】

注意休息，避免劳累和损伤，必要时可使用腰围。

中医对本病的治疗主要是缓解或消除症状，对各种先天性疾病皆无根治作用。另外，腰骶椎先天性发育异常病种较多，症状各异，其治疗也应有针对性，上述各种疗法皆从治疗大法和原则上予以论述，以供临证参考。

第十二节　骶髂关节损伤

骶髂关节由于外伤、劳损等因素，致关节周围的韧带撕裂，滑膜嵌入甚至骶髂关节产生解剖位置的移动并引起相应的临床症状，即称之为骶髂关节损伤。骶髂关节损伤是临床常见的导致腰腿痛的原因之一，多发生于青壮年和妇女。

【临床表现与诊断】

一、临床表现

（1）症状　骶髂关节损伤的症状表现与损伤后的局部病理改变有关，有仅表现为局部症状，有表现为梨状肌损伤和腰骶神经干受刺激的症状，有表现为盆腔自主神经受刺激症状。以上症状可单独出现，也可混合出现。

① 骶髂关节局部症状：表现为患侧骶髂关节的酸胀或不适，腰骶部酸软乏力，需经常更换坐姿或站立的重心，有时兼有患侧下肢牵涉痛、麻木，部分患者表现为骶尾部顽固性疼痛和触痛。

② 坐骨神经痛：急性病例表现为骤然起病，患侧臀部及下肢胀痛麻木，以及沿坐骨神经走向的放射性痛或"触电感"，翻身起坐和改变体位时疼痛加剧，咳嗽、打喷嚏时患侧下肢放射痛明显，有的患者自觉下腰部隐痛乏力，患肢有缩短感和酸软、麻胀、怕冷等。

③ 盆腔脏器功能紊乱症状：表现为患侧下腹部胀闷不适和深压痛（女性易误认为附件炎），肛门有急胀感，大便习惯改变（便秘或排便次数增多），尿频、尿急，甚至排尿困难，会阴部不适、阳痿、痛经等。

（2）体征　急性患者呈"歪臀跛行"的特殊姿势，腰脊柱侧弯畸形（向健侧凸），患侧竖脊肌痉挛，骶髂关节压痛，叩痛并往同侧下肢放射，两侧髂后下棘不在同一水平线，患侧"4"字试验阳性，直腿抬高受限。慢性患者，只有关节局部的钝厚及压痛，患侧臀大肌和下肢肌肉可有肌肉松弛或萎缩。

（3）辅助检查　X线检查腰骶椎正位片上可见患侧骶髂关节骨质密度增高或降低，两侧关节间隙宽窄不等。斜位片可见患侧关节间隙较健侧宽（正常关节间隙平均值为3mm），其高低不平的关节面排列紊乱，失去关节面凸起部和凹陷部之间正常的排列关系。

二、诊断要点

（1）有急慢性腰腿痛病史或外伤史，并具有程度不同的坐骨神经痛、盆腔脏器功能紊乱症状、骶髂关节炎症的一种或多种临床表现和相应体征。

（2）骶髂关节位置错位的确定

① 骶髂关节后错位：局部触诊有患侧骶髂关节压痛或叩痛，局部组织较健侧隆起，患侧髂后上棘（或下棘）较健侧偏下；"4"字试验患侧阳性。骨盆平片显示患侧髂后下棘偏下，患侧闭孔变小者，可诊为骶髂关节后错位。骶髂关节后错位以左侧多见。

② 骶髂关节前错位：局部触诊有患侧骶髂关节压痛或叩痛，局部组织较健侧凹陷，患侧髂后上棘（或下棘）较健侧偏高，"4"字试验患侧为阳性。骨盆平片显示：患侧髂后上棘较健侧偏高，闭孔较健侧小，可诊断为骶髂关节前错位。骶髂关节前错位以右侧为多。

【治疗】

一、中药内治

1. 辨证论治

（1）血瘀气滞　扭伤后，腰骶部疼痛骤作、剧烈，刺痛或胀痛，痛有定处，日轻夜重，俯仰受限、转侧步履困难。舌红或紫暗，脉弦细。

治法：活血散瘀，行气止痛。

方药：和营通气散（陕西中医学院附属医院经验方）。

组方：全当归、丹参、香附各90g，川芎、延胡索、青皮、生枳壳各30g，郁金、制半夏各60g，木香、大茴香各15g。上药共研为细末，吞服，每日2次，每次1.5g。

（2）气虚血凝　腰骶部拘急不舒，疼痛隐隐，活动不利，时轻时重，腰肌板硬。舌质暗红，脉弦细或涩。

治法：益气活血通络。

方药：补阳还五汤加减（《医林改错》）。

组方：黄芪30g，当归6g，赤芍6g，地龙3g，川芎3g，红花3g，桃仁3g，白芍9g，熟地黄9g。若疼痛较重者可加入全蝎9g（研末冲服），制草乌6g，桂枝9g。

（3）气血两亏　腰骶部疼痛，痛连臀腿，遇劳则甚，动作不利，体倦乏力，面色无华。舌质淡，脉细无力。

治法：补益气血。

方药：补中益气汤加减（《脾胃论》）。

组方：黄芪20g，柴胡12g，白术12g，当归15g，川芎15g，甘草9g，熟地15g。

（4）肝肾亏虚　腰骶隐痛，遇劳更甚，卧则减轻，腰肌痛软无力，喜按喜揉。偏阳虚者面色无华，手足不温，阳痿或早泄，舌质淡，脉沉细；偏阴虚者面色潮红，手足心热，失眠遗精，舌质红、脉弦细数。

① 阳虚者

治法：温补肾阳。

方药：青娥丸（《和剂局方》）。

组方：杜仲480g，补骨脂240g，胡桃20g，蒜120g。

② 阴虚者

治法：滋阴补肾。

方药：大补阴丸（《丹溪心法》）。

组方：熟地黄（酒蒸）15g，龟板（酥炙）15g，黄柏（炒褐色）10g，知母10g，猪脊髓（蒸熟）适量。

2. 中成药

跌打丸、舒筋丸、活血止痛散、云南白药等口服。

二、中药外治

（1）敷法

活血止痛膏（陕西中医学院附属医院经验方）：组成用法参见第三章第三节。本方通经活络，祛瘀止痛。治一切跌打损伤，瘀血留滞及无名疼痛。

（2）热熨法

热敷散（陕西中医学院附属医院经验方）：组成用法参见第二章第二节。本方行气活血，温通经络，兼祛风湿。治慢性颈肩腰腿痛、软组织慢性炎症，肌腱及关节粘连。

（3）熏洗法

舒经活络洗剂（陕西中医学院附属医院经验方）：组成用法参见第三章第三节项韧带钙化。本方舒筋活血，消瘀止痛。创伤肿胀及无名疼痛。

三、推拿治疗

（1）手法复位　手法复位前应根据患者的伤势、症状和体征等，明确患侧髂骨的旋转方向，并先做腰臀部痛点的手法分理揉按，以松弛腰臀部肌肉，为复位作准备。骶髂关节错位的复位方法很多，各有优点。一般而言，骶髂关节前错位多采用屈膝屈髋按压法，后错位多采用单髋过伸复位法。

① 骶髂关节前错位复位手法（以右侧为例）：患者仰卧床沿，两下肢伸直。助手按压左下肢膝关节处，不让患者臀部移动。医者立于患者右侧，右手握患者右踝或小腿近端，左手扶按右膝，先屈曲右侧髋膝关节、内收外展5～7次，再往对季肋部过屈右侧髋膝关节，在患者呼气末时趁其不备，用力下压，此时常可闻关节复位响声或有关节移动感，手法完毕。

② 骶髂关节后错位复位手法（以左侧为例）

俯卧单髋过伸复位法之一：患者俯卧床沿，医者站于患者左侧，右手扶托患肢膝上部，左掌根按压于左骶髂关节处，先缓缓旋转患肢5～7次，医者尽可能上提患者左侧大腿过伸患肢，左手同时用力下压骶髂关节，两手成相反方向的推按，此时可闻关节复位响声或手下有关节复位感，手法完毕。此法适于用体弱及肌肉欠发达的患者。

俯卧单髋过伸复位法之二：患者俯卧位。医者站立于床上，左足立于患者右侧，面向患者下身，右足跟置于患侧骶髂关节处，然后双手过伸提拉患肢至最大限度（即患侧骨盆距床面10～15cm），并保持这一高度，右足跟猛力下蹬患侧骶髂关节，可闻关节移动响声或足下有关节移动感，手法完毕。此法适用于身体强壮，肌肉发达的患者。

③ 妊娠期患者骶髂关节错位复位手法：根据患者骶髂关节周围韧带松弛和下腹部不宜加压的特点，采用"患肢牵抖手法复位"。患者仰卧床沿，患肢靠外侧，两手拉住床头或由助手牵拉其两腋下，医者右腋夹住患肢踝部，右手绕过患肢小腿后侧搭在左前臂中段，左手紧握患肢小腿中上段，如此对抗牵拉1～2min，用力往下牵抖即可。

（2）辅助手法

① 腰臀部痛点的分理揉按：骶髂关节的损伤，多少均合并有腰臀部软组织的损伤。故腰臀部软组织损伤的治疗应作为骶髂关节损伤治疗的常规，同时也利于巩固疗效。常见痛点：第3腰椎横突末端、臀上皮神经入臀处、臀中肌、环跳穴、八髎穴。治疗时以拇指在疼痛部位做分理揉按。

② 腘绳肌牵拉手法：用于长期卧床腘绳肌紧张挛缩的患者。牵拉时要逐渐增加高度，不可操之过急，反把腘绳肌拉伤。

③ 髂胫束推散手法：用于下肢外侧麻木，直腿抬高受限，髂胫束紧张挛缩的患者。治疗时患者侧卧，患侧下肢在上，医者用掌根自上而下沿髂胫束走向推按，反复5～8次。

④ 患肢牵踢手法：该法既是复位手法，又是辅助手法。作患肢纵向牵踢动作，一可纠正髂骨的旋转和向上的残余错位，二可缓解因复位手法所致的腰臀部的疼痛不适。

（3）注意事项

① 有严重心血管疾患及骨关节结核、肿瘤患者禁用手法。

② 有腰椎峡部裂和腰椎间盘突出症腰生理弧度没有恢复者，不宜采用过伸复位手法。

③ 对有骨质疏松症患者，不要施以暴力，避免发生股骨近端等处的骨折。

四、针灸疗法

1. 毫针

（1）取穴　人中、关元俞、秩边、殷门、委中、后溪。

（2）操作　急性损伤者取人中、后溪穴，轻刺激后留针，嘱患者活动下肢，促进复位。慢性期选局部与下肢穴，毫针平刺，或用温针，每日1次，连续10次为1疗程。

2. 耳针

（1）取穴　腰骶椎、臀、神门等。

（2）操作　短毫针强刺激，留针15～60min，每日一次。

五、其他疗法

（1）物理疗法　可促进损伤性炎症的消散和损伤组织的修复。

（2）局部封闭　可缓解症状，消除关节炎症。方法是取 0.75% 布比卡因 10ml、生理盐水 20ml、泼尼松龙 1～2ml（25mg/ml），并将上述液体混合，局部常规消毒后，用20 号长针头以骶髂关节痛点为中心刺入，缓慢注入上述混合液，并观察患者反应。

【运动康复】

1. 患肢腿锻炼：前错位患者做患肢前压腿锻炼，患侧下肢伸直，将足跟搁置床上，双手掌重叠按压于膝上，勿使膝关节屈曲；健侧屈膝下蹲，如此反复进行；后错位者做患肢后伸按压腿锻炼；患肢往后伸，健肢向前迈一步，一手掌按压于患者骶髂关节处，另一手掌按压于健侧膝上，挺胸直腰，然后健肢屈膝屈髋下压，如此反复进行，每次锻炼 3～5min。

2. 卧检髋关节锻炼：患者健侧卧位，患肢在上伸直，做前屈、后伸、外展动作（注意：膝关节应伸直）20～30 次。其范围根据具体情况而定。

3. 站位髋关节锻炼：患者站立，双手向下按压固定两侧髂前上棘处，前屈后伸、左右旋转髋关节各 20 次，上提患臀及同侧下肢 20 次。对损伤一周内患者不宜使用。

【预后】

本病手法治疗效果好，但如果手法复位后仍常出现错位，说明骶髂关节松动不稳，不可反复多次手法复位。复位后可用下腰围环绕，可增加稳定性而巩固疗效，也有因局部长期重复损伤而充血机化，填满关节腔隙，造成复位困难，而引起顽固性下腰痛。

【预防与调摄】

本病系骶髂关节韧带的劳损松弛，复受暴力损伤而发病，因此，平时加强腰背部肌肉功能锻炼，并防止腰骶部及臀部外伤是预防的关键。对于已发病患者，疗效巩固程度与劳作姿势和生活习惯有关。一般而言，新伤复位后，应卧床休息 1 周，下肢不要负重，陈伤应卧床休息 3 周，平时不宜睡过软床垫和坐矮凳子，不宜长时间下蹲，治疗期间应配合功能锻炼。

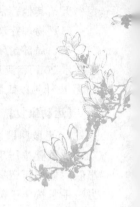

第六章 腿痛症

第一节 髋关节暂时性滑囊炎

髋关节暂时性滑囊炎是指髋关节因过度外展、旋外，关节囊、关节内脂肪或股骨头韧带等挤压在股骨头与髋臼之间，使股骨头暂时不能完全复位而发生的一种非特异性炎症，可引起髋关节短暂性的肿痛、渗液及功能障碍。

髋关节周围肌肉丰满，韧带坚强，软组织扭伤发生率较低。但小儿肌肉发育尚未成熟，韧带和关节囊也比较松弛，所以小儿髋关节扭伤的机会较多。3～10岁儿童发病率较高，男孩较女孩多见。本病常见的命名还有"小儿髋掉环""小儿髋关节扭伤""暂时性髋关节炎""外伤性髋关节炎""小儿髋关节错缝""幼儿髋关节半脱位"等。

【临床表现与诊断】

（1）症状　多数患者有急性损伤史，部分患者在起病前2～3周有上呼吸道感染史。症状轻重不一，多数患者损伤后即出现髋关节疼痛、行走困难，有时可出现患髋肿胀。症状轻的患者仅有患肢不适的感觉，行走不受限。部分患者可于伤后2～3天出现患肢酸困、疼痛，逐渐发展为患肢不能站立、跛行，活动时患髋疼痛加剧等。

（2）体征　腹股沟前方及髋关节后方可有压痛，内旋、外展及后伸受限，"4"字试验阳性。可有不同程度的股内收肌群屈曲挛缩。有的患者骨盆向患侧倾斜，使患肢比健肢稍长。患者可有低热，一般不超过38℃。

（3）辅助检查

① 实验室检查：部分患者白细胞计数和血沉稍升高，多数病例正常。一般结核菌素试验阴性，抗链球菌溶血素"O"在正常范围内。关节穿刺可抽出少许透明液体，细菌培养阴性。组织学检查为非特异性炎症反应。

② X线检查：X线片主要表现为髋关节骨性结构无异常，有时可见关节囊阴影膨隆。关节腔积液严重可见股骨头向外侧移位，关节间隙增宽。

【治疗】

一、中药内服

1. 辨证论治

(1) 瘀血阻络 髋部疼痛，痛如针刺刀割，痛处拒按，按之痛甚。髋部活动受限，跛行。舌紫暗或有瘀斑，脉涩。

治法：活血逐瘀，通络止痛。

方药：桃红四物汤（《医宗金鉴》）加减。

组方：桃仁6g，红花6g，熟地黄12g，当归12g，赤芍9g，川芎6g，丹参12g，苏木15g，牛膝9g，甘草6g。痛剧难寐加延胡索9g，蒲黄6g。

(2) 湿热蕴壅 髋部疼痛，患肢疼痛跛行、面垢目眵，口臭尿臭，便秘或便溏，不思饮食。舌质红或淡红，苔黄腻，脉滑数。

治法：清热化湿，佐以疏风通络。

方药：三妙丸加味。

组方：黄柏（切片，酒拌略炒）120g，苍术（米泔浸一二宿细切，焙干）180g，川牛膝（去芦）、海桐皮、防己、蚕砂、忍冬藤、桑枝各60g。

(3) 脾胃虚弱 患肢酸痛跛行，痿软乏力，面黄无华，纳呆便溏，怠倦无力，神疲懒言。舌淡苔白或厚腻，脉缓。

治法：调和脾胃，益气补中。

方药：香砂六君子汤加味。

组方：黄芪、党参、山药、茯苓15g，半夏、白术、橘皮、砂仁各10g，当归、鸡内金各12g，柴胡8g，甘草3g。

2. 中成药

新瘀片，口服，1岁以内每次服1/3片，1~5岁，每次服1/2片，6~8岁，每次服1片，9~10岁每次服1.5片，11岁以上每次服2片，日服3次，温开水送服，治疗期间患肢不负重，3日为1个疗程。有散瘀消肿，清热解毒，通络止痛之功效。

二、**中药外治**

(1) 敷法

① 消瘀止痛药膏、麝香关节止痛膏、消肿止痛膏、活血止痛膏等成药外用。

② 乳没白芥子散：制乳香、没药各20g，炒白芥子16g，冰片2g。研末，用适量蜂蜜均匀调成饼状，置于油纸上。贴敷患处，用绷带或胶布包扎。隔日更换1次。为预防白芥子引起皮疹，可先在局部涂抗过敏软膏。

(2) 熏洗法

外洗方：当归、红花、赤芍、白芍、苏木、白芷、羌活、姜黄、威灵仙、花椒、土茯苓、牛膝、五加皮、海桐皮各15g，乳香6g，花椒9g，透骨草、伸筋草各30g。加水煮沸，先用热气熏蒸患处，待水温稍减后，用药水浸洗患处，每日1次，每次15~30min。

三、**推拿治疗**

患儿仰卧床上，术者站在患侧，用一手虎口按压腹股沟处，另一手握住小腿下端，将伤肢拔直环转摇晃6~7次；将患侧踝部挟在腋下，在拔伸牵引下，将伤侧髋关节尽量屈曲，使膝靠近胸部，足跟接近臀部。按伤侧腹股沟之手改按膝部，用力下按压，另一手拇指顶住坐骨结节后下方，用力向上戳按，同时缓缓将伤肢伸直。检查双下肢等长，骨盆不倾斜，若仍有残留症状，可再施手法1次，一般患者一次复位即可痊愈。

四、其他疗法

（1）牵引　卧床休息，下肢微屈，做下肢牵引带或胶布皮肤牵引，一般2～3天后症状即可消失，7～10天即可下地活动。

（2）局部封闭疗法　用泼尼松龙12.5～25mg加1‰普鲁卡因4～6ml做局部封闭或关节腔内注射。

【预后】

本病发生后，有些患儿可以自行恢复，多数患儿需针对性治疗方可痊愈，否则有继发股骨头无菌性坏死的可能，所以应早期诊断，及时治疗。本病一般情况下3～14天内患肢可恢复正常，如2周后症状仍不减者，要考虑其他疾患，须进一步检查。

【预防与调摄】

大部分患者都有外伤史，如闪、扭、跨越、站立、肩扛重物下蹲、负重行走及受凉等。某些动作如下肢外展、外旋或蹲位变直位时使梨状肌拉长、牵拉而损伤梨状肌。所以应避免以上体位时过度用力。休息是解决任何关节疼痛的首要方法，所以应让关节得到很好的休息。治疗期间减少患肢的运动，注意卧床休息，少走路，尤其要避免患肢做外展外旋的动作。

第二节　股骨头坏死

股骨头缺血性坏死是由于不同的病因，导致股骨头的血液循环障碍，所造成的最终结果，是临床最常见的骨缺血坏死。其发病率现在呈明显上升趋势，已成为骨伤科常见疾病之一。由于股骨头塌陷变形后，常引起髋关节严重致残，因此越来越受到医学界的重视。

【临床表现与诊断】

一、临床表现

1. 症状

（1）疼痛　股骨头缺血坏死早期可以没有临床症状，而在拍摄X线片时发现。最早出现的症状是髋关节或膝关节疼痛。疼痛可为持续性或间歇性。逐渐或突然出现髋部或膝部疼痛、钝痛或酸胀不适等，常向腹股沟区或臀后侧或外侧，或膝内侧放射，该区有麻木感。疼痛性质在早期多不严重，但逐渐加重，也可受到外伤后突然加重。经过保守治疗后可以暂时缓解，但经过一段时间会再度发作。原发疾病距离疼痛出现的时间相差很大。

（2）髋关节活动障碍　早期患者髋关节活动正常或轻微丧失，表现为向某一方向活动障碍，特别是内旋。随病情发展活动范围逐渐缩小，晚期由于关节囊肥厚挛缩，髋关节向各方向活动严重受限，髋关节融合，出现髋关节僵直，髋关节功能完全丧失，甚至卧床。

（3）跛行　是由于股骨头坏死后，髋关节内压力增高或下肢负重，髋关节负担过大而导致。早期出现间歇性跛行，主要表现是行走疼痛，行走距离越大，疼痛越重，休息后疼痛减轻。中期股骨头塌陷。跛行特点是晨僵，休息后初活动跛行加重，稍活动后减轻，行走过久疼痛加重。后期出现关节畸形，肌肉挛缩，跛行加重。为了缓解股骨头压力，股骨头病人应扶双拐行走。

（4）患侧臀部皮肤温度低于正常温度，个别患者患肢畏寒。

2. 体征

局部深压痛，内收肌止点压痛，部分病人轴叩痛可呈阳性。早期由于髋关节疼痛、Thomas 征、"4"字试验阳性；晚期由于股骨头塌陷、髋关节脱位、Allis 征及单腿独立试验征可呈阳性，双下肢不等长。其他体征还有外展、外旋受限或内旋活动受限，患肢可以缩短，肌肉萎缩，甚至有半脱位体征。伴有髋关节脱位者还可有 Nelaton 线上移，Bryant 三角底边小于 5cm，Shenton 线不连续。

3. 辅助检查

（1）X 线检查 X 线片可对关节面形态、关节间隙及骨结构进行观察研究。它反映了骨小梁结构功能性改变，是所有骨关节疾病诊断的初步检查方法。在股骨头缺血性坏死的早期阶段（Ⅰ期）只有骨组织的死亡而无骨吸收即修复，此时无骨的矿物质含量变化，因而无法在平片上显示。只有活骨组织对坏死组织进行修复，引起骨坏死区及周围的矿物质含量有较大变化时，在 X 线片上才能显示。

（2）核素三相骨扫描检查 核素三相骨扫描既能测定股骨头动脉和静脉回流情况，又可反映骨细胞的代谢状态。对早期诊断，早期确定股骨头坏死范围及鉴别诊断均有重要意义。早期表现为坏死区的放射性稀疏或缺损，即相对"冷"区或"冷"区；再生期可见局部放射性浓集。

（3）骨髓功能检查 骨内压改变与静脉造影都有异常，则提示有缺血性骨坏死可能，但骨内压的变化较大，干扰因素多，而静脉造影较客观。

（4）髓芯活检。

（5）磁共振成像（MRI） 目前认为 MRI 是早期诊断最先进的方法。股骨头缺血性坏死的 MRI 表现有以下几种。①于关节面下方呈均匀一致的低信号区，边界清楚，位置浅表。②呈较大、不规则且不均匀的低信号区，可自关节面下方延伸至股骨颈。③呈带状低信号区，横越股骨颈之上部或下部。④环状低强度区环绕正常强度区。此外，大多数病例有关节积液。当髋部有金属内固定物时，不宜作 MRI 检查。

（6）数字图像分析 用普通髋关节 X 线片，置于多光谱彩色数据系统上进行校正处理，可使在普通 X 线片上不能识别的坏死病灶，在彩色图像上显示出来。坏死区在彩色图像上呈现蓝色，较 X 线片上显示出股骨头坏死的时间提前约 9～18 个月。

二、诊断要点

（1）有明显的髋部外伤史或无髋部外伤史但长期服用激素，过量饮酒等。

（2）髋部疼痛，以内收肌起点处为主，疼痛可呈持续性或间歇性，可向下放射痛至膝关节。行走困难，呈跛行，进行性加重。髋关节功能障碍，以内旋外展受限为主，被动活动髋关节可有周围组织痛性痉挛。

（3）X 线摄片检查可见股骨头密度改变及中后期的股骨头塌陷。

【治疗】

目前该病的治疗方法很多，但还没有一种被公认和满意的。大部分早期股骨头骨缺血性坏死可采用非手术治疗的方法。

一、中药内治

中药治疗适用于Ⅰ期，Ⅱ期的治疗，或Ⅲ期，Ⅳ期的配合治疗。其作用机制包括改善骨的微循环，增加血流量，降低骨内压，抑制血小板聚积，减轻骨坏死程度，促进骨坏死修复等作用。较近的研究还发现，中药有促进血管生长和保护微循环的作用。临床上将股骨头缺血性坏死分为以下四型进行辨证施治。

（1）气滞血瘀　髋部疼痛，或酸楚困重，隐隐作痛，动之痛甚，静之痛减。或痛如针刺，痛有定处，昼轻夜重。甚或疼痛突然加剧，而见筋挛，不可直行。舌紫暗或有瘀斑，脉涩。

治法：行气止痛，活血散瘀。

方药：桃红四物汤（《医宗金鉴》）加减。

组方：当归、川芎、薏苡仁、赤芍各15g，延胡索、木通、桃仁、红花、川牛膝各12g，枳壳、香附、制没药各10g，制草乌、细辛各6g。

（2）湿热浸淫　髋部疼痛，或酸楚困重，隐隐作痛，动之痛甚，静之痛减。或痛如针刺，痛有定处，昼轻夜重。甚或疼痛突然加剧，而见筋挛，不可直行。或有发热，口渴，便秘；舌红苔黄燥，脉洪大或滑数。

治法：清热化湿，消瘀散结。

方药：补筋丸（《医宗金鉴》）加减。

组方：五加皮15g，当归15g，牡丹皮12g，熟地黄15g，沉香6g，丁香6g，茯苓12g，肉苁蓉12g，蛇床子12g，木香10g，党参15g，丹皮10g，白莲蕊10g，牛膝10g，山药15g，木瓜15g。骨软筋疲者，杜仲12g，续断12g。

（3）气血亏虚　患者髋部间歇性疼痛、下肢乏力、关节屈伸不利，伴面色少华、神疲气短，舌苔薄白，脉细滑。

治法：气血双补。

方药：八珍汤（《正体类要》）。

组方：人参、白术、茯苓、当归、川芎、白芍、熟地黄各9g，炙甘草6g，生姜6g，大枣5枚。

（4）肝肾亏虚　髋部隐隐作痛，活动受限，以劳累后为重，下肢乏力、酸软。偏阳虚者，面色无华，神疲气怯，畏寒恶冷，痿软无力，舌淡、有齿痕，苔薄白，脉沉迟。偏阴虚者，头晕，耳鸣，腰膝酸软，倦怠乏力，虚热，自汗、盗汗，口舌干燥，舌淡，苔薄白或苔白腻，脉沉细。

① 肾阳虚

治法：温补肾阳，填充精血，强筋壮骨。

方药：右归丸（《景岳全书》）加减。

组方：熟地黄24g，炒山药12g，山茱萸9g，枸杞子2g，菟丝子12g，杜仲（姜汁炒）12g，鹿角胶（炒珠）2g，当归（便溏者勿用）9g，熟附子6～18g，肉桂6～18g。若血瘀证较甚，加川芎12g，丹参30g。

② 肾阴虚

治法：滋补肾阴，填精补髓，强筋壮骨。

方药：左归丸（《景岳全书》）加减。

组方：熟地黄 24g，炒山药 12g，山茱萸 9g，枸杞子 12g，菟丝子 12g，鹿角胶（炒珠）11g，龟胶（炒珠）12g，牛膝（精滑者不用，酒洗蒸熟）9g。

二、中药外治

（1）热熨法

腾药（《刘寿山正骨经验》经验方）：当归、羌活、红花、白芷、防风、制乳香、制没药、骨碎补、杜仲、桑寄生、续断、木瓜、透骨草、花椒、三七、木槿花、芙蓉叶、金果榄各等量。上药共为粗末，每用 120g 加入大青盐、白酒各 30g，拌匀装入白布袋内缝妥，干蒸热后轮换敷在患处，每次持续 1h 左右，每日 2 次。用后药袋挂在通风阴凉处，翌日再用时在药袋上洒上少许白酒，每袋可用 4～7 天。本方活血散瘀，温经通络，消肿止痛。

（2）敷法

活血止痛膏（陕西中医学院附属医院经验方）：组方用法参见第三章第三节。本方通经活络，祛瘀止痛。治一切跌打损伤，瘀血留滞及无名疼痛。

三、针灸治疗

1. 毫针

（1）取穴　秩边、环跳、承扶、委中、承山；伏兔、血海、风市、阴陵泉、足三里、丰隆、解溪、太冲。

（2）方法　以上两组穴位交替使用每日 1 组。补法或平补平泻，留针 30min。半个月为 1 疗程，其间休息 5 天。

2. 温针

（1）取穴　环跳、秩边、居髎、冲门、风市、足三里、绝骨。

（2）方法　针刺后髋部加拔火罐。7 天为 1 疗程。其间休息 3 天。

四、推拿治疗

对松解软组织、舒经活血止痛、增加关节活动度均有很好效果。另外，推拿治疗通过对髋关节周围经络筋脉、穴位等起刺激效应，促使血流动力学及微循环等发生变化，以改善骨内静脉淤滞，降低骨髓内压力，最终改善骨的血供，为新骨生成提供必要的微环境。

俯卧位，医者在患者一侧，以滚法、揉法施术于患侧腰骶部、臀部及大腿部，反复操作 3～5min。再用拇指点按法或一指禅推法施术于肝俞、脾俞、肾俞、秩边、环跳、承扶、风市、委中等穴，以酸胀为度，每穴 1～2min。然后施以柔和、深透的滚法于臀部，侧重于股骨头处，并配合髋关节内收、外展、旋转等被动活动，操作 4～5min。再以轻快的弹拨法弹拨股骨大转子内下方部位，以酸胀并向下放射为度，操作 2～3min。

仰卧位，屈髋屈膝，医者在患者一侧，以滚法、按揉法施术于腹股沟至大腿部，反复操作 3～5 遍。用点按或一指禅推法施术于冲门、箕门、髀关、血海等穴，每穴 1～2min。并在内收肌上方处行轻快的弹拨法，以酸胀向下肢放射为度，施术 1～2min。最后行髋关节摇法，以滑利关节。并用双手搓揉髋臀部以放松肌肉。

侧卧位，患肢在上，医者在患者后侧，在腰骶部施以小鱼际擦法，透热为度。

施用手法要轻柔、缓慢，由轻到重，深透有力，切忌粗暴施术。对股骨头坏死修复有促进作用。

五、中药离子导入疗法

（1）药液制备　防己、红花、威灵仙、乳香、没药、薏苡仁、川牛膝、杜仲、续断、海桐皮、川芎、血竭各 10g，浸泡 10h，煎煮 30～60min，滤渣，药液装入瓶中，放入冰箱保存备用。

（2）操作方法　将药液加热至 40℃左右，将纱布药垫浸入药液后，取出拧成半干，置于患肢腹股沟中点偏下方，将中药离子导入机正极放在药垫上，负极放在与之相对应的环跳穴，用砂袋固定。离子导入时的电流剂量以患者有麻震感并能承受为宜。每日 1次，每次 30min。每 2 周为 1 疗程，其间休息 3 天。

【运动康复】

患者在被诊断为股骨头坏死后，应行患肢限制负重，卧床休息，进行手术或非手术疗法。在非手术疗法中，股骨头坏死靠修复就需 1～3 年的时间，修复快者只需半年。然而长期不负重卧床休息，不易实行，也不提倡。功能锻炼可防止废用性的肌肉萎缩，增强肌力，恢复肌容量和髋关节的功能，改善微循环，为骨坏死的修复创造良好的条件，是促使早日恢复功能的一种有效手段。功能锻炼应以自动为主，被动为辅，由小到大，由少到多，逐步增加，并根据股骨头缺血坏死的期、髋关节周围软组织的功能受限程度以及体质，选择适宜的坐、卧锻炼方法。

1. 坐、立、卧位锻炼

① 坐位分合：坐在椅子上，双手扶膝，双脚与肩等宽，左腿向左，右腿向右同时充分外展，内收。每日 300 次，分 3～4 次进行。

② 立位抬腿：手扶固定物，身体保持竖直，抬患腿，使身体与大腿成直角，大腿与小腿成直角，动作反复。每日 300 次，分 3～4 次进行。

③ 卧位抬腿：仰卧，抬患腿，使大小腿成一直线，并与身体成一直角，动作反复。每日 100 次，分 3～4 次进行。

④ 扶物下蹲：手扶固定物，身体直立，双足分开，下蹲后再起立，动作反复。每日 300 次，分 3～4 次进行。

⑤ 内旋外展：手扶固定物，双腿分别做充分的内旋、外展、划圈运动。每日 300次，分 3～4 进行。

⑥ 坚持扶拐步行的训练或骑自行车锻炼。

2. 分期锻炼

① Ⅰ～Ⅲ期行髋关节屈伸、内收外展、内外旋转活动，每日 2～3 次，每次 5～8min。以疼痛可以忍受为原则。

② Ⅳ期加大髋关节各个方向的主动活动范围，行下蹲站起、患肢单腿站立及单脚下蹲站起等锻炼。遵循循序渐进、疼痛可忍受的原则，并在医生指导下完成。每日 2～3 次，每次 5～8min。1 周为一疗程，6 个疗程后观察疗效。

【预后】

股骨头坏死早期，应尽量采用保守治疗的方法，延迟股骨头坏死过早的时间。后期股骨头坏死严重的病人，可行人工髋关节置换术，避免累及髋关节。手术能较早活动，提高生活质量。

【预防及调护】

在对股骨头坏死的治疗期间，预防及调护的目的是为了改善股骨头的血运，保持或改善股骨头的塑形，使之与髋臼形成的关节不失功能，保持应力特性，负重时力线不改变，防止脊柱畸形及股骨头变形，阻止继发性骨关节炎的发生。

（1）限制负重，制动患肢 在高度怀疑本病尚未得到明确诊断之时，或诊断后尚未得到彻底治疗以前，应嘱患者患肢尽可能少负重，尤其对于股骨头坏死区还未发展至塌陷、变形的患者，限制其髋关节的负重，能在一定程度上推迟或延缓病程的发展，在不可逆的病理变化到来之前，为治疗争取时机。可配合小重量牵引，以减少肌肉痉挛对股骨头的压力，甚至卧床休息。

（2）拐杖与矫形石膏的应用 下床行走时使用双拐。卧床时可借用矫形石膏对抗肌张力及预防髋内翻。

（3）减停激素 正在服用糖皮质激素的病人，在可能的情况下，应换用其他西药或改用中药治疗，同时在医嘱下逐渐减少激素的用量，以致最终停用。

（4）心理调护 患者因久病不愈，其心理负担及经济均较重，往往有较大精神压力，应经常开导病人，减少思想顾虑，积极配合治疗。

（5）饮食调护 不吃辣椒，不过量饮酒，注意增加钙的摄入量，食用新鲜蔬菜和水果，多晒太阳，防止负重，经常活动等对股骨头坏死均有预防作用。

第三节 梨状肌综合征

梨状肌是臀部的深部肌肉，从骶椎前面开始，穿出坐骨大孔，而将其分成梨状肌上孔与下孔，止于股骨大转子。梨状肌主要是协同其他肌肉完成大的外旋动作。梨状肌和坐骨神经的解剖关系非常密切，坐骨神经走行恰好经梨状肌下孔穿出骨盆到臀部。由于梨状肌损伤及坐骨神经穿过梨状肌时的解剖变异，造成坐骨神经在该处受压，产生下肢后侧疼痛等症状，称为梨状肌综合征。本病属于神经卡压综合征之一，有人将其归入坐骨神经盆腔出口狭窄症或臀区综合征中。临床上，原发性的梨状肌综合征见于重体力劳动者，但多数患者由腰椎、骶髂关节或髋关节病变等引起。

【临床表现与诊断】

一、临床表现

（1）症状 常发生于从事体育运动的人，或中老年人，病程缠绵，有髋关节或臀部外伤史，也有受寒湿侵袭或妇女盆腔炎等病史。臀部疼痛，并向下肢放射，不能行走或跛行，主要沿坐骨神经分布区域在大腿后侧、小腿外侧放射性疼痛，甚至麻木胀痛，劳累或受风寒湿邪后症状加重，严重者呈"刀割样"或"烧灼样"疼痛，下肢屈曲困难，腰臀部疼痛向小腹及大腿外侧放散，会阴部不适（因阴部神经从梨状肌下孔通过），大便用力、咳嗽、喷嚏增加腹压时，向下肢放射痛可有增加。慢性梨状肌损伤可见臀肌和下肢肌肉萎缩，患肢无力，站立行走不稳，患肢怕潮怕凉。

（2）体征

① 走路跛行，姿势特殊，如上半身略向前和向患侧倾斜，患侧臀部抬高，下肢膝髋微屈，小心碎步。患侧臀肌松弛，褶皱较对侧降低，病程较长者可显示臀部及小腿肌肉萎缩。

② 梨状肌体表投影区有明显压痛（梨状肌的体表投影部位是：由髂后上棘至尾骨尖作一连线，在距髂后上棘约3cm处作一点，该点至股骨大转子的连线，将此线分三等分，其上、中1/3交点处为梨状肌肌腹部，见图6-1），患侧臀肌疼痛深在。

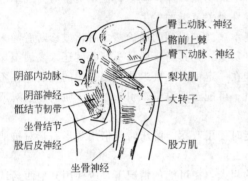

图 6-1 梨状肌体表投影

臀上动脉、神经
髂前上棘
臀下动脉、神经
梨状肌
阴部内动脉
阴部神经
骶结节韧带
坐骨结节
股后皮神经
坐骨神经
大转子
股方肌

③ 臀部梨状肌部位可触及条索状隆起的肌束，条索状硬结，钝厚，僵硬。

④ 特殊试验：凡是引起梨状肌紧张性增加而压迫周围血管神经的试验大多为阳性。

a. 直腿抬高试验：直腿抬高 60°前，被损伤梨状肌受牵拉呈紧张状态，疼痛明显，使抬举受限，当超过 60°以上，损伤的梨状肌不再被继续拉长，疼痛减轻。

b. Freiberg 试验：在病人伸髋时，让其用力被动内旋髋关节，因梨状肌紧张而压迫周围的神经（主要是坐骨神经），产生坐骨神经痛并加剧，即为阳性。

c. Torile 试验：令患者屈曲，内旋髋关节，使梨状肌紧张压迫周围的神经（主要是坐骨神经）而产生坐骨神经痛并加剧，即为阳性。

d. 梨状肌试验：患者仰卧，患肢屈髋屈膝，术者一手按压膝关节外侧，使患肢极度内收，顶向腹部，另一手握住踝部，使小腿外旋，梨状肌部位出现疼痛即为阳性。

⑤ 普鲁卡因梨状肌坐骨神经处局部注射，疼痛可立刻缓解或消失。

（3）辅助检查　影像学检查一般无明显变化。

二、诊断要点

（1）有髋关节过度内外旋、外展病史。

（2）坐骨神经痛或臀部疼痛，髋内旋、内收受限，并可加重疼痛。俯卧位可在臀中部触到横条较硬或隆起的梨状肌。

（3）X 线照片，排除髋部骨性疾病。

【治疗】

一、中药内服

1. 辨证论治

（1）气滞血瘀　多为急性损伤后出现，臀腿部轻度肿胀，疼痛如刀割或似针刺、电灼样，痛处拒按动则痛甚，关节活动不利，舌暗或有瘀点，脉弦或沉涩。

治法：活血祛瘀，消肿止痛。

方用：桃红四物汤（《医宗金鉴》）加减。

组方：当归、川芎、赤芍各 15g，桃仁、红花、川牛膝各 12g，枳壳、制没药各

10g。兼寒邪者，加制草乌、细辛；夹湿者加木通、薏苡仁。

（2）寒湿阻滞　臀部酸痛，遇冷加重，得温痛减，肢重无力，筋脉拘急。或见口淡，便溏，尿清长，舌淡，苔白腻，脉滑或缓，或沉细。

治法：散寒除湿，祛风通络。

方用：蠲痹汤加味（《医学心悟》）。

组方：羌活 9g，独活 9g，桂心 6g，秦艽 12g，当归 12g，川芎 9g，海风藤 12g，桑枝 15g，乳香 9g，木香 6g，川牛膝 9g，炙甘草 3g，风盛加防风、白芷；寒盛加附子、川乌、细辛；湿盛加萆薢、薏苡仁。气虚者加党参、黄芪；血虚者加当归、鸡血藤。

（3）阴虚内热　臀腿部疼痛，酸胀麻木，筋脉拘急，屈伸不利。兼见口燥咽干，头目眩晕，心烦耳鸣，夜寐多梦，舌红苔薄黄，脉细数。

治法：滋阴养血，祛湿通络。

方用：大补阴丸（《丹溪心法》）加减。

组方：知母、黄柏、当归、牛膝、地龙（研末冲服）各 10g，鹿衔草、龟板各 15g，薏苡仁 30g，蜈蚣 2 条（研末冲服）。

（4）湿热阻络　臀部重坠胀肿，局部反复肿胀，时轻时重，或有灼热，活动时疼痛加剧，舌红苔黄腻，脉滑数。

治法：清热除湿。

方用：加味二妙散（《丹溪心法》）加减。

组方：苍术、防己各 15g，黄柏 20g，薏苡仁、怀牛膝各 30g，当归、萆薢、桃仁 10g，龟板 8g。

2. 中成药

伤科胶囊，口服，1 次 3 粒，1 日 2 次。小儿酌减，孕妇忌用。

二、中药外治

（1）贴法

① 伸筋膏（山东中医学院经验方）：马钱子 9g，地龙 12g，透骨草 9g，红娘子 12g，生穿山甲 9g，僵蚕 12g，汉防己 9g，威灵仙 12g，当归尾 15g，生大黄 12g，泽兰叶 12g，乳香 9g，没药 9g，生姜 9g，王不留行 9g，细辛 9g，五加皮 9g，豨莶草 9g，十大功劳叶 30g，蜈蚣 4 条，丝瓜络 12g，麻黄 12g，土鳖虫 12g，独活 9g，生草乌 9g，甘遂 30g，五倍子 9g，肉桂 9g，防风 12g，枳实 9g，牛蒡子 9g，血余炭 9g。取麻油 2000ml，置锅内。将以上各味放入锅内炸枯去渣，炼油滴水成珠，下铅丹 1000g，搅匀即成。取药膏适量摊于布上，外贴患处。本方散瘀止痛，舒筋活血，疏风通络。

② 舒筋止痛膏：生马钱子、透骨草、伸筋草、穿山甲、汉防己、乳香、没药、王不留行、细辛、五加皮、豨莶草、独活、生草乌、五倍子、肉桂、枳实、牛蒡子、姜黄各 10g，地龙、当归、生大黄、泽兰叶、白芍、威灵仙、丝瓜络、防风、木瓜、桂枝、僵蚕、白芷各 15g，甘遂 30g。取麻油 2000ml，置锅内。将以上各味放入锅内炸枯去渣，炼油滴水成珠，下铅丹 1000g，搅匀即成。用时取制成的舒筋止痛膏适量，摊涂于牛皮纸上，厚度约 2～3mm 为宜，直径约 10cm，贴敷于隆起的条索状梨状肌上，条索状不明显者，以臀部压痛点最敏感处为中心贴敷。每帖使用 7 日，连续应用 2 帖为 1 个疗程。本方活血化瘀止痛，舒筋通络，兼以祛风除湿消肿。用于梨状肌综合征等引起的

腰腿痛。

③ 狗皮膏、止痛热敷灵、伤湿止痛膏等成药外用。

（2）敷法

热敷散（陕西中医学院附属医院经验方）：组成用法参见第二章第二节。

（3）熏洗法 荆芥 20g，防风 15g，秦艽 15g，独活 20g，伸筋草 30g，桃仁 15g，桂枝 15g，苏木 15g，乳香 20g，没药 20g。将上药放入锅内或面盆中，放入适量水煎煮 20min，倒入小浴盆或洗衣盆中，捞出药渣，另放。待药液温度适当时，病人先坐到盆上熏洗，然后再坐入盆中泡洗，每次 30min，每天 2 次。每剂药可用 3 日，夏季用 2 日，每次使用前重新加温药液。泡洗过程中病人自己可按揉、活动髋部肌肉关节。

三、推拿治疗

患者俯卧，医者首先用㨆揉法松解腰臀部肌肉 5～10min，使有温暖舒适感。然后采用以下手法。

（1）点揉法 以拇指点按臀部阿是穴及腰、下肢诸穴如肾俞、大肠俞、秩边、阳陵泉等，以局部有酸胀感为度，每穴点按 0.5～1min。

（2）弹拨法 对急性损伤或慢性损伤急性发作，局部组织充血水肿等无菌性炎症严重，疼痛剧烈者，可用轻弹法。即以拇指指腹在梨状肌走行方向上垂直深按，拇指尖触及梨状肌肌腹后，来回轻轻弹拨约 1min。慢性损伤局部组织以变性挛缩、粘连为主要病理改变者，可用重弹法。即以双手中指重叠或肘尖施较重力量于梨状肌进行弹拨约 2～3min。

（3）按压法 双手重叠，沿梨状肌走行方向用手掌推按 1～3min。最后医者双手握住患者踝部，微用力做连续小幅度上下牵抖 10～20 次。急性损伤每日 1 次，慢性损伤 3 日 1 次。5 次为 1 个疗程。本法具有通经活络，消瘀止痛的作用。

（4）屈髋牵拉 医者一手握住患肢踝部，另一手按压屈曲的膝关节下方处，双手协力将患腿屈曲触及胸前为止，并做内、外旋转运动 1～2 次。然后做被动伸屈髋关节运动 3 次。

四、针灸治疗

针灸治疗梨状肌综合征是临床主要治疗方法之一，无论是病因治疗或是止痛方面，疗效都是确切的。如能和推拿治疗配合，则疗效更为满意。由于本病多与足太阳膀胱经、足少阳胆经关系密切，选穴时应以近部取穴为主，亦可适当选用远端腧穴。

1. 毫针

（1）取穴

主穴：环跳、秩边、承扶、殷门、委中。

配穴：阳陵泉、承山、悬钟、昆仑、阿是穴、足三里、阴陵泉。

（2）操作 每次选用 3～5 穴，每日针治 1 次，均取患侧，各穴用强刺激或中等刺激，使传感向远端放射。其中环跳穴要直刺，针尖向外生殖器方向，探 2.5～3.5 寸，使局部酸麻胀感向下肢放射；秩边穴进针 2～2.5 寸，一般多为局部酸胀，若能使之向下肢放射则更佳。

2. 水针

(1) 取穴 环跳、秩边、阿是穴。

(2) 药物 当归、红花、防风、威灵仙等中药制剂，亦可用维生素 B$_1$、B$_{12}$ 等西药注射剂。

(3) 方法 每次选 1~2 穴位，按各药不同用量准确注入穴位。注意勿注入血管内，严格消毒，掌握适当针刺深度。隔日注射 1 次，7~10 次为 1 疗程。

3. 耳针

(1) 取穴 臀、神门、交感、压痛点。

(2) 方法 每次选 2~3 穴，用强刺激捻转数秒钟后，留针 20~30min，留针期间每隔 5~10min 捻转 1 次。急性期可每日治疗 1 次，缓解期隔日 1 次，10 次为 1 疗程。

4. 头皮针

(1) 取穴 对侧下肢感觉区、足运感区。

(2) 方法 病人取坐位或卧位，快速进针，刺入一定深度后快速捻转，不提插。连续捻转 2~3min，留针 5~10min 后重新捻转。反复捻转 2 次即可起针，起针后用干棉球压迫针孔部，以防出血。急性期每日 1 次，缓解期可隔日针 1 次。

5. 电针

(1) 取穴 同毫针，亦可用患侧梨状肌体表投影部位。

(2) 方法 选取 1~3 穴，病人卧位。或在患侧梨状肌体表投影部位找到最明显的压痛点（阿是穴），同时选取 1~2 穴，一般用疏密波，痛重者可用密波，调节电流应从小到大，每次 15~20min，急性期可每日治疗 1 次，缓解期隔日治疗 1 次。操作过程严格掌握遵守电针器的操作规程。

6. 灸法

(1) 取穴 同毫针。

(2) 方法 常用艾条灸、艾炷灸，温针灸或温灸器灸。每次选 3~5 穴，灸 15~20min 或 5~7 壮，每日 1 次，10 次为 1 疗程。孕妇不宜灸秩边穴。

五、中药离子导入疗法

中药离子导入治疗本病有较好疗效，本法选用温通筋脉，活血化瘀，通络止痛类中药，综合直流电和中药离子两者的作用，促进局部血液循环，减轻创伤性炎症反应，消除水肿，改善局部代谢状态，使损伤梨状肌得以修复。

方药配制及操作如下：威灵仙 60g，生栀子、赤芍、白芍、制乳香、制没药各 30g，牛膝 15g，研成细末，置醋水混合液 1500ml 中浸泡 6h，再用文火煎至 300ml，滤去药渣冷却后置冰箱中备用。治疗时用一块纱布浸透药液，置臀部疼痛部位，通过铅板衬垫连接电疗机的阳极，无关电极衬垫置于同侧委中穴处，接通电源，电流量为 5~10mA，以患者有麻电感但能忍受为度。时间 30min，每日 1 次，10 次为 1 疗程，休息 5~7 天可进行下一疗程。

六、小针刀疗法

患者侧卧，健侧腿在下、伸直，患侧腿在上、屈曲，人体略向前倾斜，使患侧膝部着床，找准梨状肌压痛点，即此处进刀。刀口线和梨状肌纵轴平行，针体和臀部平面垂直，当刀锋刺入皮下后，探索继续深入，如果患者诉有电击感、刺痛感，即将刀锋稍上提，移动 2~3mm，继续进针刀。待患者诉有酸胀感时，说明已达梨状肌病变部位，先纵行剥离，再横行剥离，如有硬结，则用切开剥离法，做切开剥离。在做各种剥离手术时，要时时注意手下针感和患者主诉，凡诉有麻电感者，则立即上提刀锋，移动 1～2mm，再刺入做剥离手法。

如果同时伴有臀中肌，闭孔内、外肌，腰部肌等处的劳损，亦应分批进行针刀松解，以提高疗效。针刀既有银针针刺的作用，又有手术刀的切割剥离作用，因此，对松解粘连、通经活络具有重要的特殊作用。针刀疗法的问世和推广应用，也使本病的手术治疗减少到最低限度。若配合手法推拿、中药内服则疗效更佳。

七、局部封闭疗法

以大拇指沿梨状肌走行方向加压，找出疼痛最显著部位并用龙胆紫标记。常规消毒铺巾，将醋酸泼尼松龙注射液 75mg，2％利多卡因注射液 10ml，山莨菪碱注射液 10mg，维生素 B_{12} 注射液 1mg 加注射用水至 30ml 混合，沿标记点先进行局封，后进针至髂骨，退针 0.5cm，回抽无血。将混合液快速注入，通过压力让其渗透到病变周围。1 周注射 1 次，3 周为 1 个疗程。

【预后】

本病愈后良好，轻者保守治疗就能治愈。严重者及经长期保守治疗无效，而诊断确实者，可考虑进行手术探查，根据坐骨神经与梨状肌的解剖关系有无变异、有无粘连，而加以妥善处理。对因腰椎间盘突出症等引起的继发性损害，则以处理原发病为主。

【预防与调摄】

梨状肌改变的原因主要为急性损伤与慢性劳损，从而使通过该孔的坐骨神经和其他骶丛神经及臀部血管遭受牵拉、压迫出现症状，避免该肌肉过度劳损可以达到预防该病的目的。临床上，单纯由于外伤所致的原发性梨状肌综合征较少见，更多的是因腰椎间盘突出症、骶髂关节病变、髋关节炎、髋部滑囊炎、人工髋关节术后等疾病而继发；治疗时应注意治疗其原发病灶，以进一步地提高疗效。对疼痛严重的急性期患者，可配合采用封闭治疗，能缩短疗程。

第四节 阔筋膜张肌劳损、弹响髋

大腿深筋膜的表层，称为阔筋膜，其上方附着于腹股沟韧带和髂嵴，并延续于臀筋膜，向下方附着于膝关节周围骨突，并延续至小腿筋膜，该肌受腰 4、5 及骶 1 神经组成的臀上神经支配；该肌收缩时可紧张髂胫束并屈曲大腿。阔筋膜位于大腿外侧的部分最厚，称为髂胫束。髂胫束起自髂嵴，经股外侧止于胫骨外侧髁。

髂胫束是臀大肌、阔筋膜张肌的止点之一，是两个肌腱的联合腱。而髂胫束的起点股部伸肌、外展肌、内旋肌力量的汇合点，阔筋膜张肌又是维持髋部稳定的重要肌肉。因此，长期站立位工作者，易产生此力量汇合点和（或）阔筋膜张肌的劳损。髋关节屈曲、内收、内旋时，髂胫束的后缘与臀大肌肌腱性附着部的前缘自大转子的突出部滑过，可发出弹响，称弹响髋。

【临床表现与诊断】

慢性劳损或急性损伤，均可导致局部的炎症、粘连，从而出现髋部的疼痛，麻木及其他不适症状，患侧下肢有酸、麻、胀、痛，但一般不很剧烈，由于股外侧皮神经从髂前上棘内缘至大腿外侧，故有自臀部向腿外侧、臀外侧的放射痛。患者能坚持中小量的活动，但在活动开始和结束后加重。做转体、伸髋活动时更为明显。部分患者出现患侧肢体的麻木沉重感。

弹响髋常无明显症状，许多患者因弹响而不安。除筋膜带下的转子滑膜囊发生炎症或患者难以忍受弹响困扰外，通常很少引起不适。常发生于髋关节屈曲、内收，或旋内活动时。此束带在增厚的髂胫束后缘或靠近肌肉止部的臀大肌前缘，有时可用手触知甚至可看到束带在大粗隆前后滑动。有时在患髋大粗隆部位有压痛。

X线片可排除大粗隆部骨软骨瘤、关节滑膜骨软骨瘤或其他游离体等。

【治疗】

一、中药内治

（1）筋脉失养证　髋部酸楚疼痛，病程迁延，喜按喜揉，肌肉萎缩，腿软无力，动则弹响。舌淡少苔，脉细。

治法：养血荣筋。

方药：壮筋养血汤（《伤科补要》）加减。

组方：白芍9g，当归9g，防风6g，川芎6g，茯苓12g，续断12g，红花5g，生地黄12g，牛膝9g，牡丹皮9g，杜仲6g。

（2）气滞血瘀　髋部屈伸不利，活动时出现弹响，弹响处可触摸到移动的条索状筋结，髋部有时疼痛不适。舌红或紫暗，苔薄白，脉弦涩。

治法：活血化瘀，舒筋通络。

方药：舒筋活血汤（《伤科补要》）加减。

组方：羌活6g，防风9g，荆芥6g，独活9g，当归12g，续断12g，青皮5g，牛膝9g，五加皮9g，杜仲9g，红花6g，枳壳6g。

（3）湿热壅盛　局部肿胀，灼热红肿，疼痛较重，活动时疼痛加重，扪之有筋粗筋结，或有波动感，或伴有发热、口渴。舌红苔黄，脉弦数。

治法：除湿通络，清热解毒。

方药：五味消毒饮（《校注妇人良方》）加减。

组方：白芷、贝母、防风、赤芍、当归尾、甘草节、皂角刺（炒）、穿山甲（炙）、天花粉、乳香、没药各6g，金银花25g，橘皮9g，酒适量。

（4）气血虚弱　髋部屈伸不利，活动时出现弹响，弹响处可触摸到移动的条索状筋结，髋部有时疼痛不适。面色少华，舌淡苔白，脉细弱。

治法：补益肝肾，强壮筋骨。

方药：补肾壮筋汤（《伤科补要》）加减。

组方：熟地12g，当归12g，牛膝10g，山茱萸12g，茯苓12g，续断12g，杜仲10g，白芍10g，青皮5g，五加皮10g。水煎服日1剂，早晚分服。

二、中药外治

局部用四肢损伤洗方，洗后外贴宝珍膏。

四肢损伤洗方（《中医伤科学讲义》经验方）：桑枝、桂枝、伸筋草、透骨草、牛膝、木瓜、乳香、没药、红花、羌活、独活、落得打、补骨脂、淫羊藿、草薢。煎水熏洗患处。本方温经通络，活血祛风。用于四肢骨折、脱位、扭挫伤后筋络挛缩疼痛。

三、推拿治疗

患者侧卧，患肢在上，术者一手按住股骨大转子，另一手握住踝部，将髋关节屈曲、内收、内旋，然后迅速向下牵抖，使下肢伸直，如有弹响则效果较好。

按摩揉推法：术者双手交叉用力揉按大转子部痛点，患者可有发热舒适感。

弹拨点拨法：术者双手拇指相叠压，在钝厚或变硬的索状物部位用力深压并来回拨动，应注意的是，弹拨方向应与髂胫束方向垂直。弹拨 10～20 次左右，若拇指力量不够，不能深达梨状肌，术者可用肘尖替代进行治疗。

按压法：医者双手交叉按压痛点 1min 左右。

以上手法可循序进行。按压后，嘱患者做屈髋活动，微用力做连续小幅度的上下牵抖大腿 10～20 次左右而结束。

四、小针刀疗法

痛点阻滞后，刀口线平行于髂胫束，垂直进针刀，针刀达髂胫束后，沿髂胫束两侧纵行 1～2 刀，稍退针刀，将刀口线旋转 90°达髂胫束最紧张处铲 2～3 刀，并沿髂胫束分离，手下感觉病变处有松解感。出刀后用双手拇指用力推拿 5～10 次，行针刀后 1 周内避免剧烈活动。

【运动康复】

1. 俯卧后抬腿：患者俯卧位向后直腿抬高 60°，直到出现明显的酸胀感。早晚各 15min，平时应坚持锻炼臀肌、大腿肌以及行走姿势。

2. 髂胫束牵拉：双脚交叉站立，左脚在前，右脚在后。保持身体稳定，上身向左侧屈曲，髋部向右侧伸至右髋侧面有牵拉感，保持 15s，重复 2～3 次。

3. 臀肌牵拉：坐在凳子上，双脚平放在地面上，将左脚踝放在右膝关节上。保持身体稳定，保持腰背平直，向前屈髋直至左侧臀部有牵拉感，保持 15s，重复 2～3 次。

4. 举臂蹲起：自然站立，双脚分开，略比肩宽，保持膝关节与脚方向一致。呼气，双臂上举至最大范围，同时屈髋屈膝做下蹲至大腿与地面平行；吸气，伸直双腿，收回双臂。整个过程保持腰背平直，膝关节不超过脚尖位置。

5. 蚌式运动：左侧卧，用左前臂和左手托住头部，右手放在胸前；双腿屈髋屈膝，使头、肩、臀、脚成一直线，骨盆垂直于地面，收紧腹部。呼气，右侧臀部用力，右膝向外打开至最大范围，双脚不要分开；吸气，缓慢回到开始姿态。整个动作维持 5～10秒完成，10～15 次为 1 组，重复 2～3 组。

【预后】

弹响髋不伴疼痛时，只要将病情向患者解释清楚，解除其顾虑，一般不需治疗。有关节内弹响的儿童患者，只要用绷带局部包扎固定，防止屈髋动作一个时期即可。伴有疼痛或患者对弹响有精神负担时，可采用中药、推拿、休息、理疗、制动、局部封闭治疗后，即可痊愈。

【预防与调摄】

髂胫束或臀大肌肌腱前缘增厚与外伤或劳损有关，所以应避免外伤损害和过度劳损，长期站立者应适当调节姿势或休息。

阔筋膜张肌劳损、弹响髋有相当一部分患者属于其他疾病继发而发病。因此，查明病因，积极治疗原发病才是治病之本。极少数症状重，条索状物增厚明显，经保守治疗无效者，需手术治疗。

第五节 臀上皮神经炎

臀上皮神经炎又称臀上皮神经损伤、臀上皮神经痛，是由于腰臀部软组织外伤、筋膜卡压等使臀上皮神经发生无菌性炎症，并在髂嵴周围部位发生解剖位置变化，形成筋出槽。臀上皮神经为第 1~3 腰神经后支之外侧支，在股骨大转子与第 3 腰椎间连线交于髂嵴处平行穿出深筋膜，分布于臀部皮肤，一般不易摸到。臀上皮神经容易在劳动中因久弯腰、躯干左右旋转时受到损伤，造成严重的腰臀部疼痛，产生一系列症状，即可诊为臀上皮神经损伤。

臀上皮神经炎是临床腰臀部软组织损伤中的常见多发病，寒冷季节发病率较高。

【临床表现与诊断】

一、临床表现

（1）症状 患者多有外伤史，主要症状是臀上部和同侧腿疼痛，呈刺痛、酸痛、刀割样痛、撕裂样痛。由于臀上皮神经和坐骨神经均由腰丛神经发出，腰骶部痛可因神经泛化作用影响到坐骨神经，产生假性患侧下肢放射性疼痛，但多不超过膝关节。起坐困难，腰骶部活动功能障碍，尤以弯腰活动受限明显。弯腰、转体、提腿或起坐等动作均可使疼痛加重，重者不能走路，起坐困难，靠扶或用拐杖支持身体、维持行走，或出现跛行。

（2）体征 患者多有髂嵴外翻，站立位或端坐时外翻的髂嵴下方有明显内凹。在急性期，触摸检查可于髂嵴中点下 2~3cm 或髂后上棘前缘触到充血、水肿、斜行条索状阳性体征，触痛明显，病人痛、麻、胀难忍，不滑动，周围软组织张力增高，有时压痛向下肢放射。在慢性期可触到较增厚的斜行条索状阳性体征，触痛轻，滑动，周围软组织张力不高，压痛有向下肢的放射痛。

拾物试验阳性，直腿抬高试验阳性，直腿抬高加强试验阴性，小腿皮肤感觉正常，膝跟腱反射无明显异常。

（3）辅助检查 腰骶部 X 线片，血沉、抗链球菌溶血素"O"、肌电图等均无明显异常。

二、诊断要点

（1）有腰臀部急性损伤或慢性劳损史。

（2）一侧或两侧突发性腰臀部疼痛，并沿同侧大腿外侧向膝关节方向窜痛，有明显压痛，并可触及条索状增粗物。

（3）腰骶部 X 线片，血沉、抗链球菌溶血素"O"正常。

【治疗】

一、中药内治

（1）气滞血瘀 急性外伤，伤及脉络，患者一侧或两侧突发性的腰臀部疼痛，呈刺痛，痛处固定、拒按，并沿同侧大腿外侧向膝关节方向放射，腰部活动明显受限；舌质暗淡，舌边尖有瘀点或瘀斑，脉沉涩或结。

治法：行气止痛，活血化瘀。

方药：身痛逐瘀汤加减。

组方：川芎、桃仁、牛膝、红花、当归各 15g，五灵脂、没药、地龙、香附、炙甘草各 10g，赤白芍各 30g。水煎服日 1 剂，早晚分服。

（2）寒湿阻滞　寒邪留滞于臀部经络，筋脉痹阻，患者一侧或两侧腰臀部酸痛，遇冷加重，得温则减，并沿同侧大腿外侧向膝关节方向放射，呈麻木状，时有筋脉拘挛；舌淡，苔白腻，脉滑或沉紧。

治法：散寒胜湿，祛风通络。

方药：乌头汤加味。

组方：制川乌、制草乌、甘草、白术各 10g，鸡血藤、白芍、寻骨风各 30g，麻黄6g。若湿重者，加大除湿通痹之药物，或合薏苡仁汤化裁；若湿热蕴结者，加用白虎加桂枝合三妙散化裁。水煎服日 1 剂，早晚分服。

（3）肝肾不足　肝主筋，肾主骨，肝肾亏虚，则筋脉失养。症见腰臀部酸痛无力，活动功能障碍，不能抬举，伴肢体麻木，筋骨痿弱无力；舌红少苔，脉沉细。

治法：补益肝肾，强壮筋骨。

方药：补肾壮筋汤加减。

组方：熟地黄、山茱萸、续断、杜仲各 15g，牛膝、鸡血藤、白芍各 30g，当归、茯苓、五加皮、炙甘草、狗脊各 10g。水煎服日 1 剂，早晚分服。

（4）气血两虚　久病不愈，伤及气血而致气血两虚。症见一侧或两侧腰臀部酸痛、麻木，日轻夜重，缠绵难愈，伴见少气懒言，神疲乏力，或心悸、失眠、多梦，面色萎黄；舌质淡嫩，脉细无力。

治法：补益气血，养经通络。

方药：归脾汤加减。

组方：黄芪、太子参、当归、白术、炙甘草各 15g，酸枣仁、茯苓、桂枝、木香各10g，白芍、鸡血藤、伸筋草各 30g。水煎服日 1 剂，早晚分服。

二、中药外治

（1）消肿止痛膏　姜黄 150g，羌活 150g，干姜 150g，栀子 150g，乳香 15g，没药15g。共研细末，用凡士林调成 60% 软膏，外敷患处。

（2）温经通络膏　乳香、没药、麻黄、马钱子各等量，共为细末，蜂蜜调成膏状，外敷。

三、针灸疗法

1. 毫针

（1）取穴

主穴：阿是穴、环跳、髎中穴（位于髂嵴中点下 4cm 第 18 椎下旁开 4 寸处）。

配穴：腰眼、委中、秩边、阳陵泉、昆仑。

（2）方法　患者俯卧位，髎中穴用 28 号 3 寸毫针，针尖微向下斜刺入 2.5 寸左右，用提插泻法，得气后持续运针，使针感达腘窝部，留针 20min，隔 5min 行针 1 次。针后于患处加拔火罐。每次选 4～5 穴，每日 1 次，3 次后可隔日治疗 1 次，7 次为 1 疗程。

2. 耳针

（1）取穴　相应部位、交感、皮质下。

（2）方法　中等刺激强度，留针 30～60min，每日 1～2 次、或埋针，2～3 日更换 1 次，5 次为 1 疗程。

3. 电针

（1）取穴　第 2 腰椎夹脊穴、臀上穴（位于髂嵴中点直下 2 横指处）。

（2）方法　患者俯卧，用 28 号 3 寸毫针针刺患侧第 2 腰椎夹脊穴、臀上穴，用泻法，得气后持续运针，使针感向患侧下肢放射。然后接通电极，电流为 1.8mA，输出电压为 0.2V。一般以患者病变局部出现有节奏跳动，并能耐受为度。留针 20min，每日 1 次。

4. 扬刺加灸法

选用 28 号 2 寸毫针，在患侧髂嵴中点下约 3～4cm 处按压，寻找到最疼痛点（即阿是穴）。常规消毒后，左手指将此痛点固定，右手持针快速直刺入皮下，缓缓进针，使针尖到达最痛处，行提插手法，使针感向四周及下肢放射。然后在距该针约 2～3cm 的上、下、左、右各斜向横透刺入 1 针（针身与皮肤呈 15°角），针尖朝向疼痛点。同时针刺同侧阳陵泉行平补平泻或泻法。最后在直刺的 1 针上加温针灸 3 壮，留针 20min 后出针。隔日 1 次，急性期可每日 1 次，10 次为 1 个疗程。

5. 穴位埋线

（1）选穴　阿是穴（臀上皮神经压痛点）、夹脊穴。

（2）方法　先令患者侧卧屈膝位，患侧在上。医者用右手大拇指均匀用力于臀部寻找压痛点，标定后局部常规消毒，戴消毒手套。用 2% 的利多卡因做穴位局部浸润麻醉，然后剪取 0～1 号铬制羊肠线 3cm，用小镊子将其穿入制作好的 9 号腰椎穿刺针管中。再做垂直快速进针，缓慢改变针尖方向，寻找强烈针感向臀下部或下肢前外侧放射后，缓慢退针，边退边推针芯，至皮下后快速拔针，用干棉球按压针孔片刻，后用创可贴固定。完后令患者俯卧位，行夹脊 L1 透 L3 埋线，操作同上。埋 1 次即为 1 个疗程，一般 7 日左右行第 2 个疗程。

6. 水针

患者俯卧，取居髎穴注射泼尼松龙 25mg 及 2% 普鲁卡因 4ml，进针 1 寸深，提插捻转，得气后注药 1/2，然后将针尖退出少许，向阿是穴斜刺，得气后注入药液。6 日 1 次，3 次为 1 个疗程。

四、推拿手法

（1）按揉舒筋　患者取俯卧位，两腿伸直，两手上伸，全身放松，医者用掌根或大鱼际按揉患侧脊柱外侧，从胃仓穴沿足太阳膀胱经兼足少阳胆经顺流而下，过腰骶达髂嵴下方，边按边揉，重点按揉阿是穴，然后经秩边穴，过环跳穴，经殷门穴，带风市、中渎穴，达委中穴，如此反复 3 遍。

（2）腰部撬拉　两手回至腰部，医者站在患者健侧，一手撬住患者腰骶部，向下撬紧，一手拉起患腿斜向后上方拉高，然后迅速用力，两手协调，一撬一拉，即能听到或感到手下有"咯嗒"一声，然后轻轻将患腿放平。

（3）纳筋归槽　患者端坐凳上，两腿分开与肩同宽，医者坐于患者正后方，在患侧髂嵴下方约2～4cm处找到肥厚绳索样滚动物，尽量找到原位槽沟痕，两手将绳索物弹拉揉按数下后，然后将绳索物尽力推拉纳入槽沟痕中，若未触及沟痕者，则将该绳索物反复推揉至松软，以腰腿疼痛减轻为度，然后上下滑理经筋数遍。

（4）屈髋屈膝　患者取仰卧位，两腿放松，医者一手握患腿足跟，一手扶膝，先伸直其髋膝关节，然后迅速有力将患腿屈髋屈膝至最大限度，如此反复3遍。操作完毕嘱患者腰部减少活动，加宽腰带固定，卧硬板床，可视病情，隔3日施术1次。

五、物理疗法

能直接有效地改善血液循环、松解组织痉挛及粘连、消除无菌性炎症。临床常用的方法有红外线或神灯疗法、短波或超短波疗法等。可根据病情选用。

【预后】

轻中度患者经治疗后都能达到治愈效果。对因皮神经受卡压而致的局限性顽固性疼痛者，在保守疗法无效的情况下，可考虑做卡压松解术。

【预防与调摄】

（1）急性期疼痛严重者应卧床休息，疼痛缓解后应加强髋关节活动和功能锻炼，以减少肌肉萎缩、促进血液循环。

（2）积极参加体育锻炼。需要长时间弯腰或蹲、立工作者，应注意腰、臀部肌肉的锻炼。

（3）进行体力劳动或体育运动前，应注意做好腰臀部准备活动，或采取必要的保护。治疗后应叮嘱病人3～5日内勿做腰部剧烈旋转活动。

本病的发生与急性损伤或慢性劳损有关，因此，加强腰腿局部的功能锻炼和保护，避免身体过度左右旋转或不利腰腿的活动，是预防本病的关键所在。

第六节　股四头肌损伤

股四头肌损伤是指股四头肌遭受直接暴力打击而致的挫伤，以及因扭挫所致肌纤维的撕裂伤，严重可致肌肉完全断裂，股四头肌的撕裂伤多见于中老年人。

【临床表现与诊断】

一、临床表现

（1）症状　有明显外伤史。股四头肌受暴力直接损伤后，疼痛剧烈，有肿胀和压痛，数小时后可出现瘀斑。重者明显跛行，或需扶拐行走，膝关节屈曲多不能达到正常角度等。肌肉僵硬、血肿明显者，穿刺可抽出血液。血肿后期可被吸收，也可局限化而形成包囊。肌肉组织本身可机化为疼痛性瘢痕，影响下肢功能。

间接暴力使股四头肌急剧收缩致自发性破裂者，破裂部位多发生在肌腹，有时发生在肌腱与骨附着部，很少在肌肉与肌腱的联合部。伤后局部疼痛，肌肉收缩无力。完全断裂时可触及断端，髌上部股四头肌肌腱损伤常累及膝关节。单纯股直肌断裂常因肿胀不易触及断端，易造成漏诊。

（2）体征

① 肌腹形态变平，张力降低，按之发软；伸膝抗阻试验力量减弱，特别是在做0°～30°之间的伸膝抗阻时最为明显（因为股四头肌内侧头在此角度时才起伸膝作用）。股部周径较对侧明显变细。

② 股四头肌在全屈位伸膝抗阻力和膝伸直位抗阻力试验中，多呈阳性。少数肌纤维损伤时肌张力正常，压痛点固定。若慢性劳损或陈旧性部分损伤者，大腿前侧压痛虽轻微，但跟臀试验（俯卧位将足跟压向臀部）时在大腿前部有不同程度的牵拉痛。股四头肌慢性劳损或陈旧性、部分性损伤对一般活动无影响，但不能完成大强度跳跃活动。肌电图可有异常发现。

（3）辅助检查

X线检查：股骨段正位片、侧位片均显示软组织广泛肿胀阴影，并借以排除撕脱性骨折。如有骨化性肌炎，一般要在伤后5周，才可在X线摄片中出现钙化阴影。

二、诊断要点

（1）大腿前方有明显扭伤或挫伤史。

（2）局部肿胀，疼痛，瘀斑，伸膝时疼痛加剧。髋、膝关节活动功能受限，股四头肌抗阻试验阳性。

（3）X线摄片检查排除骨折。旧伤出现钙化阴影，提示发生骨化性肌炎。

【治疗】

一、中药内治

（1）损伤初期、血瘀气滞　突然强力收缩或直接暴力撞击致伤。局部疼痛，肿胀，瘀斑，压痛。如肌肉断裂伤者，疼痛剧烈，在断裂处可扪及肌肉凹陷，伸膝功能障碍。舌暗红，脉弦。

治法：行气活血，通络止痛。

方药：顺气活血汤（《伤科大成》）送服七厘散（《伤科补要》）。

组方：当归15g，红花10g，赤芍15g，桃仁10g，苏木10g，木香10g，枳壳10g，厚朴10g，砂仁6g，香附10g，苏梗10g。若兼见腿部疼痛重着者，加苍术10g，独活10g，桂枝6g，白术10g；若兼见腰膝酸软、神疲乏力者，加熟地黄24g，续断12g，狗脊10g，杜仲10g；若兼见腹胀，便秘，加大黄12g，枳实10g。

（2）损伤中期、瘀热阻络　损伤后局部肌肉僵硬，关节强直，有条索状硬结，或灼热红肿，活动后肌肉疼痛加重。舌质红，脉弦数。

治法：活血散瘀，清热解毒。

方药：仙方活命饮（《医宗金鉴》）加减。

组方：穿山甲（炙）、天花粉、甘草节、乳香、没药、赤芍、当归尾、皂角刺（炒）、白芷、贝母、防风各3g，橘皮、金银花各9g。

（3）损伤后期、气血虚损　股四头肌萎缩，伸膝无力，劳累后肌肉疼痛，面色苍白，少气懒言。舌淡，脉细无力。

治法：益气养血，逐瘀通络。

方药：八珍汤（《正体类要》）合复元活血汤（《医学发明》）加减。

组方：党参15g，白术12g，茯苓12g，当归12g，白芍9g，川芎10g，熟地黄12g，黄芪15g，炙甘草9g，柴胡9g，桃仁9g，红花9g，天花粉12g，穿山甲12g，酒大黄3g。加减：若血瘀仍较重者，加制乳香10g，制没药10g；若仍有筋膜拘急，僵硬不适者，加五加皮15g，伸筋草15g；或送服小活络丹。

二、中药外治

早期局部外敷双柏散或消肿止痛膏，中后期可配合中药外洗。

三、推拿治疗

本病早期运用推拿治疗，具有消肿止痛的作用，从而可减少瘢痕和组织粘连，在恢复期运用推拿治疗，结合被动运动和自主性运动功能锻炼，则具有松解粘连，强化股四头肌肌力，从而可促使膝关节功能的恢复。

轻伤者，伤后1～2天即可进行推拿治疗；重伤者，应于伤后立即冷敷，然后加压包扎，待出血停止后方可进行推拿治疗。操作步骤如下。

（1）患者仰卧，术者在患者大腿前部以压痛点及其周围为重点，施以按法、拿法。如在损伤早期，手法宜轻柔缓和；如在恢复期，则手法应深而重。

（2）揉法结合被动运动：术者以压痛点及周围为重点，一手在患部施用揉法，另一手则配合膝关节的伸屈动作。此种被动运动，对轻伤者，早期就可应用；而对于重伤者，一般在急性炎症反应基本消退之后，断裂肌肉或肌腱基本痊愈时，才可应用。以免发生新的损伤。

（3）患者仰卧，术者在患者大腿前部股四头肌部位施用轻快的搓揉手法，反复搓揉3～5遍。最后做下肢捋顺及拍打、抖散等手法。

四、其他疗法

（1）理疗　早期理疗目的以止血、减少渗出为主，可用冷冻疗法，用冰水、冰袋冷敷。中期以镇痛、消肿、促进渗出物及血肿吸收、加强损伤组织修复过程、恢复肢体功能为主，用超短波电疗、磁疗、红外线、蜡疗、超声波疗法。后期血肿机化者，以促进机化吸收消散，用音频电疗、超声波、蜡疗、红外线疗法。对慢性及陈旧性损伤，理疗可加强局部血循环，改善组织营养，促进慢性炎症消散吸收、有利关节功能恢复，可用传导热疗法、超声波疗法、音频电疗法、红外线疗法。

（2）局部封闭疗法　症状较轻的股四头肌损伤，可行局部封闭治疗配合外固定。

（3）固定方法　扭伤患者早期应适当卧床休息，有部分撕裂或手术后的病例，应用石膏或夹板固定患肢髋、膝关节半屈曲位6周。

（4）练功疗法　早期应以股四头肌的收缩活动为主，以预防股四头肌废用性萎缩，后期做主动的伸膝锻炼。手术修补后的病人，可在2周后开始股四头肌锻炼，解除固定后再主动进行伸膝功能锻炼。

【运动康复】

股四头肌损伤早期应卧床休息，疼痛减轻后可在床上行主动锻炼，屈膝、屈髋，主动收缩股四头肌，预防股四头肌失用性萎缩，后期做主动的伸膝锻炼。肌肉部分肌纤维断裂者，应将患膝置屈曲位拉长受伤肌肉，以小夹板固定。1周后拆除外固定，主动屈膝后伸锻炼，结合手法治疗。肌肉完全断裂和肌腱附着完全断裂者，术后用夹板或石膏固定，2周后开始股四头肌锻炼，6周后应去除固定，加强主动练功，防止股四头肌萎缩。

1. 股四头肌等长收缩练习：等长收缩，就是只有肌肉的绷紧而关节并不活动。股四头肌等长收缩练习是最常用的膝关节损伤和手术后早期的肌力练习，可以保持肌肉的张力，维持或者是增强肌肉的力量。

方法：用尽可能大的力度绷紧大腿肌肉5s，再放松算1次。每个小时做50～100次，争取能达到每天1000次。为达到最佳效果，要双腿的股四头肌同时做等长收缩练习。在完成静态的股四头肌等长收缩练习后，可以开始直腿抬高的抗重力收缩练习，以进一步加强股四头肌肌力。

2. 膝关节屈伸练习：早期开始膝关节的屈伸练习，对于避免关节内粘连，恢复膝关节活动度非常重要。具体方法如下：

（1）膝关节伸直练习（压腿练习） 平卧位，足跟置于约750px的软垫上，自己或他人双手放于大腿的远端，均匀持续用力按压至膝关节后方有牵拉感和疼痛感时维持3min，两腿交替进行，每天5次。

（2）膝关节屈曲的练习（床边垂腿） 坐在足够高的凳子或床边，健康的腿在患侧腿之下，用脚在下面勾住患腿的脚踝，就是用健康的腿托住患腿。患腿的肌肉完全放松，把整个腿的重量都放到健康腿上。然后，用健康腿的力量有控制地，缓慢地向下放，放得越低，患腿膝关节屈曲的角度也就越大了。在感到明显的疼痛之后停下来保持不动，1～2min后组织适应了，疼痛就可能消失或者降低，这时候再往下放。这个方法适用于0°～90°之内的屈曲练习。

3. 抗阻力股四头肌锻炼：在膝关节活动度改善，股四头肌肌力达到一定程度的恢复后，可以开始进行抗阻力的股四头肌锻炼，下蹲练习是最常用的方法，后续还可通过行走、跳跃等进一步加强股四头肌力量。

方法：尽量下蹲，同时脚跟不要离地，坚持5～10s后慢慢站起。

【预后】

股四头肌损伤较重者，局部肿胀及血肿明显者如早期不能及时消除，后期易导致骨化性肌炎，或机化为疼痛性瘢痕，影响下肢功能。而股四头肌损伤如果给予较长时间固定，缺少及时的肌肉锻炼，长久以后，必然引起挛缩或纤维增生造成粘连，严重影响膝部活动。

【预防与调摄】

避免外伤是预防该病的主要措施。对已有损伤者应根据伤势轻重不同，注意动静结合，适当进行功能锻炼。损伤早期应适当制动，限制受伤局部的活动，以免加重损伤；但同时应进行功能锻炼，预防股四头肌废用性萎缩。早期以股四头肌主动舒缩活动为主，后期主动伸膝活动。症状消退时早期开始肌肉练习，可先做等长练习，继续做等张练习，在无痛的范围内逐步加大负荷，如下蹲起立、负重行走、登楼梯等。

股四头肌损伤伴有股四头肌下血肿者，应将积血抽吸掉，以免日后血肿机化，影响股四头肌的功能。挫伤区早期不宜直接按摩。肌肉部分断裂者，应将患膝置屈曲位拉长受伤肌肉，以小夹板固定。一周后拆除外固定，推拿治疗。但是，对于肌肉或肌腱完全断裂或并发撕脱性骨折者，应及早手术治疗。

第七节 股内收肌损伤

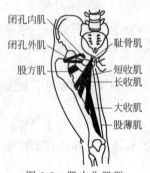

股内收肌损伤又称骑士损伤，属常见疾病。可因过度牵拉或反复牵拉产生损伤，造成股内侧部疼痛、行走不便等症。股内收肌群由股内侧5块肌肉构成（图6-2），浅层由外向内依次为耻骨肌、长收肌和股薄肌。长收肌和耻骨肌的深面是短收肌，诸肌深面是大收肌，呈三角形。股内收肌群的主要功能是使髋关节内收及大腿外旋。两足站立时，股内收肌群的主要作用是稳定骨盆。在某些运动，如骑马、滑雪、攀登、蛙泳中，股内收肌群亦起重要作用。当髋关节突然遭受过度外展暴力时，常使骨内收肌群于其起点处受损，重者可致肌肉、肌腱部分或完全断裂。长期遭受反复牵拉、损害，又可导致骨内收肌群的慢性损伤。

图中标注：闭孔内肌、闭孔外肌、股方肌、耻骨肌、短收肌、长收肌、大收肌、股薄肌

图 6-2 股内收肌群

【临床表现与诊断】

一、临床表现

股内收肌群损伤后表现为患肢髋关节及膝关节稍屈曲、外旋，大腿内侧疼痛和抗阻力疼痛，行走时出现跛行，大腿内收、外展受限，"4"字试验阳性，屈髋屈膝内收试验阳性。急性损伤后局部可有明显肿胀及皮下瘀斑，完全断裂者在肌肉抗阻收缩时有异常隆起，并可触及断裂的凹陷。慢性损伤者局部一般无明显肿胀，多有股骨内侧的固定压痛点，大腿内侧近端活动时疼痛，有时可触及硬化变性的肌肉。

二、辅助检查

(1) X线检查　早期X线片多无异常表现，股骨段正、侧位可显示有无撕脱性骨折。急性损伤后期或慢性反复劳损者X线片可显示股内收肌群附着部位的钙化阴影。

(2) 实验室检查无阳性结果。

三、诊断要点

(1) 有股内收肌扭挫伤史或劳累后外感风寒而引发。

(2) 大腿内侧、耻骨部疼痛，内收外展时加剧，甚则功能障碍。内收肌上1/3、耻骨处压痛，肌肉紧张，髋关节外展内收疼痛明显，股内收肌抗阻试验阳性。

(3) X线摄片检查若见钙化阴影，提示发生骨化性肌炎。

【治疗】

一、中药内治

(1) 气滞血瘀　有明显外伤史。局部肿胀明显，瘀斑，疼痛拒按，动则引痛。舌暗红，苔薄，脉弦。

治法：活血化瘀，行气止痛。

方药：活血舒筋汤（《中医伤科学讲义》经验方）。

组方：归尾、赤芍、姜黄、伸筋草、松节、海桐皮、落得打、路路通、羌（独）

活、防风、续断、甘草、牛膝、木香，痛甚者加用乳香、没药。

（2）风寒痹阻　反复劳损或伤后日久而发，局部筋紧，活动受限，静时痛增，动则痛缓，喜按喜揉，或见恶寒头痛。舌苔白，脉浮紧。

治法：祛风散寒，除湿通络。

方药：蠲痹汤（《百一选方》）加减。

组方：黄芪、羌活、防风、赤芍、当归、姜黄、炙甘草、生姜。

（3）瘀热入络　伤后迁延日久，局部可触及硬块，灼热红肿，活动受限，活动后疼痛加重，口干不欲饮。舌暗红，苔薄黄，脉弦数。

治法：化瘀消肿，清热解毒。

方药：仙方活命饮（《校注妇人良方·疮疡门》）。

组方：白芷、贝母、防风、赤芍、当归尾、甘草节、皂角刺、炒穿山甲、炙天花粉、乳香、没药各 6g，金银花 25g，橘皮 9g。

（4）血不濡筋　伤后日久未愈，肌萎筋缓，活动欠力。舌淡苔少，脉细。

治法：养血壮筋。

方药：壮筋养血汤（《伤科补要》）加减。

组方：白芍 9g，当归 9g，川芎 6g，续断 12g，红花 5g，生地黄 12g，牛膝 9g，牡丹皮 9g，杜仲 6g。

二、中药外治

参照股四头肌损伤中药外治法。

三、推拿治疗

（1）慢性损伤　操作方法如下。

① 揉压拨拿股后法：病人取俯卧位。术者立于健侧，用一手掌根或肘部反复揉、压臀部及大腿后内侧数分钟。继之，用拇指拨、多指拿大腿后内侧筋肉 5～7 遍，而后用拇指点、拨承扶内侧敏感点，拇指压股门、委中、承山等穴。

② 推揉拨拿股内法：病人取仰卧位，伤肢屈曲外展、外旋。术者立于伤侧，一手扶膝外侧固定，另手掌自大腿内侧血海穴处推抚至近腹股沟处数遍。继之，用一手掌根或拇指由内收肌耻骨附着区向下揉、拨到股内侧中下部 5～7 遍；多指（拇指在前、余四指在后）由上而下握拿内收肌变硬之肌腹（以疼痛敏感区为主），向内后方提捏并前后弹拨该肌数次。而后，用拇指或鱼际部带动皮肤由上而下推理损伤之筋肉 5～7 次，以达到舒筋、消炎、止痛之目的。

③ 回旋屈拉下肢法：病人取仰卧位，一助手固定其健肢。术者立于伤侧，一手握拿伤肢踝部，另手扶其膝部，两手协同将下肢屈曲，充分外展、外旋并迅速拨直（猛拉一次）；而后，再施下肢屈拉手法数次。拇指揉拨阳陵泉，大鱼际压放冲门穴结束。

（2）急性扭错伤　操作方法如下。

① 仰卧弹拨理筋法：病人取仰卧位，伤肢屈曲，踝部放于健肢膝上部，髋关节外展、外旋。术者立于伤侧，双手捏紧损伤之股内侧肌群，以指腹尖端用力，从该肌起始部到大腿内下方弹拨（或推扳）数遍；而后，双拇指推理、按压损伤之筋肉数次。此手法可达到舒筋、解痉、止痛之目的。若手法后症状不减轻者，再按慢性损伤施术。

② 弹拨推揉舒筋法（此法适用于学龄儿童）：患儿站立，两足分开与肩等宽。术者

蹲于伤侧，一手扶其臀部固定，另手拇指放于大腿外侧，余四肢与纤维方向垂直左右弹拨紧张（痉挛）之内侧肌群；继之，该手四指顺肌纤维走行方向自上而下推揉数遍（力量不宜过重），以达到解痉、舒筋、祛痛之目的。

四、封闭疗法

对患部的疼痛症状，可采用局部封闭治疗，一般用泼尼松龙 0.5ml，加 2% 普鲁卡因 2~4ml 注入患部，每周 1 次，2~3 次为 1 疗程，可促使局部炎症的尽快消除，以达到治疗目的。

【运动康复】

部分肌肉断裂损伤，早期应卧床休息，疼痛减轻后可在床上行主动锻炼，下肢外展位拉长受伤肌肉，主动练功。防止后期出现疼痛性瘢痕挛缩。1 周后可逐渐下床负重锻炼。

【预后】

轻度损伤时保守治疗方法就能达到满意疗效，轻微者可自愈。损伤初期给以冷敷，患肢固定，后期给以手法按摩，中药外洗症状能缓解；损伤严重时如肌肉断裂需切开缝合。对肌肉完全断裂者，或有血肿形成时，应手术治疗，术后约 6 周后逐步做外展和内收活动。

【预防和调护】

本病都由外伤及长期劳损引起，平时加强锻炼。治疗期间应患肢制动。

第八节 股外侧皮神经炎

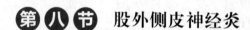

股外侧皮神经炎又称感觉异常性股痛症。是一种多方面原因引起的股外侧皮神经损害而产生的大腿前外侧皮肤感觉异常与疼痛综合征。常发于单侧。多见于中年以上患者，男性稍多于女性。

【临床表现与诊断】

一、临床表现

（1）症状　患者以肥胖中年男性为多，也常见于孕妇及体力劳动者。其主要症状为股前外侧下 2/3 处出现皮肤感觉障碍。常有麻木、刺痛、蚁走感、烧灼感、发凉等症状，其中以麻木最常见，且常为初发症状。上述症状在站立或行走及体力劳动后可加剧，休息后可缓解。常为单侧性，少数双侧发病。慢性病程，症状时轻时重，常数月至多年不愈。

（2）体征　体检时可发现在股前外侧下方有大小不等、程度不等的浅感觉减退或缺失，主要是痛、温、触觉减退或消失，而压觉存在，有时可有压痛点。该处皮肤可有轻度菲薄，汗毛减少及干燥，但肤色正常，无肌萎缩及运动障碍。有外伤者，局部肿胀，可触及压痛点，稍晚则可摸到条索状物。

（3）辅助检查　腰骶部 X 线片，血沉、抗链球菌溶血素 "O" 等均未见明显异常。

二、诊断要点

骨外侧的皮肤感觉异常，神经检查可见到神经肿胀、神经周围炎症细胞浸润及神经退行性变，患处组胺试验及毛果芸香碱出汗试验皆正常可明确诊断。

【治疗】

一、中药内治

（1）气血两虚 症见大腿外侧皮肤感觉麻木，蚁走感，痛、温觉及触觉迟钝或消失，行走和站立时加重。舌质淡或正常，苔薄白或薄黄，脉缓或细弱。

治法：补益肝肾，强壮筋骨。

方药：补肾壮筋汤。

组方：熟地黄12g，当归12g，牛膝10g，山茱萸12g，茯苓12g，续断12g，杜仲10g，白芍10g，青皮5g，五加皮10g。

（2）寒凝血脉 症见大腿前外侧的下方2/3部出现蚁走感、麻木感，见局部疼痛，检查时可在大腿外侧出现大小不等的感觉障碍区，有时可出现压痛点。舌质暗，有瘀点或舌质正常，苔薄白或薄黄，脉弦或弦紧。

治法：温阳散寒，除湿止痛。

方药：温阳胜湿汤。

组方：附子（先煎）、川桂枝、防己各10g，薏苡仁30g，续断、独活、川牛膝、威灵仙、生甘草各10～15g。气虚者加党参、黄芪；血虚者加当归、鸡血藤。

（3）风湿痹阻 病程短，有明显股外侧部受寒或坐湿地史，股外侧皮肤灼热，刺痛或蚁走感，局部皮色不变。舌质淡，苔白腻，脉滑或沉紧。

治法：祛风除湿，散寒通络。

方药：三痹汤加减。

组方：黄芪、白芍、牛膝、伸筋草、鸡血藤各30g，防风、炙甘草、茯苓、桂枝、秦艽、桑枝、苏木各10g，细辛5g。

（4）瘀血痹阻 病程较久，并有外伤或劳损史，股外侧皮肤不红，触觉痛觉明显减退，局部有压痛点，且拒按。局部皮肤枯燥干涩，甚至皮肤变黑。舌暗红或有瘀斑、瘀点，脉细涩。

治法：活血祛瘀，消肿止痛。

方药：桃红四物汤加减。

组方：当归、川芎、赤芍各15g，桃仁、红花、川牛膝各12g，枳壳、制没药各10g。兼寒邪者，加制草乌、细辛；夹湿者加木通、薏苡仁。

二、中药外治

（1）敷法

① 炮附子、青盐各50g，共为细末。将病变局部温水洗浴后，置药物于手心中，在患处反复搓摩，每次约10min，7次为1个疗程。本方祛风除湿，散寒通络。

② 生川乌、生草乌、生天南星、生半夏各15g，肉桂、炮姜、白芷各10g。共研细末，以蜂蜜调匀，涂敷于患处。本方祛风除湿，散寒通络。

③ 干姜100g，生川乌、生草乌、甘松根、红花、白芥子各20g，细辛、肉桂各10g。共研细末，用烧酒或黄酒调成糊状，外敷患处。可温经散寒，理筋通络。

（2）熏洗法 中药熏洗方可用散风活络，养血荣筋之药。

鸡血藤 30g，秦艽 30g，独活 30g，白芍 30g，川乌 30g，草乌 30g，红花 10g，青木香 10g，牛膝 20g。将中药以大盆煮开后，以热气熏蒸患部，水温稍低后以毛巾蘸药水湿敷患部，或将中药放入缝好的布袋内，放入盆中煮沸，熏蒸后，待温度合适可将药袋敷于患部，亦有良效。

三、针灸疗法

1. 毫针

（1）取穴

主穴：腰 1～3 夹脊、肾俞、风市、阳陵泉。

配穴：阿是穴、髀关、中渎。

（2）方法　针刺时使夹脊穴、肾俞穴的针感气至病所。早期散寒祛湿，活血通络，针用泻法；久病则益气活血，针以补法，配以艾条灸或温针灸。每日 1 次，留针 30min，6 次为 1 疗程，休息 2 日。

2. 梅花针

（1）取穴　髀关至梁丘，风市至膝阳关之间连线。

（2）方法　患者侧卧床上，取髀关至梁丘的连线与风市至膝阳关连线之间感觉异常的区域，常规消毒后，用梅花针从上到下均匀叩刺，以局部充血潮红及轻微出血为度，然后用消毒干棉球擦去血迹，再取大号火罐 1 只，在叩刺部位处拔罐，留罐 2min，以局部出少量血液为度，起罐后拭去血迹，再在其旁拔罐，重复上述过程，至所叩刺的部位均匀拔罐完毕，总出血量在 3～5ml，即可。隔日 1 次，10 次为 1 个疗程，疗程间休息 3 日。

3. 电针疗法

（1）取穴　同毫针疗法。

（2）方法　将电针导线正负极左右交叉夹在针柄上，选疏波，使腰部肌肉跳动，每日 1 次，每次 30min，6 次为 1 疗程，休息 3 日。

4. 艾灸法

令患者患侧朝上侧卧，医者以艾卷在病变范围内做回旋灸，距皮肤约 0.5～1 寸，灸至皮肤稍现红晕时，用小鱼际由轻而重，有节奏地旋转揉动患处，待皮肤表层艾灸之热力消失后，再照上法反复灸揉动数遍，以局部皮肤明显发红，患者自觉热力已透达肌肉深层而且轻松舒适为度，开始可每日 1 次，随着症状改善可改为每隔 2～3 日 1 次，10 次为 1 疗程。

四、推拿疗法

（1）提拿足三阳　患者仰卧位，医者以双手拇指与其余四指的对合力动作连贯和缓，着力于股外侧循足三阳之经筋，顺序提拿至外踝、足背，往返 3～6 次。加以点按环跳、承山、委中、太溪、昆仑等穴，以强筋壮骨，疏通经筋。

（2）密拿拍打风市上下　患者侧卧位，患肢在上，医者以单手或双手三指（食、中、无名指）或正指指端在股外侧快速凑合，一起一落地反复啄拿，以皮有印痕，微有温感为度。再以手指伸直，五指并拢，拍打密拿过的风市穴上下，直至局部灼热潮红。点按足三里、侠溪，以通经活络，祛风散寒。

五、其他疗法

（1）对症处理　根据病情及个体需要可适当选用消炎镇痛类、激素类、维生素类药物内服或油剂、酒剂等外用擦剂涂擦。疼痛剧烈的也可给予镇痛药或局部封闭。

（2）物理疗法　能直接有效地改善血液循环，松解组织痉挛及粘连，消除无菌性炎症等。临床常用的方法有：红外线或神灯疗法，短波或超短波疗法等。可根据病情需要选用之。

【预后】

本病预后佳，特别是中医针灸对该病疗效肯定，因属于痹证范畴，病程长，时轻时重，常数月至多年不愈，需长时间治疗才能达到满意疗效。

【预防与调摄】

加强腰腿部的功能锻炼和保护措施；及时早期确诊，积极控制原发病灶；加大中医药保守疗法力度，防止病情的延伸。

① 加强腰腿部的功能锻炼，注意保暖，避免风寒湿邪侵袭。

② 改善劳动条件，注意体位动作方式，避免腰腿因外力牵拉扭转而损伤或直接碰撞、挤压而造成的局部损伤。

③ 经常进行自我调护，如拿捏大腿局部肌肉、摩擦大腿局部皮肤、热水袋热敷大腿局部等，用以改善局部血液循环，促进局部组织的代谢。

第九节　髌骨软骨软化症

髌骨软骨软化症简称髌骨软化症，是指髌骨软骨面因慢性累积性损伤后，软骨肿胀、变性、失去光泽，最后发生龟裂、脱落，且与之相对的股骨髁软骨也发生相同的病理改变，形成髌股关节骨软骨关节病。髌骨是全身最大的籽骨，与股四头肌腱及髌韧带相连，为伸膝装置的重要组成部分。髌骨关节面与股骨内、外髁之间形成髌股关节。膝关节屈伸时，髌骨在股骨内、外髁间由近到远呈"S"形滑动。

【临床表现与诊断】

一、临床表现

（1）症状　多见于女性或青年运动员。有膝关节劳损或反复受伤史，起病缓慢，初期为髌骨深面疼痛，开始活动时明显，稍加活动后缓解，活动过久又加重，休息后渐缓解。随病程延长，疼痛时间延长，以致蹲起特别困难，上、下阶梯，登山、爬坡膝痛加剧，甚至突然无力而摔倒。

（2）体征　髌骨内侧边缘压痛，伸膝位挤压髌骨有摩擦感，伴疼痛，髌骨抗阻试验阳性，即向远端及后方压迫髌骨时，嘱患者行股四头肌收缩活动，可引发剧烈疼痛。单纯髌骨软骨退变时，多无关节积液，晚期形成髌骨关节骨关节炎时，因可继发滑膜炎而出现关节积液，浮髌试验阳性，病程久者，有股四头肌萎缩。

（3）辅助检查

① X线检查：膝关节正、侧、轴位摄片早期无异常，继之，可见髌骨边缘骨赘形成，髌股关节面不平滑，髌骨软骨下骨有骨质疏松及囊性变。X线片尚可发现部分病

因，如小髌骨、高位髌骨或股骨外髁低平等畸形。

② 放射性核素骨显像检查，侧位显示髌骨局限性放射性浓聚，有早期诊断价值。

③ 膝关节镜检查不仅能发现病变的深度和范围，而且可根据病情作相应的处理。

二、诊断要点

(1) 患者多为青少年，常有膝部劳损或感受风寒史。

(2) 髌骨后方疼痛，髌骨压痛，膝部乏力，活动后疼痛加重。髌骨研磨试验为阳性。单腿下蹲试验为阳性。

(3) 影像学检查支持诊断。

【治疗】

一、中药内服

(1) 肝肾亏损 表现为年老体弱，身体瘦削，关节疼痛，僵硬畸形，肢体麻木，举动困难。舌质淡，苔薄白，脉沉细弱。

治法：补肝益肾，活血通络。

方用：补肾壮筋汤（《伤科补要》）加减。

组方：黄芪、熟地黄、骨碎补、续断、鸡血藤、鹿角胶（冲）各15g，杜仲、当归、牛膝、茯苓、五加皮、狗脊各11g，独活、红花、丹参、赤芍各10g。

(2) 气滞血瘀，关节痹阻 症见骨痛如刺，痛有定处，关节肿硬，屈伸不利，肢体麻木。舌紫瘀斑，脉涩沉弱。

治法：活血软坚，滋养肝肾。

方用：身痛逐瘀汤（《医林改错》）加减。

组方：桃仁、红花、秦艽、骨碎补、川牛膝、独活、延胡索各15g，续断、丹参各20g，穿山甲、没药、甘草各10g。

(3) 风寒湿邪，痹阻关节 症见膝关节酸痛，屈伸不利。风邪偏胜者，疼痛游走不定，或见恶风发热，舌淡苔薄白，脉浮；寒邪偏胜者，疼痛较剧，遇寒痛增，喜热恶寒，舌淡苔白，脉浮紧；湿邪偏胜者，膝部沉重，肌肤不仁。苔白润或白腻，脉濡缓。

治法：祛风散寒除湿，通络止痛。

方用：独活寄生汤（《备急千金要方》）加减。

组方：独活、杜仲、当归、茯苓、秦艽、丹参、鸡血藤各20g，桑寄生、川芎、海桐皮各15g，牛膝、防风、甘草各10g，细辛3g。风邪偏胜者，加乌梢蛇、姜黄各10g；寒邪偏胜者，加制川草乌各5g；湿邪偏胜者，加薏苡仁30g，木瓜、防己各15g。

二、推拿治疗

本法具有舒筋活络止痛之功效。

(1) 患者仰卧屈膝位，医者用拇指指腹点按、指振气冲、血海、足三里、阳陵泉、三阴交，每穴各1min。

(2) 患者俯卧位，患肢小腿部垫以枕头，医者在腘窝上下的大腿、小腿部，用深透有力的推法，往返推动5～8次。患者改仰卧位，医者用腋部挟持患肢足踝部，持续牵引，一手托住腘窝部，一手用拇指、食指指腹相对捏于股四头肌联合腱，用力向上下推按，并随即向上提拉，如此反复10～15次。

（3）患者仰卧，腘窝部垫以枕头，医者坐于患侧，先行一指禅罗纹面推法，从髌上囊周围开始，沿小腿胫前肌群，做紧推慢移的往返推动；再行一指禅指端推法，推两侧膝眼穴及髌腱之部位；最后行一指禅偏峰推法，重点施术于髌骨周围，要使拇指偏峰紧紧地吸贴在髌骨周围做推动。要求指力深透有力而不使髌骨滑动，以患者感觉局部透热为度。手法操作时间不得少于 10min。

（4）医者一拇指压于髌骨一侧，将髌骨向对侧及下方推挤，使对侧缘翘起，另一拇指尖反复刮、掐翘起之髌骨缘。

（5）压髌叩髌法。医者手掌贴于髌骨向下压，力量适度，每分钟压 50～60 次。再用食指、中指和环指叩击髌骨及髌周数次，最后以双手搓、揉、摩擦股四头肌、膝关节，发热为度，结束治疗。

三、针灸疗法

1. 毫针

（1）取穴

主穴：以痛为俞、局部取穴为主。

配穴：伏兔、梁丘、血海、鹤顶、膝阳关、阳陵泉、足三里、委中、丘墟、太冲。

（2）方法　选取髌骨周缘痛点，直刺痛处；髌尖痛点宜在髌腱两侧进针，斜刺向髌尖；鹤顶及左右旁开 1 寸处，进针后沿腱膜表层向中心斜刺。痛点可灸或针灸配合。每次可选取 2～3 穴。

2. 电针

（1）取穴　鹤顶、膝下、梁丘、足三里、阴陵泉、阳陵泉。

（2）方法　每次选用 2 个穴位，用密波 5min 后改为疏密波。每日 1 次，每次10～15min，10 次为 1 个疗。

四、小针刀治疗

髌骨周围的压痛点都是软组织损伤的病变部位，也是小针刀的治疗点。常见有以下两个部位：①髌前皮下囊，位于髌骨下半部分、髌韧带以上的皮肤之间，此处疼痛和压痛，即为髌前皮下囊受损，用小针刀将此滑囊做切开剥离即可。②髌内、外侧支持带，痛点均在髌骨两侧边缘，用切开松解术即可。该病在髌骨周围最多有 12 个痛点，均可以小针刀手术令其消失。在手术治疗的同时或间隔期间，可配合手法治疗。嘱病人仰卧，患肢伸直，医生拇指和其他 4 指张开，抓握住髌骨，用力上下（沿肢体纵轴）滑动髌骨，这样可使关节囊、支持韧带进一步松解。然后，医生一手拿住患肢踝关节上缘，令病人屈膝屈髋，另一手拇指顶住髌骨上缘，再令患肢伸直，同时拇指用力向下顶推髌骨，向下用力的方向为直下方和斜下方。对膝关节伸屈障碍者，用过伸过屈膝关节的镇定方法，在过伸过屈的位置上停留 30min。

【运动康复】

应避免能引起膝关节疼痛的各种活动，同时进行股四头肌等长收缩锻炼。症状消失后，可进行膝关节屈伸活动和步行锻炼。

【预后】

本病愈后良好，一般经手法按摩、针灸等保守治疗能达到痊愈。对少数症状严重，保守治疗无效的患者，可行手术治疗。手术治疗的目的是增加髌骨的稳定性，清理髌骨软骨上的侵蚀病灶，在髌骨及股骨非关节面部位钻孔减压，可缓解症状、促进修复。髌骨关节软骨完全破坏者，可行髌骨切除术，但髌骨的杠杆支点作用丧失，术后伸膝力量下降约30%，运动员难以继续其运动生涯。

【预防与调摄】

髌骨软化症的发生对中老年人来说有其内在因素和外在因素。内在因素就是关节软骨本身的退变，这与年龄等因素有关。外在因素就是机械性因素对关节软骨的慢性损伤。预防髌骨软化症的发生主要要从减少对髌股关节的持续压力和改善软骨的营养两方面预防。治疗同时要加强股四头肌功能锻炼，防止肌肉萎缩。

第十节 髌下脂肪垫损伤

髌下脂肪垫损伤是指髌下脂肪垫因急性损伤或慢性劳损而引起水肿、渗出，或由于长期摩擦引起脂肪充血、肥厚，并发生无菌性炎症，形成髌韧带与脂肪垫粘连，使伸膝活动受到限制，临床上颇为常见。髌下脂肪垫位于髌骨下面，髌韧带后面与关节囊之间。膝关节的滑膜在髌骨下方两侧向后突形成皱襞，其内夹有脂肪组织称为脂肪垫。它呈钝性三角形，充填于膝关节前部的间隙，有加强关节稳定和减少摩擦的作用。此病多发于30岁以上，经常爬山、下蹲或步行者。

【临床表现与诊断】

一、临床表现

(1) 症状 患者自觉膝部酸胀疼痛，乏力，膝关节完全伸直时疼痛加重，并有疼痛无力感，患者不敢伸直行走，往往劳累后症状加重，多数病人膝关节活动障碍不明显。有时膝痛可向后放射至腘窝。当脂肪垫被夹入股胫关节时，有交锁现象，疼痛甚剧，休息后可自行缓解。

(2) 体征 髌韧带及两侧（膝眼）肿胀、膨隆，并有压痛。少数病人疼痛可放射到腘窝，沿小腿后部肌肉直至跟骨部。

过伸试验阳性：患者平卧，膝关节伸直平放，术者一手握伤肢踝部，另一手按压膝部，使膝关节过伸，髌下脂肪处有疼痛。

髌腱松弛压痛试验阳性：患者平卧，膝伸直，术者一手拇指放在内膝眼或外膝眼处，另一手掌根放在前一拇指指背上，放松股四头肌（髌腱松弛），逐渐用力向下压拇指，压处有明显疼痛感。若令患者收缩股四头肌（即髌腱紧张），重复以上作法，且压力相等，出现疼痛减轻者，为髌腱松弛试验阳性。

(3) 辅助检查 X线检查膝关节侧位相可见脂肪支架纹理增强，并由髌骨下向股胫关节放射排列。

二、诊断要点

(1) 患者多为30岁以上的青壮年，有膝部受伤、劳损或受寒史。

(2) 膝部疼痛，过伸时疼痛加重。髌韧带两侧肿胀、膨隆，压痛，尤以髌骨下缘脂肪垫区压痛明显。

（3）过伸试验阳性。

（4）影像学检查支持诊断。

【治疗】

一、中药内服

（1）血瘀气滞 有膝过伸史，局部轻度肿胀，或有皮下瘀斑，双膝眼压痛明显，步行痛，以下楼梯为甚，膝过伸试验阳性。舌红，脉弦。

治法：活血祛瘀，通络止痛。

方药：活血止痛汤（《伤科大成》）加味。

组方：当归9g，桃仁9g，牛膝9g，络石藤9g，白术9g，丹参9g，苏木9g，地鳖虫9g，红花4.5g，川芎4.5g，乳香4.5g，没药4.5g，橘皮4.5g，防己4.5g，枳壳4.5g。

（2）肝肾亏损 膝关节疼痛逐渐加重，膝部酸痛乏力，双膝眼持续肿胀隆起。舌淡，苔薄白，脉缓滑。

治法：补益肝肾。

方药：补肾壮筋汤（《伤科补要》）。

组方：熟地黄12g，当归12g，牛膝10g，山茱萸12g，茯苓12g，续断12g，杜仲10g，白芍10g，青皮5g，五加皮10g。

二、中药外治

（1）敷法

消瘀散（《伤科常见疾病治疗法》）：蒲公英7.5份，乳香3份，千金子（去油毒）3份，地鳖虫3份，蒲黄炭3份，三七3份，川大黄3份，刘寄奴4份，没药炭3份，泽兰4份，丹参5份，老鹳草5份，当归4份。共研细末，蜂蜜、冷开水调拌，敷贴患处。本方活血消瘀，退肿止痛。适用于关节内部瘀滞、动作不灵者。

（2）熏洗法

八仙逍遥汤（《医宗金鉴》）：防风3g，荆芥3g，川芎3g，甘草3g，当归6g，苍术10g，牡丹皮10g，川椒10g，苦参15g，黄柏6g。水煎后热敷熏洗患处。本方祛风散寒，活血通络。用于风寒湿邪侵袭，筋骨疼痛。

三、推拿治疗

推拿手法对本病有很高的疗效，手法治疗可以促进局部的血液循环，加速炎症的吸收，松解粘连，减轻疼痛，改善膝关节的功能。

患者仰卧位，点按髀关、伏兔、双膝眼、足三里、阴陵泉、解溪。㨰、揉大腿前侧及膝部，重点在髌上囊及膝眼。然后俯卧位，在腘窝及腓肠肌行㨰、揉、拿的手法以放松肌筋。

对单纯髌上囊血肿者，可行手法伸屈剥离术，即使患者膝关节过伸，一手推按住髌上囊部，然后迅速极度屈曲膝关节，再逐渐伸直关节。术后关节稍屈曲行外敷药绷带包扎配合内服中药。如1～2周后关节功能仍障碍者，局部可行弹拨理筋分筋手法或中药外用熏洗，与之同时嘱患者逐渐加强关节、股四头肌的锻炼。

四、针灸疗法

1. 毫针

（1）取穴

主穴：内外膝眼、阳陵泉。

配穴：梁丘、血海、足三里、阴陵泉。

（2）方法 从两膝眼进针，左右侧各4针，针身与体表呈30°～45°角，呈扇状斜向刺入髌尖深处，针深1.5～1.8寸。每次取5～7穴，行针以酸胀得气为度，留针30min。隔日1次，5次为1个疗程。

2. 电针

（1）取穴 同毫针。

（2）方法 每次选取1对穴位，针刺得气后，接通电针，用疏密波型，慢慢调高至所需输出电流量。每次治疗10～20min，对于疼痛病人可适当延长刺激时间。每日或隔日1次，10次为1疗程。

五、小针刀疗法

患者仰卧，屈膝，足掌平放于床上。在髌骨下缘和胫骨粗隆之间的压痛点上进针刀，刀口线方向和髌韧带纵轴平行，针体与髌韧带平面垂直，深度达髌韧带下方。先做纵行切开剥离，然后将刀锋提至髌韧带内而脂肪垫的上面，刀口线方向不变，将针体沿刀口线垂直方向倾斜和韧带平面成15°角，在髌韧带和脂肪垫之间进行通透剥离，并将针体沿刀口线方向摆动，将髌韧带和脂肪垫分剥开来，然后再使针体向相反方向倾斜与髌韧带平面成15°角，重复上述方法，将另一侧的髌韧带和脂肪垫剥离开来，出针。必须注意掌握进针深度，不可穿透脂肪垫，以免损伤膝关节滑膜和软骨。

六、封闭疗法

用1%普鲁卡因10ml加泼尼松龙12.5mg，或1%普鲁卡因10ml加地塞米松5mg作局部封闭，每周2次。

【运动康复】

避免剧烈活动，适当进行膝关节的屈伸活动和股四头肌收缩锻炼，预防关节粘连和肌肉萎缩。

【预后】

本病愈后佳，大部分患者经过保守治疗都可以达到痊愈效果。少数病人可以行手术治疗，解除痛苦，达到治愈效果。

【预防与调摄】

适当休息，减少行走和其他膝部活动。平时可试将鞋跟垫高或穿半高跟鞋，以减少患肢膝关节的过伸活动，避免膝关节伸直，预防膝反张，防止本病发生。

适当进行膝关节屈伸活动，防止关节粘连和肌肉萎缩。治疗期间适当减少活动，注意膝部保暖。若膝关节其他疾患继发脂肪垫炎者，则应积极治疗原发病。

第十一节 膝关节骨性关节炎

膝关节骨性关节炎是由于局部损伤，炎症或慢性劳损，引起关节软骨面变性，软骨下骨板反应性增生，骨刺形成，导致出现一系列关节症状体征的疾病，又称为膝关节增生性关节炎、退行性关节炎及骨性关节病等。本病多发生于中老年人，也可发生于青年人；可单侧发病，也可双侧发病。

临床上以中老年发病最常见，女性多于男性。调查结果表明，50 岁以上约 80％，60 岁以上约 90％，70 岁以上约 100％有这种增生性改变。其中有症状者约占 15％～20％；不得不求医者，占 5％左右。外观多伴有关节肥大或畸形，故有人称之为变形性关节炎。

【临床表现与诊断】

一、临床表现

（1）症状

① 发病缓慢，多见于中老年肥胖女性，往往有劳累史。

② 关节活动时可有弹响、磨擦音。

③ 几乎所有病例都有膝部疼痛，多数患者膝痛属于轻度和中度，少数为重度，剧痛或不痛者少见，多为钝痛，伴沉重感、酸胀感、淤滞感，活动不适。属重度或剧烈疼痛者，或持续几天，或很快消失，少数也可持续较久，或一做某种动作就痛。

（2）体征

① 肿胀：由于软组织变性增生、关节积液致滑膜肥厚、脂肪垫增大等，甚至是骨质增生、骨赘引起。较多见的是 2 种或 3 种原因并存。以髌上囊及髌下脂肪垫肿胀较多见，也可全膝肿胀。

② 畸形：关节对线不良。膝内翻畸形最常见，与股骨内髁圆而凸起，胫骨内侧平台又较凹陷，而且骨质相对疏松又兼内侧半月板较薄弱有关。严重者伴有小腿内旋。畸形使膝关节负荷不匀，又加重畸形。另一常见畸形是髌骨力线不正，或髌骨增大。由于股内侧肌萎缩，使髌骨内外侧牵拉力量不均衡，受外侧强韧的支持带牵拉髌骨外移。

③ 压痛：膝髌处有明显压痛，髌骨研磨试验阳性。

④ 功能障碍：骨性关节炎所引起的功能障碍可分为关节活动协调性异常及关节屈伸活动范围减少的改变。绝大多数属于功能受限，很少见到关节功能永久性完全丧失者。

⑤ 运动能力减弱：包括关节僵硬、不稳，活动范围减少及生活和工作能力下降等。关节僵硬，系指经过休息，尤其是当膝关节长时间处于某一体位时，自觉活动不利，特别是起动困难，或称之为胶滞现象。股四头肌力量减弱也能引起伸膝受限。骨性关节炎所引起的多系膝关节活动范围减少，很少使关节强直不能活动。

（3）辅助检查

① 实验室检查：全身状况多属正常。关节滑液分析也正常，偶然见黏蛋白凝块坚实。有时可见到红细胞、软骨和纤维碎屑。

② X 线检查：关节间隙狭窄、软骨下骨板硬化和骨赘形成是骨性关节炎的基本 X 线特征。骨性关节炎早期仅有软骨退行性改变时，X 线片可无异常表现。随着关节软骨变薄，关节间隙逐渐变窄，间隙狭窄可呈不匀称改变。

正常 X 线片上，成人膝关节间隙为 4mm，小于 3mm 即为关节间隙狭窄。60 岁以上的人正常关节间隙为 3mm，小于 2mm 为关节间隙狭窄。个别人关节间隙甚至可以消失，进而软骨下骨板致密、硬化，如象牙质状。负重软骨下骨质内可见囊性改变。这种囊性变常为多个，一般直径不超过 1cm，可为圆形、卵圆形，或豆粒状。关节边缘（实际上是软骨边缘）及软组织止点可有骨赘形成。或见关节内游离体，骨质疏松，骨端肥大，软组织肿胀阴影等。

根据 X 线检查可将骨性关节炎的严重程度分为五度。

1 度：关节间隙狭窄（50％关节软骨磨损）；2 度：关节间隙消失；3 度：轻度骨磨损 4 度：中度骨磨损（磨损造成骨丧失 0.5～1cm）；5 度：严重骨磨损，常有关节半脱位。

二、诊断要点

（1）多发于中老年人，膝关节疼痛，关节活动受限。上下楼梯疼痛及半蹲位膝部疼痛加重。

（2）膝关节肿胀、畸形，有时内、外侧关节间隙有压痛或叩击痛；关节活动弹响摩擦音；关节挛缩或股四头肌萎缩。

（3）X 线片，可见骨关节边缘增生，关节间隙变窄，韧带钙化，胫骨髁间棘变尖，有时可见骨质疏松。

【治疗】

本病的治疗可将中药内治、外治，西药止痛类药物，物理疗法综合运用以缓解疼痛，必要时再采用手术治疗。

一、中药内治

（1）气血凝滞　膝关节疼痛逐渐加重，严重时痛如针刺刀割，痛有定处，关节屈伸不利，肢体麻木，行走不便。舌紫瘀斑，脉涩沉弱。

治法：活血化瘀，通络止痛。

方药：化瘀通痹汤（《痹证治验》）。

组方：当归 18g，秦艽 15g，丹参 30g，鸡血藤 21g，制乳香、制没药各 9g，川牛膝、延胡索各 12g，香附 12g，透骨草 30g。偏寒者，加桂枝、川乌、制草乌、细辛；偏热者，加败酱草、牡丹皮；气虚者，加黄芪；久痹骨节肿大变形，加穿山甲、乌梢蛇、蜈蚣、全蝎。

（2）肝肾不足　年老体弱，身体瘦削，膝部疼痛日趋加重，关节僵硬畸形，痛处微肿，皮色较暗，伴有畏寒肢冷，腰膝酸软。舌质淡，苔薄白，脉沉细弱。

治法：温补肝肾，活血通络。

方药：增生汤（《林如高正骨经验》）加减。

组方：泽兰 6g，熟地黄 6g，莪术 6g，木瓜 6g，川芎 6g，当归 9g，穿山甲 9g，鹿角胶 9g（冲），草薢 6g，甘草 3g，鹿衔草 9g，续断 9g，制川乌 3g，制草乌 3g，狗脊 6g，怀牛膝 9g，白花蛇 1 条，红花 6g。

（3）寒湿痹阻　膝部冷痛重着，僵硬屈伸不利。风邪偏胜者，疼痛游走不定，或见恶风发热，舌淡苔薄白，脉浮；寒邪偏胜者，疼痛较剧，遇寒痛增，喜热畏寒，舌淡苔白，脉浮紧；湿邪偏胜者，膝部沉重，肌肤不仁。苔白润或白腻，脉濡缓。

治法：祛风散寒除湿，通络止痛。

方药：独活寄生汤加减。

组方：独活、杜仲、当归、透骨草、茯苓、秦艽、丹参、鸡血藤各20g，桑寄生、川芎、海桐皮各15g，牛膝、防风、钻地风、甘草各10g，细辛3g。风邪偏胜者，加乌梢蛇、姜黄各10g；寒邪偏胜者，加制川草乌各5g；湿邪偏胜者，加薏苡仁30g，木瓜、防己各15g。

二、中药外治

（1）热熨法

羌活15g，独活15g，牛膝15g，川椒15g，当归15g，乳香15g，没药15g，桑枝15g，威灵仙15g，海桐皮15g，红花10g，白芷15g，防己15g，丝瓜络12g，苏木12g，桑寄生15g，防风15g。上药用布袋包好，水中浸泡15min，再上锅蒸20min后，然后放置膝部热敷，每次热敷0.5～1h，每日2次。

（2）熏洗法

① 海桐皮汤（《医宗金鉴》）：海桐皮、透骨草、乳香、没药各6g，当归（酒洗）4.5g，花椒9g，川芎、红花各3g，威灵仙、白芷、甘草、防风各2.4g。煎水熏洗患处。

② 制川乌、制草乌、桂皮、牛膝、当归尾、川芎、红花、乳香、没药各15g，威灵仙、松节、伸筋草、透骨草、丹参各30g。将上药装入备好的纱布袋内封口，放入脸盆倒入温水2500～3000ml浸泡半小时，将药盆置于火上加盖煎煮至沸后，文火再煎20～30min，取食醋250g趁热倒入药内调匀，将患膝置于药盆上15～20cm左右处，膝上用塑料布或毛巾遮盖，使药水蒸气上熏患膝而不外散，待水温降至40℃左右时，取出药袋敷在患膝上用药水反复泡洗患膝0.5～1h，泡洗同时嘱其做膝关节屈伸功能锻炼，洗后擦干患膝，以避风寒。每日2次（第2次熏洗加热时，不再加醋），每剂用2日，5剂为1个疗程。睡前熏洗，洗后即寝，效果尤佳。

三、推拿治疗

推拿治疗对解除肌肉痉挛，减轻疼痛，松解关节周围软组织粘连具有较好治疗作用。

（1）**揉揉松筋** 病人平卧床，医者站在床侧边，医者用手背及掌侧小鱼际部作用于股四头肌、上滑囊、膝两侧韧带、腓肠肌两侧面，解除股四头肌和局部韧带、肌肉的紧张，增强肌肉和韧带的活力，加强局部的血液循环。手法以揉揉法为主，用一定的力量压住被按揉的肌肉、韧带，循序渐进，不抬起手背掌部，由轻到重施以力量，病人能忍受为度，手法揉揉3～5遍。

（2）**按拿点穴** 上述手法完毕后，医者用手指点按风市、阴门、伏兔、鹤顶、双膝眼、阴陵泉、阳陵泉等穴，3～5遍。再用拇、食、中指拿捏股四头肌、髌骨的内外缘和内外后缘骨外下角关节间隙和内外侧副韧带处，这也是本病压痛点部位，也是病症的多发部位。用轻柔的拿捏手法，作用于滑膜和关节软骨，以舒筋活血，加强局部的血液循环，促进损伤软组织的修复和提高局部软组织张力，此手法由轻到重施行3～5遍。

（3）**屈髋屈膝点拿理筋** 上述手法完毕后令患者屈髋屈膝，足掌贴在床上，医者一手拇食二指点按膝眼穴，另一手食、中二指同点膝后委中穴，点按手法由轻到重，病人能忍受为度，施行3～5遍。然后用点按膝眼的手拿点阴陵泉、阳陵泉穴，再用点按委中的手顺经点按承山穴、承扶穴。此手法三遍后，同时松解膝关节后侧的肌肉和韧带，被动屈曲膝关节3～5遍。

（4）理筋拿穴推足　上述手法完毕后，医者一手托起患膝足跟部，以食中二指点拿昆仑穴，另一手食中二指点拿委中穴、承山穴、承扶穴，3遍后再用手推足背屈3～5遍。然后两手交换，手法同上，以点拿足跟部的中食二指点拿太溪穴，施法3～5遍。此手法的作用是被动拉长松解股四头肌、腓肠肌、膝关节韧带，解除膝关节痉挛紧张的作用。最后再屈髋、屈膝被动活动3～5遍。

（5）摇膝关节　上述整套手法施用完毕后，令患者屈髋、屈膝，医者一手握足踝部，另一手拿住膝关节部，握足踝部的手用力屈膝、屈伸小腿，再内旋、外旋小腿3～5遍后复原平卧位，此手法以膝关节病症轻重为准，用力由轻到重不要过猛，以免加重损伤。

四、针灸疗法

1. 毫针

（1）取穴　鹤顶、膝下、膝眼、梁丘、足三里、阳陵泉、阴陵泉。

（2）方法　均用平补平泻手法，留针20min，隔日1次。病情较重者，可每日1次，10次为1个疗程。其中，膝眼可直刺，从前向后内直刺，或从前内向后外刺入，深1.5～2寸，针感为局部发胀，有时可向下扩散；亦可斜刺，自外膝眼对准内膝眼透刺，进针2～2.5寸，针感为局部酸胀感。阳陵泉可向胫骨后缘斜下刺入，深1～3寸，使局部产生酸胀感并向下扩散，亦可透阴陵泉。

2. 电针

（1）取穴　同毫针。

（2）方法　每次选用2个穴位，用密波5min后改为疏密波。每日1次，每次10～15min，10次为1个疗程。

五、小针刀疗法

（1）术前准备　参考X线片找准压痛点。用泼尼松龙液5ml，维生素B_{12} 500～1000μg，2%利多卡因5ml，注射用水5ml，配制成混合液备用。病人取仰卧位，常规消毒皮肤、进针。

（2）常见痛点施术法

① 双膝眼：位于髌韧带两侧中段，若肿胀，先穿刺抽出积液，每点注入混合液3ml后，刀刃与韧带平行刺入，在脂肪垫上髌骨下横切滑膜2～3刀，入关节腔左右分离2下，退针刀至韧带下刺入韧带下滑囊，分离2下出针。注意不可伤及与脂肪垫相连的滑膜皱襞。

② 膝内外侧压痛点：以内侧为例，先注射混合液2～3ml，然后刀刃平行于内侧副韧带刺入，达股骨或胫骨内侧髁，在半月板或下方横切该处增生骨刺数刀，退针于韧带下，上下左右分离韧带下滑囊两下出针。注意不可伤隐静脉。外侧痛点治疗应注意腓总神经走向。

③ 腘窝内外侧压痛点：以外侧为例，多在股二头肌腱内侧1～1.5cm处，在腓总神

经内侧找压痛点，并做内外拨动无触电感，拇指向外推挤二头肌腱，刀刃平行于神经血管走向，刺入皮下后，如遇触电感，应略退针，达股骨外髁后缘后，纵切胭后韧带 2～3 刀，并纵行横行各分离两下。注意切割时不可离开骨面，禁横切。出针后再注射混合液 2～3ml。内侧痛点多在半膜肌、半腱肌肌腱外侧，针刀法同外侧。

④ 其他治疗点：小针刀达相应的局部骨面，如髌骨内外缘后做切开分离 2～3 刀，并将相应处之滑膜囊贯通即可。

六、其他疗法

（1）理疗　可促进炎症吸收、消除肿胀、镇痛。

（2）中药离子导入疗法　可采用直流电醋离子导入或 20％乌头液离子导入法，每日 1 次，每次 20min，15 次为 1 疗程。

（3）西药治疗　在疼痛发作期间，为缓解疼痛，可配合服用保泰松、吲哚美辛、布洛芬、乙酰水杨酸钠等一线药物。对初诊患者一般先给一种一线药物，以便观察其疗效、耐受性和不良反应。每种药全量服用 2 周仍不满意，再试用其他药物。最后可选用两种合适药物，继续服用。

【运动康复】

1. 股四头肌等长收缩训练：让患者先做屈伸膝主动练习，然后分别于膝关节 0°、45°、90°时做等长收缩，收缩 10s，其中最初 2s、最后 2s 为较缓慢的增加及减低张力，中间 6s 做持续的高强度等长收缩。收缩 10s，后放松 10s，10 次为 1 组，每个角度下进行，以防膝关节负重。每天 1 次，每周 5 次，共 4 周。

2. 平衡功能反馈训练：在 0°～30°膝屈曲位行平衡板训练；先双腿后单腿平衡板练习；先睁眼后闭眼平衡板练习。每天训练 1 次，每次 30min。

3. 固定自行车练习：双腿交替用力，逐渐增加阻力和速度。每天练习 2 次，每次 15～30min。

4. 半蹲训练：双腿半蹲和单腿半蹲（膝关节屈曲 0°～30°），并用手抛球以分散注意力。每天训练 1 次，每次 20min。

5. 步行灵活性训练：行前进步、后退步、侧向活动练习。每次 15～30min，每天训练 1 次。

【预后】

骨关节炎大多发病缓慢，以关节软骨退行性变为主，早期积极治疗可改善关节功能，后期形成功能障碍，严重者可行手术治疗。

【预防与调摄】

膝关节骨关节病的患者，在日常生活中尽量注意少上下楼梯、少远足、少登山、少久站、少抱小孩、少提重物，避免膝关节的负荷过大而加重病情。

保持合适的体重，防止身体肥胖、加重下肢关节的负担，一旦体重超标，要积极减肥，注意调节饮食，控制体重。

尽量避免穿高跟鞋走远路，高跟鞋会改变下肢的力线。老年人日常活动中应首选厚底而有弹性的软底鞋，以减少膝关节所受的冲击力，避免膝关节软骨发生撞击、磨损。

参加户外运动（如扭秧歌、打太极拳等）之前要做好准备活动，轻缓地舒展膝关节，增加下肢的柔韧度和灵活性，让膝关节活动开以后再参加运动。练压腿时，不要猛然把腿抬得过高，防止过度牵拉膝关节韧带和肌肉组织；打太极拳时，动作幅度不宜过大、下蹲位置不宜过低，以防膝关节负担过重发生损伤。

骑自行车是非负重下锻炼膝关节的良好方法。但在骑车时，要调好车座的高度，以坐在车座上两脚蹬在脚蹬上、两腿能伸直或稍微弯曲为宜，车座过高、过低或上坡时用力蹬车，对膝关节都有不良的影响，应注意避免。

冬天温度下降时，膝关节遇冷血管收缩，血液循环变差，往往使关节僵硬、疼痛加重，故在天气寒冷时应注意保暖，必要时戴上护膝，防止膝关节受凉。

注意走路时的身体姿势，不要扭着腰干活、撇着腿走路，避免长时间下蹲。日常下蹲动作（如洗衣服、择菜、擦地）最好改坐小板凳。避免长时间保持一种姿势，注意经常变换姿势。比如，站立一段时间后可以抻抻腿、扎扎马步，养成在日常生活中保护关节的良好习惯。

对膝关节骨关节病的早、中期患者，既要避免膝关节过度疲劳，又要进行适当的功能锻炼，以增加膝关节的稳定性。锻炼腿部的肌肉，不仅能缓解关节疼痛，还能防止病情进展。不要认为只有休息不活动，才能保护好患病的膝关节。据研究认为对膝骨关节病的患者而言，游泳和散步是最好的运动，既不增加膝关节的负重，又能让膝关节四周的肌肉和韧带得到锻炼。其次，仰卧抬腿、空蹬自行车，都是病人最好的运动。

饮食方面，应多吃含蛋白质、钙质、胶原蛋白、异黄酮的食物，如奶及奶制品、豆及豆制品、鱼虾、海带、黑木耳、鸡爪、猪蹄、羊腿、蹄筋等，这些既能补充蛋白质、钙质，防止骨质疏松，又能营养软骨及关节润液，还能补充雌激素，使骨骼、关节更好地进行钙质的代谢，减轻关节炎的症状。

第十二节 半月板损伤

半月板为位于膝关节之间的纤维软骨，起稳定关节、减少摩擦、缓冲震荡等作用，半月板损伤后，膝关节功能会受到严重影响。本病多见于运动量较大的青年，如运动员、学生等，是膝部常见的一种损伤。

【临床表现与诊断】

一、临床表现

（1）症状 半月板损伤多见于青壮年人、运动员，多有膝关节突然扭伤史，伴有膝关节肿胀、疼痛及功能障碍，或有多次膝关节扭伤、肿痛史。疼痛为半月板损伤的常见症状，通常局限于半月板损伤侧，影响膝关节的屈伸运动。多数患者可见关节肿胀，一般损伤早期明显，随时间的推移，逐渐消退。部分患者损伤的同时可出现关节内的响声，一些慢性损伤的患者在膝关节活动时可出现响声，如同时伴有疼痛或交锁症状，多可证实为半月板损伤。交锁症状是本病的一个特征性症状，是指患者行走时，膝关节突然被卡住，既不能伸直，也不能屈曲，同时伴有疼痛。稍微屈伸活动膝关节后，可发生弹响，交锁即可解除。慢性半月板损伤患者可出现股四头肌萎缩、肌力减弱、膝关节控制乏力等症状。

（2）体征

① 压痛：压痛的部位一般即为病变的部位，对半月板损伤的诊断及确定其损伤部位均有重要意义。检查时将膝置于半屈曲位，在膝关节内侧和外侧间隙，沿胫骨髁的上缘（即半月板的边缘部），用拇指由前往后逐点按压，在半月板损伤处有固定压痛。如在按压的同时，将膝被动屈伸或内外旋转小腿，疼痛更为显著，有时还可触及到异常活动的半月板。

② 回旋挤压试验：患者取仰卧位，检查者立于患者右侧，左手置于膝前，右手握持足跟，外旋足部并在内收位逐渐伸膝，出现弹响和疼痛为阳性（内侧半月板损伤）相反，内旋足部并外展小腿逐渐伸膝，出现弹响和疼痛为阳性（外侧半月板损伤）。检查时注意观察出现弹响的角度，在完全屈曲位时出现弹响，表示半月板后角损伤，关节伸到 90°时出现弹响，表示半月板体部损伤。维持旋转位置下，逐渐伸直至微屈位（Fouche 试验），若出现弹响，提示半月板前角损伤。

③ 强力过伸或过屈试验：将膝关节强力被动过伸或过屈，如半月板前部损伤，过伸可引起疼痛；如半月板后部损伤，过屈可引起疼痛。

④ 侧压试验：膝伸直位，强力被动内收或外展膝部，如有半月板损伤，患侧关节间隙处因受压引起疼痛。

⑤ 单腿下蹲试验：用单腿持重从站立位逐渐下蹲，再从下蹲位站起，健侧正常，患侧下蹲或站起到一定位置时，因损伤的半月板受挤压，可引起关节间隙处疼痛，甚至不能下蹲或站起。

⑥ 重力试验：病人取侧卧位，抬起下肢做膝关节主动屈伸活动，患侧关节间隙向下时，因损伤的半月板受挤压而引起疼痛；反之，患侧关节间隙向上时，则无疼痛。

⑦ 研磨试验：病人取俯卧位，膝关节屈曲，检查者双手握住踝部将小腿下压同时作内外旋活动，损伤的半月板因受挤压和研磨而引起疼痛；反之，如将小腿向上提再作内外旋活动，则无疼痛。

二、辅助检查

（1）X 线检查　拍摄膝关节 X 线片对半月板损伤的直接诊断意义不大，但可排除膝关节的其他病变。膝关节充气造影、碘造影或充气和碘剂结合造影具有一定诊断价值，可以确定半月板损伤的部位。

（2）膝关节镜检查　关节镜检查对半月板损伤诊断有较高的准确率，可对关节内结构提供直观影像。近年来，随着关节镜技术的进一步完善及在临床的广泛应用，使一些以往影像检查难以发现的半月板损伤得以发现，还可同时发现交叉韧带、关节软骨及滑膜的病变。对确诊的病例，也可通过膝关节镜同时行手术治疗。

（3）CT 扫描　半月板损伤在 CT 上主要是损伤部位的密度改变，如损伤严重，有部分游离也会出现形态的改变，纵裂损伤在 CT 上显示为低密度影，而前角或后角的破裂往往表现为形态上的改变。如变窄、内"C"外"O"形状变为不规则，当有游离的半月板碎片与其他部位相重叠时，可能半月板似乎增厚或出现高密度影像。

（4）MRI 检查　半月板损伤时可见半月板表面高信号线形影像（撕裂）或纵形影像（断裂）。

【治疗】

一、中药内治

(1) 血瘀气滞 膝关节疼痛肿胀明显，关节交锁不易解脱，局部压痛明显，动则痛甚。舌暗红，脉弦或细涩。

治法：活血化瘀，消肿止痛。

方药：舒筋活血汤（《伤科补要》）加减。

组方：羌活6g，防风9g，荆芥6g，独活9g，当归12g，青皮9g，牛膝9g，五加皮9g，红花6g，枳壳6g，黄芩10g。

(2) 痰湿阻滞型 损伤日久或手术后膝关节肿胀明显，酸痛乏力，屈伸受限。舌淡胖，苔腻，脉滑。

治法：温化痰湿。

方药：二陈汤（《合剂局方》）加味。

组方：半夏6g，橘皮8g，茯苓8g，炙甘草6g，牛膝6g，生姜6g，乌梅6g。

(3) 肝肾亏损型 无明显的外伤史或轻微扭伤，肿痛较轻，静时反痛，或损伤日久，肌肉萎缩，膝软无力，弹响交锁频作。舌红或淡，少苔，脉涩或细数。

治法：补益肝肾。

方药：健步虎潜丸（《伤科补要》）。

组方：龟甲胶、鹿角胶、狗骨（代虎骨）何首乌、川牛膝、杜仲、锁阳、当归、熟地黄、威灵仙各60g，黄柏、人参、羌活、白芍、白术各30g，附子45g。

二、中药外治

损伤初期，关节肿痛较甚者，可局部外敷三色敷药或消瘀止痛药膏。慢性期偏于寒湿者，可用四肢损伤洗方热敷熏洗患膝。

三、针灸治疗

取血海、梁丘、足三里、阴陵泉、阳陵泉、膝眼、膝阳关等。每次先用4～5个穴位，根据患者症状，采用局部取穴和远端取穴、十二经循经取穴。针法：毫针直刺。早期用泻法，中期用平补平泻，晚期用补法。留针20min，其间行针2次。

四、推拿治疗

(1) 半月板前角损伤型推拿手法 患者取仰卧位，患膝呈45°屈膝位，使膝眼位张开，在患侧膝眼施一指禅推法、按揉法治疗。外侧半月板治疗，做小腿内旋，使外侧半月板前移的状态下进行；内侧半月板损伤时，做小腿外旋，使内侧半月板前移的状态下进行，以此手法作用力进入半月板前角损伤处，时间约10～15min。

(2) 半月板后角损伤型推拿手法 患者取俯卧位，患膝屈曲90°，在腘窝部半月板损伤侧施一指禅推法、按揉法治疗。外侧半月板损伤时，做小腿外旋，使外侧半月板后移的状态下进行，使手法作用力透达半月板后角损伤处，时间约10～15min。

(3) 半月板体部或边缘损伤型推拿法 患者取仰卧位，患膝屈曲90°，在半月板损伤侧关节间隙施一指禅推法、按揉法治疗。患侧半月板损伤时，做小腿内翻位，使外侧关节间隙增宽的状态下进行；内侧半月板损伤时，做小腿外翻位，使内侧关节间隙增宽的状态下进行，以利于手法作用力透达损伤处。时间约10～15min。每日治疗1次，7

次为 1 疗程，疗程间隔 3～5 日。

五、外固定治疗

急性损伤期，可行膝关节穿刺抽出关节内积血，而后用石膏托固定膝关节于功能位 3～4 周，并鼓励患者同时进行下肢肌肉的主动收缩锻炼，防止肌肉萎缩。去除固定后，可进行膝关节屈伸和步行锻炼。

六、封闭疗法

对于半月板损伤继发周围组织无菌性炎症的病人，可在关节间隙疼痛明显的部位注射中药制剂，如当归注射液、红花注射液、丹参注射液等。也可用泼尼松龙 0.5ml 加 2‰普鲁卡因 2～4ml 痛点封闭，此法可以消除半月板周围组织的无菌性炎症，减轻疼痛。

【运动康复】

1. 膝关节被动伸直练习：坐卧位，将患侧腿伸开，取毛巾卷垫在踝关节后方，使脚跟离地约 15cm。令腿部肌肉放松，依靠重力使膝关节缓慢伸直，并维持这个姿势不动，坚持至少 10min。每天练习 3 组，每组 3 次。

2. 站立位腓肠肌拉伸练习：面向墙站立，双手扶墙与肩同高，双腿呈弓步，保持全脚掌着地，患侧腿在后，身体重心前倾。将患侧腿脚跟向外轻轻旋转，同时身体继续向前倾斜，直到小腿后方有牵拉感时，维持这个姿势约 15～30s 的时间。每日练习 3～5 组，每组 3 次。

3. 直抬腿练习：半仰卧位，健侧腿膝关节弯曲，足底踩在床面上，患侧腿伸直。用力收缩绷紧患侧腿的股四头肌，把腿抬离床面约 20cm，维持姿势不动，越久越好。注意膝关节不要弯曲，抬腿不要过高，腿放下时要慢。每日练习 3 组，每组 10 次。

4. 膝关节稳定性练习：准备约 1.5～2m 长的弹力带，两端打结做成双股环状，打结端固定在门缝，另一端套在健侧腿踝关节上。先侧向门站立，使患侧腿靠近门，健侧腿远离门。令健侧腿向外用力，牵拉弹力带。每日练习 3 组，每组 10 次。再面向门站立，身体重心放在患侧腿并使膝关节略微屈曲。令健侧腿向后用力，牵拉弹力带。每日 3 组，每组 10 次。

【预后】

单纯半月板损伤，可首先采用保守治疗，经保守治疗无效，或与侧副韧带损伤、交叉韧带损伤同时并见者，可考虑手术治疗。

【预防与调摄】

从病因来看，本病大都是因外伤所致，尽量避免外部创伤是预防本病发生的关键。此外，应加强锻炼。治疗期间应减少下肢活动。

第十三节 膝关节创伤性滑膜炎

膝关节创伤性滑膜炎，是指膝关节受到急性创伤或慢性劳损，引起滑膜损伤或破裂，导致膝关节腔内积血或积液的一种非感染性炎症反应疾患。膝关节滑膜为关节囊内壁部分，起于关节软骨边缘，为全身关节中滑膜面积最大者。滑膜富含血管、神经，具有分泌滑液、营养关节软骨、吸收热量等生理功能。故在膝关节急慢性损伤过程中，很容易导致滑膜受损而肿痛。

临床上分为急性创伤性和慢性劳损性两种，急性创伤性滑膜炎，多发生于爱运动的青年人；慢性损伤性滑膜炎多发于中老年人，身体肥胖者或过用膝关节负重的人。可发生于任何年龄，但慢性劳损者中女多于男，肥胖患者更为多见。

【临床表现与诊断】

一、临床表现

（1）症状　急性创伤性滑膜炎患者多有外伤史，伤后关节轻度水肿、疼痛、活动受限及跛行。通常在伤后 6～8h 出现滑膜反应性积液，膝关节明显肿胀、发热，不敢活动。检查发现膝关节屈伸活动受限，下蹲困难并伴有疼痛，关节周围可有局限性压痛点，浮髌试验阳性。有的急性损伤，关节可能有血肿。关节血肿一般是在伤后即时或之后 1～2h 内发生，膝及小腿部有广泛的瘀血斑。

慢性创伤性滑膜炎，多无明显外伤史，或由急性创伤性滑膜炎发展而来。主要表现为膝关节发软及活动受限，肿胀持续不退，关节积液多或反复出现。积液量多时，膝关节屈曲不适或受限，不敢下蹲。活动增多时加重，休息后减轻。一般疼痛较轻，甚至可能不痛。久病者，可扪到膝关节囊肥厚感。

（2）体征　急性创伤性滑膜炎触诊时皮肤或肿胀处有紧张感，浮髌试验阳性。常有全身症状，如瘀血引起的发热。本病常是其他损伤的合并症。临床时要仔细检查，以防漏诊。

慢性创伤性滑膜炎膝关节周围可有轻度压痛，浮髌试验阳性，积液诱发试验阳性。关节穿刺抽出液在急性期多为粉红色或暗红色，抽出液多数不凝固。慢性期抽出液为黄色，不清澈，细菌培养阴性。

（3）辅助检查　创伤性膝关节滑膜炎 X 线检查骨质多无异常，或者有退行性改变，或者有关节内游离体。关节积液量多可见关节囊膨胀、关节间隙增宽。

二、诊断要点

（1）急性滑膜炎

① 有膝部外伤史，膝关节疼痛。

② 膝关节活动障碍，逐渐出现膝关节弥漫性肿胀，压痛广泛，膝关节完全屈曲时感撑胀难忍，浮髌试验阳性。

③ 膝关节穿刺可抽出粉红色液体，表面无脂肪滴。

（2）慢性滑膜炎

① 曾有急性滑膜炎病史或膝部劳损病史，膝部慢性疼痛。

② 膝部伸屈困难，局部不红不热，被动活动无明显障碍。髌韧带两侧膝眼处隆起、饱满，触之有囊性感，浮髌试验为阳性。

③ 膝关节穿刺可抽出淡黄色液体。

【治疗】

本病的治疗重点是消除关节内的积液及继续渗出，同时应正确处理活动与固定的关系，因活动会增加关节积液，但可防止肌肉萎缩和关节粘连，所以在治疗过程中只有掌握恰当才能达到预期的效果。

一、中药内治

（1）瘀血停滞　伤后即肿，肿胀较甚，按之如气囊，广泛瘀斑，疼痛，活动时疼痛剧烈。舌质红，苔薄，脉弦。

治法：活血祛瘀，通络止痛。

方药：活血止痛汤（《伤科大成》）。

当归9g，桃仁9g，牛膝9g，络石藤9g，丹参9g，苏木9g，地鳖虫9g，红花4.5g，川芎4.5g，乳香4.5g，没药4.5g，陈皮4.5g，枳壳4.5g。

（2）风寒湿阻　进行性反复性肿胀，按之如棉絮。游走性痛为风重，重坠肿甚为湿重，固定冷痛为寒重。舌淡苔白腻，脉弦滑。

治法：祛风除湿散寒。

方药：三痹汤（《妇人良方》）。

组方：独活、秦艽、防风、芍药、茯苓、当归、牛膝各9g，干地黄、杜仲、黄芪、续断各12g，川芎、人参、甘草各5g，肉桂15g，细辛3g，生姜5片。

风盛者方用防风根汤（《杂病源流犀烛》）：防风根15g，白术10g，当归10g，姜黄10g，生黄芪10g，桑枝30g。

湿胜者方用羌活胜湿汤（《内外伤辨惑论》）加味：羌活、独活、藁本、防风、炙甘草、川芎、蔓荆子各6g，当归、赤芍、地龙各9g，苍术、防己、茯苓、怀牛膝各9g，狗脊、桑寄生各15g。

寒胜者方用当归四逆汤（《伤寒论》）：当归15g，桂枝6g，白芍9g，细辛3g，甘草3g，通草3g，大枣8枚。

（3）脾肾不足　肿胀持续日久，面色少华，纳呆便溏，肌肉萎缩，膝酸软无力。舌淡胖，脉细无力。

治法：健脾温肾。

方药：理中汤（《伤寒论》）合四神丸（《内科摘要》）。

组方：人参3g，甘草3g，白术5g，干姜5g，肉豆蔻5g，五味子5g，补骨脂6g，吴茱萸3g，大枣8枚。

（4）痰湿结滞　肿胀持续日久，肌肉硬实，筋粗筋结，膝关节活动受限。舌淡，苔白腻，脉滑。

治法：温化痰湿。

方药：二陈汤（《合剂局方》）加味。

组方：半夏6g，橘皮8g，茯苓8g，炙甘草6g，生姜6g，乌梅6g。

二、中药外治

瘀血停聚型可局部外敷消瘀止痛药膏以散瘀活血止痛。寒湿侵袭型可局部外敷温经通络膏以散寒除湿，或用八仙逍遥汤热敷熏洗患膝。

三、推拿治疗

膝关节肿胀消退后，可采用推拿治疗，以活血化瘀，消肿止痛，预防粘连。

患者仰卧位，医者先点按髀关、伏兔、双膝眼、足三里、阴陵泉、三阴交、解溪等穴；然后将患者髋、膝关节屈曲90°，医者一手扶膝部，另一手握踝上，在牵引下摇晃膝关节 6～8 次；再将膝关节充分屈曲，再将其伸直。最后，在膝部周围施以揉法、摩揉法等。动作要轻柔，以防再次损伤滑膜组织。

四、针灸治疗

取穴：急性期取内外膝眼、血海、三阴交、阿是穴；慢性者取内外膝眼、血海、足三里、阴陵泉、犊鼻、鹤顶、三阴交、阿是穴。

操作：有积液者应先用无菌针管抽液。急性期疾刺不留针。慢性者内外膝眼、犊鼻穴处呈"八"字形斜刺进针，捻转行针至穴位周围产生酸、胀、重感为度；在血海、三阴交、足三里处快速直刺进针，提插捻转至穴位周围产生酸、麻、胀、重之针感，针感传至肿胀的膝关节为佳；在阿是穴、鹤顶穴处直刺进针，提插捻转至穴周围产生胀、重感；将针灸治疗仪的输出线分别接在内膝眼、犊鼻、鹤顶、阿是穴、血海、三阴交等穴的针体上，用连续波，电流大小以病人耐受为度，留针 30min 后出针。

五、关节穿刺

在局部麻醉和严格无菌操作下，于髌骨外缘行关节穿刺，穿刺针达到髌骨后侧，抽净积液和积血，并注入泼尼松龙 12.5～25mg 加 1% 普鲁卡因 3～5ml。穿刺点用消毒纱布覆盖再用弹力绷带加压包扎。若积液反复发生，可重复穿刺数次。

六、小针刀疗法

在施行小针刀治疗之前，抽出关节内积液，并注入泼尼松龙 25mg，2% 普鲁卡因 120mg，然后立即进行小针刀治疗。

病人仰卧，屈膝 90°，足平放于治疗床上。从髌韧带的两侧中段各选一点（有时此处有压痛），小针刀刀口线和髌韧带纵轴平行，针体和髌韧带平面垂直刺入，约 1cm 深度之后做切开剥离 1～2 刀，接着继续滑入，直达关节腔前缘，如刀下遇到坚韧之软组织则进行切开松解，如无，就让针孔和关节囊串通即可。针刀达关节腔后，提起小针刀至皮下，使之向髌韧带方向倾斜，使针体和髌韧带平面约呈 70°角，再刺入脂肪垫，使之达到关节腔前外侧边缘，在进针途中如遇硬韧之肿物时，一并切开。

小针刀手术之后，将患肢伸直，两医生分别拉住大腿根部和踝关节上缘做对抗牵引 5min。手法牵引结束后，在髌上囊和两膝眼处垫纱布垫，用两条纱布绷带，将托板两头分别固定于臀横纹下侧、踝关节上侧，然后用两条纱布绷带从髌上囊和两膝眼处绕住托板，将纱布垫固定于髌上囊和两膝眼处。托板中间两条绷带 24h 后拆除，用一条绷带将托板中段固定于胫骨结节下缘。3 日后，如发现关节腔内积液又增多，再如上法抽积液 1 次，加压固定 1 次，仍然 24h 拆除。最多抽积液 3 次，不宜常抽，一般只 1 次以上均不再出现积液。托板 28 日后拆除。

【运动康复】

急性期过后，应尽早开始患膝功能锻炼，如直腿抬高、股四头肌收缩、抗阻力直腿抬高等，随后可进行伤膝屈伸锻炼。股四头肌锻炼是最有效而重要的治疗方法，它不仅可以消除肿胀，促进积液吸收，防止膝部软组织萎缩和粘连，而且还能避免关节囊和韧带挛缩等。

在发病后期应进行腿部的功能锻炼，方法如下。

1. 半蹲转膝：两脚立正，脚跟并拢，两膝并紧，身向前俯，两膝微曲，双手按于膝上，眼看前下方。两膝自左向后、右、前做前回旋动作。数次后改为自右向后、左、前回旋。两腿微屈，两脚不动，两手按膝不必用力，每呼吸1次，膝部回旋1周。

2. 仰卧举腿：仰卧位，腿伸直，两手自然放置体侧。做直腿抬举动作，抬举开始时45°，以后锻炼至70°以上，后期还可在踝关节绑砂袋增加重量。

3. 蹬空增力：仰卧位，两腿伸直。屈膝屈髋的同时，踝关节极度背屈。向斜上方进行蹬足，足趾尽量前屈如抓东西状，开始时可不做屈髋、屈膝的动作，只做踝关节动作。

4. 侧卧外摆：侧卧位、腿伸直。做外展动作，还原。通过一个阶段的锻炼可做扇形向外摆动而达腿外展的位置。

【预后】

本病如不及时有效处理，则易发生慢性滑膜炎症，影响关节功能，成为关节顽疾。中医药对该病的疗效肯定，经过治疗后症状多可以缓解甚至消失，但可能出现复发情况。

【预防与调摄】

引起本病的原因较多，故在治疗时首先要审因论治，视其病程长短、肿胀程度、有无合并症等给予辨证治疗。若合并有关节内骨折或韧带断裂等损伤，一旦诊断明确，则应及时处理骨折及韧带断裂伤。

积极治疗膝部病症，包括膝关节侧副韧带劳损、髌骨软骨软化症、膝关节骨性关节炎等；加强腰臀部，尤其是腿部的肌力训练，以增强膝关节的稳定性。另外治疗早期宜充分休息，抬高患肢，以利消肿，并禁止负重。但可活动健肢。治疗期间，可做适当的膝关节周围的肌肉锻炼，后期加强膝关节的屈伸锻炼等。

第十四节 膝关节交叉韧带损伤

膝交叉韧带在膝关节的结构上起着重要作用，它包括前交叉韧带和后交叉韧带两条，具有限制胫骨向前后过度移位的作用。膝交叉韧带损伤虽不如膝侧副韧带损伤多见，但如果发生损伤，则会引起膝关节不稳定，严重影响膝关节的功能。

【临床表现与诊断】

一、临床表现

（1）患者多有明显的外伤史　当膝关节受损伤时，患者常可闻及撕裂音或有撕裂感而摔倒地上。随即膝关节感软弱无力，关节周围剧烈疼痛，迅速肿胀，并逐渐出现关节周围皮下瘀血斑。膝关节一般呈半屈曲状态，膝关节功能障碍。

（2）抽屉试验　抽屉试验是诊断交叉韧带损伤的重要方法。正常情况下，胫骨平台前后滑动仅0.5cm左右，当前交叉韧带断裂或松弛时，胫骨平台向前移动度明显增大；当后交叉韧带断裂或松弛时，胫骨平台向后移动度明显增大。患侧、健侧于屈膝90°，应力推拉下行侧位X线照片，进行对照。正位片常可发现胫骨髁间隆突撕脱性骨折。应在局麻下进行检查，前交叉韧带损伤前抽屉试验呈阳性，后交叉韧带损伤后抽屉试验呈阳性。

（3）Lachman试验　患者平卧，屈膝10°～15°，检查者一手抓住股骨下端，一手抓住胫骨上端，做方向相反的前后推拉，有利于判断前内束或后外束损伤。

（4）轴移试验　用以检查前交叉韧带损伤后出现的膝关节不稳。患者侧卧，检查者一手握住小腿关节，另一手在膝关节外侧施力、使膝关节呈外翻状态，自屈曲90°位缓慢伸直至30°时，感觉有弹跳和疼痛为阳性，说明在屈膝外翻状态下，胫骨外侧平台向前方错位，股骨外髁滑向胫骨平台的后方，在伸直过程中，股骨外髁突然复位并产生疼痛。

膝关节穿刺可抽出全血，如果血中有油滴，表明合并有关节内骨折。

二、X线检查

可将股骨下端、胫骨上端向相反方向推挤后拍膝部侧位片，借以显示胫骨向前或向后移位及其程度。测量法：在胫骨平台后缘最远一点划一直线与胫骨后侧骨皮质平行，再将此线向上延长。在正常时，股骨髁后缘距此线前后一般各不超过0.5cm。如超出以上距离，可确定交叉韧带有损伤。膝部正位片可显示胫骨隆突撕脱骨折情况。

三、关节镜检查

冲净积血，可见交叉韧带断裂端出血、小血块凝集或附带骨折片。

【治疗】

一、中药内治

（1）瘀血留滞　伤后膝关节肿胀严重，疼痛剧烈，皮下瘀斑，膝关节松弛，屈伸障碍。舌暗瘀斑，脉弦或涩。

治法：活血化瘀，消肿止痛。

方药：桃红四物汤（《医宗金鉴》）加减。

组方：当归、川芎、薏苡仁、赤芍各15g，延胡索、木通、桃仁、红花、川牛膝各12g，枳壳、香附、制没药各10g，制草乌、细辛各6g。

（2）筋脉失养　伤后迁延，肿胀未消，钝痛酸痛，喜按喜揉，肌肉萎缩，膝软无力，上下台阶有错落感。舌淡少苔，脉细。

治法：养血壮筋。

方药：壮筋养血汤（《伤科补要》）加减。

组方：白芍9g，当归9g，防风6g，川芎6g，茯苓12g，续断12g，红花5g，生地黄12g，牛膝9g，牡丹皮9g，杜仲6g，川牛膝6g。

（3）湿阻筋络型　伤后日久，反复肿胀，时轻时重，重坠胀痛，屈伸不利。舌淡胖，苔白滑，脉沉弦或滑。

治法：除湿通络，佐以祛风。

方药：羌活胜湿汤（《内外伤辨惑论》）加味。

组方：羌活、独活、藁本、防风、炙甘草、川芎、蔓荆子各6g，当归、赤芍、地龙各9g，苍术、防己、茯苓、怀牛膝各9g，狗脊、桑寄生各15g。

二、中药外治

（1）紫金酒外敷　血竭、冰片、樟脑各30g，红花、细辛、白芥子各60g，高良姜

120g，生乳香、没药 40g，鹅不食草 90g。白酒 5000ml，浸泡 1 周后，取药液外擦，每日 3 次。

（2）温经活血酒　由金银花、红花、当归、制川乌、制草乌、川芎、三棱、莪术、小茴香、续断、羌活、独活、白芷、姜黄、桂枝、儿茶、血竭、鹿茸组成。以白酒浸泡而成。治疗时将备好的纱块用温经活血酒液浸湿，然后擦于膝关节患侧处，再将 TDP 特定电磁波谱治疗器于膝关节外前侧处进行辐射，每次辐射时间为 45min，辐射时间内每隔 15min 用药酒液将纱块浸湿 1 次，以利药酒对伤患局部的浸入渗透治疗。辐射完毕，启开纱布，用乙醇棉球去除皮肤上的药酒色迹，再对膝部及周围按摩治疗 10～20min，每日 1 次，每 15 次为 1 个疗程，可治疗 4 个疗程。

三、针灸治疗

取患侧阴陵泉、阳陵泉、委中、犊鼻、阿是穴、天井等穴，常规消毒后快速进针直达皮下行提插捻转手法，并于天井穴留针 20min 同时配合患膝的屈伸运动。每日 1 次，治疗 3 次即可。

四、推拿治疗

韧带损伤后期，膝关节屈伸受限，可采用手法松解粘连，恢复膝关节活动范围。

（1）患者正坐床边，助手用双手固定患肢大腿下端，医者一手由内侧握住小腿下端，另一手虎口拿住膝关节，用拇食二指捏住膝关节两侧。施术时与助手同时用力相对拔伸，并内外转动小腿，拿膝之拇食指用力推挤。

（2）将小腿夹于医者两腿之间，与助手相对拔伸。医者双拇指在上，其余手指在下，合掌拿住膝部，使膝关节逐渐尽量屈曲。

（3）将伤肢拔直，用捋顺、揉捻、散法按摩膝部。

五、小针刀疗法

患者仰卧，屈膝让足掌平稳放于治疗床上，小针刀的进针点位于膝关节交叉韧带附着点的压痛点上。刀口线与交叉韧带的走向一致，针刀和交叉韧带的平面垂直，深度直达骨面，先纵行剥离，再横行剥离。如遇硬结则纵行剥离。治疗 1～2 次后即可痊愈。

六、固定治疗

交叉韧带部分撕裂伤，无关节松动不稳，撕脱骨折无移位者，可行关节穿刺抽出积血，并用弹力绷带加压包扎后，石膏托固定膝关节在功能位，使韧带处于松弛状态，以利修复，固定时间 6 周。6 周后拆除石膏活动。

【运动康复】

严重的交叉韧带损伤时，需行手术治疗，并配合后期的运动康复，才能达到理想治疗效果，具体锻炼方式如下。

1. 损伤初期（0～4 周）

（1）手术当天。麻醉消退后，开始活动足趾、踝关节；如疼痛不明显，可尝试收缩股四头肌。

（2）术后第 1～3 天。肌力练习。

① 踝泵：用力、缓慢、全范围屈伸踝关节，要求小腿收紧至极限处（跖屈）保持

2s，然后反向活动至极限处（背屈）保持 2s，环绕 1 周。全天尽可能多做（对于促进循环、消退肿胀、防止深静脉血栓有重要意义）。

② 股四头肌（大腿前侧肌群）等长练习：即大腿肌肉绷紧及放松。在不增加疼痛的前提下尽可能收缩至最大程度（维持 5s，休息 2s）、尽可能多做（>500 次/天）。

③ 腘绳肌（大腿后侧肌群）等长练习：患腿用力下压所垫枕头，使大腿后侧肌肉绷紧及放松。在不增加疼痛的前提下尽可能收缩至最大程度（维持 5s，休息 2s）、尽可能多做（>500 次/天）。

④ 正确体位摆放：足跟下垫枕头，患腿抬高放于枕头上，足尖向正上方，不能歪向一边，膝关节下方应空出，不得用枕头将腿垫成微弯位置。如疼痛不可忍受，则在医生指导下摆放于舒适体位。

⑤ 开始尝试直抬腿：大腿股四头肌绷紧，保持膝关节绷直，伸膝后直腿抬高至足跟离床 15cm 处，保持至力竭，缓慢放下。10 次/组，1 组/天（练习时疼痛属正常现象，应予以耐受）。

⑥ 开始侧抬腿练习，10 次/组，1~2 组/天，组间休息 30s。

⑦ 开始后抬腿练习，俯卧（脸向下趴在床上），患腿伸直向后抬起至足尖离开床面 5cm 为 1 次，10 次/组，1~2 组/天，组间休息 30s。

（3）术后第 4~7 天

① 上午弯腿练习：加压包扎（棉花腿）拆除后方可开始弯腿练习。屈曲角度术后第 7 天达到 90°。方法：去除夹板，坐于床边，膝以下悬于床外。保护下放松大腿肌肉，使小腿自然下垂，足跟紧贴床档，达到角度后保持 10min 不动。必要时可于踝关节处加辅助力量。

② 下午伸直练习：每天长时间练习≥8h。方法：足跟下垫枕头，患腿抬高放于枕头上，足尖向正上方，不能歪向一边，膝关节下方应空出。

（4）术后第 2~3 周　肌力练习同上。关节活动度练习按以下方案进行。

① 上午弯腿练习：坐在床上，双手抱住脚踝，使脚跟缓慢接近臀部。屈曲角度术后第 3 周至 100°。

② 下午伸直练习：同术后第 4~7 天。

（5）术后第 4 周

① 肌力练习：其他项目同上，直抬腿，侧抬腿，后抬腿，一次抬腿时间达 3min，10 次/组，2 组/天。新添项目：卧位"勾腿"练习，10~20 次/组，2 组/天。

② 关节活动度练习：上午弯腿练习：坐在床上，双手抱住脚踝，使脚跟缓慢接近臀部，屈曲角度至 105°；下午伸直练习：同术后第 4~7 天。

2. 中期（术后 5 周至 3 月）

（1）术后第 5~6 周

① 肌力练习：直抬腿，侧抬腿，后抬腿，一次抬腿时间达 6min，5 次/组，1 组/天，腿上不捆绑重量，也不用橡皮筋施加阻力。

② 卧位"勾腿"练习：20 次/组，2 组/天。腿上不挂橡皮筋，也不捆绑任何重物。

③ 关节活动度练习：a. 上午弯腿练习：屈曲角度术后第 5 周至 110°。方法：坐在

床上，双手抱住脚踝，使脚跟缓慢接近臀部。b. 下午伸直练习：术后第 5 周练习方法：同术后第 4～7 天。术后第 6 周开始坐位伸膝：坐位，足垫高，于膝关节以上处加重物（0.5kg）。完全放松肌肉，保持 5min。15min/次，1 次/天。伸膝练习与弯腿相隔 3h 后开始练习。

（2）术后第 7～12 周

① 负重练习：术后第 7 周开始负重及平衡：保护下双足分离，在微痛范围内左右交替移动重心，争取可达到单腿完全负重站立，5min/次，1 次/天。此时，患者行走应该看不出做过手术，不能瘸腿走路。

② 肌力练习：直抬腿，侧抬腿，后抬腿，接近术后 3 月，可以在腿上加负荷，20 次/组。负荷大小因人而异。

（3）术后第 10 周开始加强股四头肌的静态练习。

① 在接近术后 3 个月时，卧位"勾腿"练习若无痛可加负荷。20 次/组，2 组/天。负荷大小因人而异。

② 关节活动度练习：术后第 7、8、9 周屈膝角度在术后第 6 周的 120°的基础上，逐渐达到与正常膝关节相同。

③ 术后 3 个月可进行慢跑：即慢慢跨步前进，而非真正意义的"跑"，速度要慢。

3. 后期（术后 4～6 月）

（1）开始患膝的绕环练习。

（2）开始跳上跳下练习（主要练习本体感觉和肌肉的协调能力）。

（3）开始侧向跨跳练习和平衡练习（主要练习本体感觉，可以请专业人士指导）。

（4）开始游泳（早期禁止蛙泳）、跳绳及慢跑。

（5）术后 5 个月后可以去健身房进行大强度的肌力训练。

4. 恢复运动期（7 月至 1 年）

从这个时期开始的任何时间，患者可以进入全面恢复运动或剧烈活动状态。

【预后】

膝交叉韧带损伤预后良好，轻度损伤经过保守治疗后都能达到痊愈，损伤严重时行手术治疗，除少数出现其关节粘连外都能达到满意疗效。

【预防与调摄】

保守治疗时需注意休息，减少膝关节活动。如是患肢外固定，可行股四头肌舒缩活动锻炼，预防其萎缩。去石膏后，应进行膝关节屈伸活动锻炼，并逐步开始练习扶拐步行锻炼。术后对症治疗，如抗感染、止痛等。鼓励病人行股四头肌锻炼，保守治疗无效者行手术治疗。术后 3～4 日，观察关节有无积液，量多者可抽出，继续加压包扎，直腿抬高锻炼。量少时可以早期起床活动。术后 10～14 日拆线。手术效果一般良好，并发症有疼痛及关节积液等。术后仍感疼痛，性质如术前，多为诊断上的错误，可考虑再次探查。关节残留疼痛者，多为半月板后角切除不全，若保守治疗无效，须再次手术切除。但部分病人出现的疼痛为创伤性关节炎所致，应注意鉴别。

第十五节 膝关节侧副韧带损伤

膝关节的关节囊松弛薄弱，关节的稳定性主要依靠关节的韧带和肌肉。侧副韧带包括胫侧副韧带和腓侧副韧带，是关节外起稳定作用的主要韧带。其稳定作用主要有两方面：一是通过韧带内神经纤维及反射弧，通过反射，引起相应的肌肉收缩，防止膝关节超范围活动；二是当肌肉力量不足以防止关节超范围活动时，侧副韧带则机械性地起到限制作用。当暴力超过副韧带或其附着点所受的限度时，即会产生副韧带的损伤。临床上膝侧副韧带损伤较多见，而内侧副韧带损伤更为常见。若与交叉韧带损伤和半月板损伤同时发生时，则称为膝关节损伤三联症。

【临床表现与诊断】

一、临床表现

（1）症状 多有明显外伤史。可见局部肿胀、疼痛、有皮下瘀血及明显压痛。膝关节胫侧副韧带损伤后，膝关节呈135°半屈曲位，主动或被动活动受限，小腿外展时疼痛加重。若合并半月板损伤，膝关节出现交锁痛。晚期可出现关节不稳定、膝关节积液、交锁及股四头肌萎缩等。一般腓侧副韧带损伤症状较轻，多不合并半月板损伤，而易合并腓总神经损伤，可见足下垂和小腿外侧下 1/3 及足背外侧面的感觉障碍。

（2）体征

① 压痛：胫侧副韧带损伤时，压痛点在股骨内上髁，腓侧副韧带损伤时，压痛点在腓骨小头或股骨外上髁。

② 膝关节侧方应力试验阳性。膝关节侧向挤压试验（又称膝关节分离试验）：患者仰卧，膝关节伸直，医生一手按住股骨下端外侧，一手握住踝关节向外拉，使内侧副韧带承受外展张力，若有疼痛或有侧方活动，为阳性征，表明内侧副韧带损伤。以同样的方法检查外侧副韧带。

③ 韧带断裂时可触及凹陷。

二、X 线检查

需要两侧膝关节同时拍摄 X 线片，以便对照。膝关节胫侧副韧带损伤，患侧膝关节于极度外翻位拍摄 X 线正位片，可见膝关节内侧关节间隙异常增宽。腓侧副韧带损伤，膝关节的诊断并不困难，主要应鉴别有无合并损伤。如合并半月板损伤检查可见麦氏征阳性，如合并交叉韧带损伤检查则见抽屉试验阳性，结合 X 线检查，可以鉴别有无撕脱性骨折。

【治疗】

一、中药内治

可参照膝关节交叉韧带损伤治疗。

二、中药外治

（1）熏洗法

① 伸筋洗剂：伸筋草 15g，透骨草 15g，红花 12g，独活 10g，续断 10g，桑枝 10g，

细辛 3g，海风藤 10g，生川乌 10g。将上药水煎令沸 10min，移火。先熏后洗，每次 0.5h。1 剂药洗 1 日，7 日为 1 个疗程。本方可温经散寒，祛风通络，活血化瘀止痛。

② 热敷方：伸筋草、海桐皮、川椒、木瓜、红花、徐长卿、防风、丹参各 60g。混匀装袋放于圆形保温桶内，加水 6000ml 浸泡 30min，加热至沸，约 20min 后，改用微火保温。术后 6 周去石膏固定后，取药液适量，加醋 100ml，将 2 块 50cm×30cm 大小的棉垫浸湿后轮换敷于膝关节，温度保持在 40～60℃为宜，稍后即更换。

（2）敷法

① 黄柏石膏粉：黄柏粉 3 份，石膏粉 1 份。上药放入药碗或水杯中，缓慢加入 3% 樟脑酒适量，调制成糊状，即可应用。使用时先将患部用温水洗净、擦干，敷患部即可，为防止药物干燥失去作用，可上盖油纸，然后用纱布或绷带包扎，每日换药 1 次。

② 醋膏：乳香、血竭、白芷、红花、天南星、骨碎补、自然铜、血余炭、牛膝、桂枝、杜仲各等份粉碎放入砂锅，加优质米醋适量，熬至较稠且冒出大泡时取出平摊于棉布上稍冷即贴。急性期将冰片 10g 研面撒于膏药表面。隔日换 1 次，根据病情共 1～3 贴。

三、针灸治疗

1. 毫针

对新伤肿痛明显者，取内膝眼、曲泉、膝阳关及阿是穴，用毫针直刺，行捻转泻法 5min，加电针治疗 30min，以祛瘀止痛；陈伤者则针刺血海、阴陵泉、三阴交行捻转泻法并加电针治疗以活血止痛。

2. 三棱针刺法

患者平卧且将患肢伸直。在压痛最敏感处轻轻揉按 5～10min 后，局部严格消毒，以三棱针迅速点刺皮肤浅层 3～5 下，拔罐使瘀血出，用干棉球擦去瘀血后以敷料保护并包扎创口，每日 1 次。

四、推拿治疗

损伤初期一般不做手法理筋，撕裂伤如须理筋者，可予伸屈膝关节一次，以恢复轻微之错位，舒顺卷曲的筋膜，但这种手法也不宜多做，否则有可能加重损伤。断裂伤者禁用推拿治疗。在中后期应做局部按摩舒筋，可先点按血海、梁丘、阴陵泉、阳陵泉及内外膝眼、悬钟等穴。

（1）内侧韧带损伤 患者屈膝垂足，端坐床边。助手坐在伤侧，双手固定患者大腿下端。医者半蹲在患者前方，一手由外侧用拇、食二指圈住髌骨，并用拇指按住内侧副韧带损伤处，余三指在腘部拿住伤肢，另一手由两侧握住伤肢足踝部，轻轻环转摇晃伤肢 6～7 次，然后医者站在伤肢外侧，与助手用力相对拔伸，使伤肢盘膝，大腿外展外旋，使足踝尽量靠近健侧腹股沟部，拿膝之手拇指沿内侧关节间隙推捋，最后将伤肢拔直，用捋、顺、推、揉法按摩拿筋。

（2）外侧副韧带损伤 患者面向医者，侧卧床边，伤肢在上。助手固定大腿下端，勿使晃动。医者用一手拇指按住外侧副韧带损伤处，余四指在膝内侧拿住伤关节，另一手握住足踝部，将小腿环转摇晃 6～7 次，再与助手用力相对拔伸，然后将膝关节屈曲，应膝靠近胸部，足跟靠近臀部。拿膝之手的拇指用力向内归挤。最后将伤肢拔直，用捋、顺、揉、捻法按摩舒筋。

五、小针刀疗法

在膝关节侧副韧带上找准压痛点，作好标记。将局部皮肤严格消毒。行浸润性麻醉，将小针刀刀口线与韧带纵轴平行刺入，在刀口接触骨面时即开始剥离。若病灶部位在副韧带的附着点处，则同时做纵行切开和横行剥离；若不在其附着点处，则用横行铲剥法，把粘在骨面上的韧带掀起来，若粘连范围较大，且有板结的条索状物，则用通透剥离法，使粘连尽可能分离。手术完毕后压迫创口并外敷无菌纱布。若5日后不愈，以上方法复重1次。

六、外固定治疗

对侧副韧带部分撕裂者，可先行膝关节穿刺，将关节内血肿抽吸干净，用弹力绷带包扎膝部，再用石膏托固定膝关节屈曲30°位，4～5周后去石膏进行功能锻炼。

七、封闭治疗

损伤后期，膝部肿痛反复不消者，可用泼尼松龙0.25ml加2％普鲁卡因2ml做局部封闭。

【运动康复】

1. 损伤急性期应停止运动，抬高患肢，并予以冰敷，每日3次，卧床期间可以进行踝泵功能锻炼，以促进下肢血液循环和淋巴回流。损伤后48h，可在护具支持下进行运动锻炼，以防止肌肉萎缩和软组织粘连。方法有：股四头肌静力收缩练习，直腿抬高练习，等长伸膝练习和髋关节的屈伸收展练习。随时间推移，运动逐渐加强。

2. 损伤后3～5周，膝关节功能基本恢复，应去除支具进行训练。方法有：膝的进行性屈伸训练（0°～90°），侧踏台阶训练，0.5～5kg的渐进性抗阻训练和不用拐练习部分到完全负重。

3. 损伤6周以后，开始无阻力工作。用较大重量进行渐进性抗阻训练；进行固定自行车训练；允许进行包括直线跑在内的功能性训练和上、下楼梯及做8字形跑。

【预后】

轻微的韧带损伤保守治疗可以达到痊愈的效果，如果损伤严重时应行手术治疗，效果肯定，预后效果佳。

【预防与调摄】

韧带损伤初期应鼓励患者做股四头肌的收缩活动，以防止肌肉萎缩和软组织粘连。损伤后期则应注意膝关节屈伸活动锻炼，并注意配合手法及中药熏洗治疗，以促进膝关节功能恢复。后期注意膝关节保暖，防止感寒受凉，并应避免膝部重复扭伤。

第十六节 腓肠肌损伤

腓肠肌损伤是指腓肠肌的慢性累积性损伤，或因急性损伤没有得到及时而有效的治疗而导致的一种病症。临床上以小腿后侧肌群肿胀疼痛和行走困难为主要特征。本病属于中医学"腘痛"的范畴。急性劳损者多见于体育运动员、杂技演员，而慢性劳损者则好发于登山队员和长时间站立工作人员。

【临床表现与诊断】

急性损伤者，多有急性受伤史，伤后数小时显示局部肿胀、疼痛和压痛。大多发生在肌腱联合处，可见有弥散性的皮下出血，部分断裂者可触及断裂处的间隙，即空虚感。踝关节功能出现障碍，患者多以足尖着地走路，而不敢用全足负重，严重者丧失走路的功能。

慢性劳损多发生于腓肠肌起点附着处或跟腱的部位，小腿后部疼痛，常因劳累而加重，休息减轻，有反复发作史。肌肉萎缩，但肿胀不太明显。腓肠肌有广泛而轻重不等的压痛，在腓骨小头后方有明显压痛点。如被动牵拉或主动收缩小腿后部肌肉均感觉损伤部位疼痛，局部肌肉僵硬痉挛。

X线检查可排除骨折脱位。损伤严重时，可见肿胀的软组织影。

【治疗】

一、中药内治

（1）瘀血阻滞型 多有外伤史，小腿部疼痛、肿胀，急性者还可见到局部瘀血斑，小腿屈曲受限，行走不便。舌淡红或有瘀斑，苔薄白或薄黄，脉弦或细涩。

治法：活血化瘀，舒筋止痛。

方药：活血舒筋汤（《中医伤科学讲义》）加减。

组方：黄芪、当归、川芎、乳香、没药、橘核、乌药各9g，落得打、赤芍各15g，红花、青皮、陈皮各6g，地鳖虫、荔枝核各12g，小茴香3g。水煎服1日1剂，早晚分服。

（2）风寒侵袭 反复劳损或伤后日久而发，小腿部疼痛时轻时重，每遇劳累或天气变化而复发或加重。喜按喜揉，或见恶寒头痛。舌苔白，脉浮紧。

治法：温经散寒，通络止痛。

方药：麻桂温经汤（《伤科补要》）加减。

组方：麻黄9g，桂枝9g，红花12g，白芷9g，细辛6g，桃仁9g，赤芍15g，甘草6g。水煎服1日1剂，早晚分服。

二、中药外治

瘀血阻滞型可局部外敷消瘀止痛药膏，消肿止痛药膏，或用下肢损伤洗方水煎外洗。风寒侵袭型可局部外敷温经通络膏，或用骨科外洗一方水煎外洗。

三、推拿治疗

腓肠肌损伤运用手法推拿，具有松弛肌肉、解除粘连、恢复功能的作用，但在施以手法前一定要明确肌肉损伤的程度，严格掌握手法的适应证。急性损伤初起，应以轻柔手法为主，以免加重或引起肌肉再度出血，对腓肠肌已完全断裂者，应尽早进行手术修补。操作方法如下。

① 患者取仰卧，术者用拇指推揉法顺腓肠肌肌纤维走行方向进行轻揉推拿。

② 术者用双手虎口交替在腓肠肌处做自上而下、由轻到重手法。

③ 术者用双手掌根及大、小鱼际分别置于腓肠肌内、外侧，从腓骨小头平面向下

直达跟腱上缘进行旋捺推揉。

④ 在腓肠肌肌腹处做轻快柔软的提起，快速滑脱手法反复 4～5 遍。

⑤ 术者双手拇指在腓肠肌外侧头与肌腹处分别进行一定力量的弹拨。

⑥ 术者一手按在患肢大腿上端，另一手掌沿腓肠肌上缘由上而下采用抹法，以达到按肌顺筋的目的。

⑦ 患者仰卧，术者用一手掌托住其跟腱，拇指与其余四指分别捏住内、外踝，稍加力牵引，另一手放于足底前部做快速背伸推压，然后再将踝关节放回原位，重复数遍。本手法对腓肠肌肌纤维撕裂损伤者，不宜使用。

四、封闭疗法

局部封闭疗法　对慢性劳损性损伤，可在疼痛局部注射泼尼松龙 12.5～25mg 加 1‰普鲁卡因 2～4ml，每周 1 次。

五、手术疗法

对腓肠肌断裂伤，不管在哪个平面，一旦确诊，应尽早行手术治疗，实行肌腱修补术，术后以石膏托固定踝关节 90°位 5～6 周。

【运动康复】

腓肠肌损伤应适当休息，减少活动，以利于损伤的修复。严重者可给予夹板或石膏固定。解除固定后，在医生指导下进行下肢关节的功能锻炼。

1. Ⅰ度损伤的康复

（1）第一阶段（损伤后早期 1～3 天）。

① 休息：减少患肢活动，建议使用拐杖（患肢不负重）。上身活动不受影响，可适当做些活动或负重练习。

② 使用冰敷冷疗，每 2～4h 1 次，每次 15 分钟左右。注意不要将冰袋直接敷在皮肤上，以免冻伤。

③ 加压包扎，使用弹力绷带或小腿弹性护具以减轻水肿和出血。

④ 抬高患肢，可在患肢下垫一软枕，帮助减轻损伤部位的水肿和出血。

⑤ 医生指导下，可适当使用 NSAID 类消炎止痛药及肌松药物。

（2）第二阶段（损伤 3～7 天后）

① 在无任何不适的情况下，轻轻牵拉伸展双侧腓肠肌，每天 3～5 次。

② 运动创伤专科接受专业的运动按摩。

③ 在医生指导下，进行超声、微波或电刺激治疗。一般在康复训练前进行比较适宜。

④ 继续休息，避免过多活动。

⑤ 继续使用加压包扎。

（3）第三阶段（损伤 7 天以后）

① 继续每天的腓肠肌伸展训练。

② 开始腓肠肌肌力训练。抗阻弹力带可最先使用，接下来可以采用双脚踮起抬高

腓肠肌，然后单脚跖起抬高腓肠肌。

③ 避免做任何引起疼痛的训练。

④ 如果可以顺利完成连续 3 组单脚跖起抬高腓肠肌训练，每组 20 次，而没有任何问题，可在康复计划中加入慢跑练习。

⑤ 固定自行车及游泳练习。

⑥ 训练后进行冰敷、运动按摩。

2. Ⅱ度损伤的康复

(1) 第一阶段（损伤后 1～7 天）

① 尽可能休息，如有必要可使用拐杖。

② 冰敷，每隔 2～3h 冰敷 15min。把冰块包在湿毛巾内防止皮肤冻伤。

③ 加压包扎，使用弹力绷带或小腿弹性护具以减轻水肿和出血。

④ 抬高患肢，可在患肢下垫一软枕，帮助减轻损伤部位的水肿和出血。

⑤ 当感觉到无任何不适时，可以做一些腓肠肌牵拉训练：坐位时，伸直患腿，尽量让脚趾脚背抬起朝向自己，保持 2～3s 后放松，重复 10～20 次。

⑥ 如果需要行走，可以临时另用足跟垫，以垫高足跟缩短腓肠肌，让其得到放松。

⑦ 医生指导下，可适当使用 NSAID 类消炎止痛药及肌松药物。

(2) 第二阶段（损伤后 7～14 天）

① 继续加压包扎。

② 继续休息，避免加重症状的活动。

③ 在无任何不适的情况下，每天 3～5 次的伸展牵拉腓肠肌训练。

④ 可停止单独的冰敷冷疗，改用冷热敷交替疗法，各 5min。每天 3 次，每次 20～30min。

⑤ 运动创伤专科处接受专业的运动按摩。

⑥ 在医生指导下，可进行超声、微波或电刺激治疗。

(3) 第三阶段（损伤 14 天以后）

① 在无任何不适的情况下，开始腓肠肌肌力训练。

② 起初可使用弹力带进行抗阻跖屈训练，逐渐进行双脚跖起抬高腓肠肌训练，最后进行单脚跖起抬高腓肠肌。

③ 继续定期进行腓肠肌伸展训练。

3. Ⅲ度损伤的康复

(1) 立刻停止运动，尽可能的休息。

(2) 如果肌肉完全撕裂或者损伤严重者，需要考虑行手术修复。

(3) 如果肌肉没有完全断裂，在急性反应期后，可根据Ⅱ度损伤的康复计划进行锻炼。

【预后】

急性腓肠肌损伤预后良好，损伤后得到及时的治疗都可恢复，而慢性损伤预后较差，且容易反复发作，所以应尽量在急性期治愈该病。

【预防与调摄】

① 急性期应适当休息，减少活动，并要注意防寒保暖。

② 急性期过后，逐渐进行股四头肌收缩及踝关节屈伸活动，以防止粘连。

与颈肩腰腿痛相关的其他疾病

第七章

第一节 风湿性关节炎

风湿性关节炎是一种与溶血性链球菌感染有关的变态反应性疾病，属中医"痹证"的范畴。主要表现为关节疼痛、肿大、屈伸不利等症状，是风湿热的主要表现之一，以成人为多见，受累关节以大关节为主。开始侵及下肢关节者占85%，膝和踝关节最为常见，其次为肩、肘和腕，手和足的小关节很少见。

【临床表现与诊断】

一、临床表现

（1）症状与体征

根据风湿性关节炎的发病情况，临床上常分为急性风湿性关节炎和慢性风湿性关节炎。

① 急性风湿性关节炎：多数患者有明显的受风湿侵犯而急骤发病史，并有半数患者在发病前1～3周有咽峡炎、扁桃体炎等上呼吸道感染史。全身表现有乏力、食欲减退、烦躁、发热（大多数有高热）、出汗、体温与心率不成正比等。关节炎主要表现为游走性、对称性、复发性。由一个关节转移至另一关节，常对称累及膝、踝、肩、肘、腕等大关节，局部出现红肿热痛等急性炎症表现。关节功能多因肿痛而活动受限，有时关节腔伴有渗出液。部分病人几个关节同时受累。儿童关节炎症状多轻微，或仅1～2个关节受累，成年则较显著。在急性炎症消退后，关节完全恢复正常功能。

② 慢性风湿性关节炎：多有急性风湿性关节炎或不典型的风湿热病史。一般无高热，仅少数病人有低热。关节多为酸痛，呈游走性窜痛或限于一两个关节轻度肿痛，关节功能因疼痛轻度受限。如累及膝关节则行走、上下楼及蹲站时困难。呈反复发作，遇天气变化（刮风、下雨、阴天）时加重。有时四肢出现环形红斑或结节性红斑，说明有风湿活动，应进一步检查。亦有的病人心脏并无器质性改变，而常有心悸、胸闷、憋气等现象。应注意观察有否瓣膜损害等器质性改变，进一步检查排除风湿性心脏病。

（2）风湿性关节炎关节疼痛的特点

① 疼痛持续时间短，一般为12～72h，最长也不过3周，而且多以大关节为主，如

膝、肘、肩等关节。

② 关节疼痛时伴有发红、肿胀，关节周围有压痛、拒按。

③ 游走性疼痛，即一个关节的疼痛好转后或还未明显好转，另一关节又受到侵袭，发生疼痛。

④ 对称性疼痛，病变可同时侵及双侧肢体的相同关节，例如双膝、双肘关节可同时发生疼痛。

⑤ 疼痛可在多个关节同时发生。

⑥ 疼痛的同时，皮肤可伴有环形红斑或皮下结节。

⑦ 疼痛消退后，不遗留关节强直或畸形，关节功能可恢复。

（3）辅助检查

① X线检查无明显骨质改变。

② 血沉和C-反应蛋白升高。在风湿性关节炎患者的急性期，血沉可达80mm/h以上；C-反应蛋白也在30mg/L以上。急性期过后（约1~2月）可逐渐恢复正常。

③ 抗"O"即抗链球菌溶血素"O"，是人体被A组溶血性链球菌感染后血清中出现的一种抗体。80%的风湿性关节炎患者抗"O"增高，常在1∶800以上。病情恢复后，这种抗体可逐渐下降。

④ 白细胞计数升高，多在$10×10^9$/L以上。

二、诊断要点

① 发病前约半数患者有咽峡炎或扁桃体炎等上呼吸道感染史。

② 典型表现为游走性的多关节炎，由一个关节转移至另一个关节，常对称累及膝、踝、肩、腕、肘、髋等大关节，关节红肿热痛，但不化脓。

③ 部分患者几个关节同时发病，也可波及手、足小关节或脊柱关节。不典型者仅有关节酸痛而无其他炎症表现。

④ 在关节炎症的同时，大部分患者有发热，脉搏加快，大量出汗。

⑤ 急性炎症消退后，关节功能完全恢复，不遗留关节强直和畸形。

⑥ 皮肤出现环形红斑和皮下小结。前者常见于四肢内侧和躯干，为淡红色环状红晕，时隐时现，可持续数月。皮肤小结常位于肘、膝、踝、枕后、前额、棘突等骨质隆突或肌腱附着处，如豌豆大小，数目不定，质地较硬，与皮肤无粘连，无触压痛。皮肤表现在儿童较多见。

⑦ 实验室检查：白细胞计数轻度或中度增高，中性粒细胞增多，常有轻度贫血。尿中可有少量蛋白、红细胞和白细胞。血清中抗链球菌溶血素"O"多在500u以上，血沉多增快。

三、诊断标准

主要表现：①游走性、多发性关节炎；②心肌炎；③皮下小结及环形红斑。

次要表现：①发热；②关节酸痛；③实验室检查阳性；④过去有风湿性关节炎病史。

有两项主要表现，其中包括一项关节症状体征；或有一项主要表现加两项次要表现，其中至少有一项关节症状体征，即可诊断为风湿性关节炎。

【治疗】

一、中药内治

（1）风湿痹证　患者肢体关节酸痛，游走不定，关节屈伸不利，或有恶寒发热，苔薄白，脉浮。

治则：祛风通络，散寒除湿。

方药：防风汤加减（《太平惠民和剂局方》）。

组方：防风、麻黄、当归、秦艽、肉桂、葛根、茯苓、生姜、大枣、甘草。酸痛以肩肘等上肢关节为主者，可选加羌活、白芷、威灵仙、姜黄、川芎祛风通络止痛。酸痛以腰背关节为主者，酌加杜仲、桑寄生、淫羊藿、巴戟天、续断等温补肾气。酸痛以膝踝等下肢关节为主者，可加独活、牛膝、防己、萆薢通经活络，祛湿止痛。

（2）寒湿痹证

① 寒湿偏盛：患者肢体关节疼痛较剧，痛有定处，得热痛减，遇寒痛增，关节不可屈伸，局部皮色不红，触之不热，苔薄白，脉弦紧。

治则：温经散寒，祛风除湿。

方药：乌头汤加减（《金匮要略》）。

组方：乌头、麻黄、芍药、甘草、黄芪、细辛、桂枝。

② 湿邪偏盛：患者肢体关节酸痛，或有肿胀，痛有定处，手足沉重，活动不便，肌肤麻木不仁，苔白腻，脉濡缓。

治则：除湿通络，祛风散寒。

方药：薏苡仁汤加减（《奇效良方》）。

组方：薏苡仁、苍术、羌活、独活、防风、川乌、麻黄、桂枝、当归、川芎、生姜、甘草。关节肿胀甚者，可加萆薢、木通、姜黄利水消肿。肌肤不仁者，可加海桐皮、豨莶草祛风通络。

（3）湿热痹证　患者关节疼痛，局部灼热红肿，得冷稍舒，痛不可触，或兼有发热，汗出，恶风，口渴，烦闷不安等全身症状，小便黄赤，苔黄燥，脉滑数。

治则：清热解毒，祛风除湿。

方药：白虎桂枝汤加味（《金匮要略》）。

组方：生石膏、知母、桂枝、甘草、忍冬藤、连翘、黄柏、海桐皮、姜黄、威灵仙、防己、桑枝。皮肤有红斑者，加牡丹皮、生地黄、赤芍凉血消斑。有硬结者，加蚕砂、薏苡仁、赤小豆除湿散结。午后潮热或夜间烦热者，加青蒿、地骨皮。

二、中药外治

1.敷法

① 石菖蒲、小茴香各60g，食盐500g，同炒热，布包后烫患处。适用于肢体关节冷痛，遇寒痛增，得热痛减者。

② 如意金黄膏涂患处，用纱布盖好，每日换1次。适用于关节红肿者。

③ 栀子末、飞罗面各等份，用开水或醋、黄酒、蛋清调成糊状，敷患处。有较好的清热、消肿、止痛作用。适用于关节红肿灼热、疼痛剧烈、得冷则舒、屈伸不利者。

④ 狗皮膏、伤湿止痛膏等外用。

2. 洗法

① 海桐皮、桂枝、海风藤、路路通、宽筋藤、两面针各 30g，水煎外洗，每日 1 次，每次 20min，连续使用 1 个月（《实用中医内科学》）。

② 生川乌 20g，生草乌 20g，白芷 50g，羌活 50g，独活 50g，细辛 10g，川芎 30g，桂枝 30g，威灵仙 60g，伸筋草 60g，透骨草 60g，水煎外洗，每日 2～3 次，每次 15min，5～10 天为 1 疗程（贵州医学院附属医院经验方）。

三、针灸治疗

1. 毫针

(1) 取穴

膝关节：内外膝眼、梁丘、血海、鹤顶、足三里、阳陵泉；

踝关节：解溪、丘墟、太溪、昆仑、阳交、交信；

肩关节：肩髃、肩髎、肩内陵、肩贞、中渚；

腕关节：外关、阳溪、阳池、腕骨、大陵、手三里；

肘关节：曲池、天井、小海、合谷、手三里；

配穴：行痹，加风门、膈俞；热痹，加大椎、曲池、合谷；寒湿痹，加关元、脾俞、中脘。

(2) 操作　按发病部位和辨证分型，酌情选用。可采用针刺补泻、艾灸、温针等不同方法。每次留针 20～30min，急性期每日针刺 1～2 次，慢性期隔日针刺 1 次，中强刺激，必要时配合电针，10～15 次为 1 疗程。

2. 水针

(1) 取穴　外关、曲池、手三里、足三里、外膝眼、阳陵泉、血海、风市、环跳、条口、绝骨、昆仑、肾俞、命门、至阴、阿是穴。

(2) 药物及方法　选用复方马钱子注射液，根据患病部位，每次选穴 2～3 个，每次注射 0.5～1ml 药液，每日 1 次，7 次为 1 疗程，疗程间隔 4～7 日。

3. 火针

(1) 取穴　病变关节局部。

(2) 方法　常规消毒后，运用粗针，在酒精灯上烧红后，旋即快速浅刺病变关节局部，疾刺疾出，每个病变关节刺 3～5 穴，覆盖无菌纱布。胶布固定，术后 3 日禁止沾水，每月 1～2 次。

4. 梅花针

(1) 取穴　关节肿胀明显的部位、颈背部相应节段夹脊穴、背俞穴。

(2) 方法　先在局部肿胀处或受累关节周围，用皮肤针叩刺，使其发生红晕或微出血，可酌情加以拔罐。然后再于颈背部相应节段夹脊穴和背俞穴进行叩刺，使局部微红，针后还可在局部用闪罐法，以宣散邪热。本法对热痹作用较好。

5. 灸法

(1) 取穴

主穴：大椎、阿是穴、阴陵泉、足三里。

配穴：血沉速度快者配膈俞、阳陵泉；抗链球菌溶血素"O"增高者配身柱、命门、风门至胃俞段；急性期配至阳、灵台、督脉上压痛点；关节畏冷者配神阙、关元；

局部红肿者配曲池、血海；肩关节痛配肩髃、肩髎；肘关节痛配曲池、手三里、小海；腕关节痛配阳池、合谷、外关；髋关节痛配环跳、风市；膝关节痛配犊鼻、膝眼、阳陵泉、鹤顶；踝关节痛配绝骨、丘墟、昆仑；脊柱关节痛配夹脊、督脉痛点。

（2）方法　每次取穴以痛点为主，选主穴与配穴各 1～3 个，每穴灸 10～30min，每日 1～2 次，10 次为 1 疗程。

四、推拿治疗

1. 病变在四肢者

（1）取穴　以病变关节为治疗重点。常取八邪、阳溪、阳池、阳谷、内关、外关、后溪、天井、曲池、曲泽、肩贞、天宗、八风、商丘、解溪、丘墟、照海、昆仑、太溪、承山、悬钟、阴陵泉、阳陵泉、膝眼、鹤顶、血海、梁丘、秩边、环跳、承扶等。

（2）操作手法

① 上肢操作手法：患者取坐姿，术者按常规用㨰法在患肢手臂内、外侧施治。先从肩至腕部，上下往返 3～4 遍。然后循患臂上下循经用拿法，重点在肩、肘、腕部，配合按、揉曲池、曲泽、手三里、合谷等穴。在病变关节施以按揉局部穴位，以痛为俞。最后再用揉法施于患肢，并配合被动活动有关关节而结束上肢治疗。时间约 10min。每天治疗 1 次，10 日为 1 疗程，疗程间休息 3～6 日左右。

② 下肢操作手法：患者仰卧，术者一手握住患者踝关节上方，另一手以㨰法从大腿前部及内、外侧至小腿外侧施术，同时被动伸展活动下肢。随即在踝关节处以㨰法治疗，同时伸展内、外翻活动该关节。再循髋、膝关节、踝关节上下先按揉伏兔、梁丘、丘墟、八风等穴。时间约 10min。继上势，患者换俯卧，术者以㨰法施于臀部至小腿后侧，并重点施术于髋、膝关节，然后再按揉环跳、秩边、承扶、承山、委中、飞扬、悬钟、太溪、申脉、昆仑等穴。时间约 5min。

2. 病变在脊柱者

（1）取穴　以脊柱两旁肌肉为治疗重点。常取夹脊、大椎、大杼、风门、肺俞、心俞、膈俞、肝俞、脾俞、肾俞、命门、志室、腰阳关等穴。

（2）操作手法　患者俯卧，在患者腰背部沿脊柱及其两侧用㨰法施术，并配合后抬腿活动，时间约 5min。然后，患者取坐姿，术者于后侧用㨰法、拿法交替施于颈项两侧及肩部，同时配合颈部左右旋转及俯卧活动，再拿肩井，时间约 2min。接上势，用按揉法从颈至腰臀部循经施于上述穴位，先取夹脊，再取其余穴位，最后平推脊柱以热为度（本过程患者坐姿和俯卧均可），再按肩井结束治疗。时间约 10min。每天治疗 1 次，10 日为 1 疗程，疗程间休息 3～6 日左右。

五、中药离子导入疗法

干姜、桂枝、赤芍、当归各 2g，羌活、葛根、川芎、海桐皮、姜黄、乳香各 1g，装入 25cm×15cm 的袋中，缝合置蒸锅内加热至气透出布袋，取出稍降温至 40～42℃，热敷患处加直流电导入。

六、运动疗法

风湿病的运动疗法大致可分为以下几种：关节可动范围训练、增强肌力运动和日常生活运动、步行训练。这些方法要根据具体情况适当选择。如在炎症急性期宜选择以维持现状为目的关节可动范围训练，如伸臂、屈肘、松腿、弯腰、握拳，活动腕部及手指等。慢性期则选择能改善各个关节功能和恢复肌力的各种运动方法。运动锻炼时应注意三个原则：①逐渐牵拉，不要猛然用力或急促运动；②在局部关节保温的前提下进行；③运动不能过度，控制每日运动量及运动强度。

七、西药治疗

1. 解热镇痛剂

① 阿司匹林：每日 3～5g，儿童按每日 0.1g/kg 计算，分 3～4 次口服。症状控制后减半用药，维持 6～12 周。服药后胃部刺激症状明显者，可加服氢氧化铝。

② 水杨酸钠：每日 6～8g，分 4 次服。出现不良反应时，应停药并用碳酸氢钠治疗。出血者给予维生素 K。

③ 保泰松：每次 0.1～0.2g，每日 3 次，口服。

2. 抗生素

确诊为风湿性关节炎后，应考虑给予足量的抗生素以彻底消除链球菌感染。可用青霉素 80 万 u 肌内注射，每日 2 次，连续 2 周。

3. 激素

① 泼尼松：每日 30～40mg，分 3～4 次口服，症状减轻后逐渐减量，以 5～10mg 为维持量，总疗程 2～3 个月。

② 地塞米松：5～10mg，每日 3～4 次，肌注。

部分病人应用激素停药后，可能出现反跳，应在停药前加用水杨酸制剂或滴注促肾上腺皮质素（ACTH）12.5～25mg，每日 1 次，连续 3 日，可避免反跳现象。

【运动康复】

风湿病的运动疗法大致可分为以下几种：即关节可动范围训练、增强肌力运动和日常生活运动、步行训练。这些方法要根据具体情况适当选择。如在炎症急性期宜选择以维持现状为目的关节可动范围训练，如伸臂、屈肘、松腿、弯腰、握拳，活动腕部及手指等。慢性期则选择能改善各个关节功能和恢复肌力的各种运动方法。运动锻炼时应注意三个原则：①逐渐牵拉，不要猛然用力或急促运动；②在局部关节保温的前提下进行；③运动不能过度，控制每日运动量及运动强度。

【预后】

风湿性关节炎的预后，取决于有无心脏病变及治疗的措施是否得当。一般而言，本病的早期在病变未侵犯心脏之前，若能采取有效的治疗（既控制感染又抗风湿），关节炎症是可以控制的，愈后也不留畸形；患者如能在相当时间（约 3～5 年）内不感冒、不感染，或能及时预防感冒，一旦患了感冒及上呼吸道感染能及时治疗，风湿性关节炎多不会复发，其预后较佳。然而在患了风湿性关节炎后未能在早期进行有效的治疗或药不对症，或治法失妥，或未能坚持治疗，则易造成慢性风湿性关节炎而导致迁延反复难愈。其次当风湿性关节炎发展至侵犯心脏时，预后较差。

【预防与调摄】

（1）预防和控制感染　有些类风湿关节炎是在患了扁桃体炎、咽喉炎、鼻窦炎、慢性胆囊炎、龋齿等感染性疾病之后而发病的。人们认为这是由于人体对这些感染的病源体发生了免疫反应而引起本病的。所以，预防感染和控制体内的感染病灶也是重要的。

（2）争取早期诊断、早期治疗 虽然本病的致残率比较高，但如果获得早期诊断及早期的治疗，仍可控制其发展甚至治愈。所以，医生和患有关节肿痛症状的病人对本病应保持足够的警惕性。

（3）避免风寒湿邪侵袭，居住环境宜通风、向阳，不要在水泥地板及风口处睡卧大部分病人发病前或疾病复发前都有汗出当风、接触冷水等病史，这些因素在本病的发生发展过程中起着重要作用。

（4）注意劳逸结合 过度劳累，正气虚损，风寒湿邪可乘虚而入。临床上，有些类风湿关节炎患者的病情虽然基本控制，处于疾病恢复期，得往往由于劳累而重新加重或复发。所以，要劳逸结合，活动与休息适度。

（5）保持正常的心理状态 有一些患者是由于精神受刺激，过度悲伤，心情压抑等而诱发本病的；而在患了本病之后，情绪的波动又往往使病情加重。这些都提示精神（或心理）因素对本病有一定的影响。现代免疫学研究证明，机体的免疫功能同样受神经和内分泌因素的调节。因此，保持正常的心理状态，对维持机体的正常免疫功能是重要的。祖国医学认七情（喜、怒、哀、思、悲、恐、惊）太过，能影响脏腑的正常功能。主要是影响内脏的气机，使气机升降失调，气血功能紊乱，抗病能力下降，易受外邪侵袭而发病。

（6）加强锻炼，增强身体素质 凡坚持体育锻炼的人，身体就强壮，抗病能力强，很少患病，其抗御风寒湿邪侵袭的能力比一般没经过体育锻炼者强得多。

（7）急性风湿性关节炎或慢性风湿性关节炎急性发作时，有明显的红、肿、热、痛者，应卧床休息2～3周，并注意保暖。发热时应予以流质饮食，退热后予以半流质或软质饮食，补充足量的维生素C和B族维生素。无风湿性心脏病者，血沉正常后即可下床活动；若伴有心肌炎者应延长休息时间。

第二节 类风湿关节炎

类风湿关节炎又称类风湿（RA），是一种病因尚未明了的慢性全身性炎症性疾病，以慢性、对称性、多滑膜关节炎和关节外病变为主要临床表现，属于自身免疫炎性疾病。该病好发于手、腕、足等小关节，反复发作，呈对称分布。早期有关节红肿热痛和功能障碍，晚期关节可出现不同程度的僵硬畸形，并伴有骨和骨骼肌的萎缩，极易致残。从病理改变的角度来看，类风湿关节炎是一种主要累及关节滑膜（以后可波及关节软骨、骨组织、关节韧带和肌腱），其次为浆膜、心、肺及眼等结缔组织的广泛性炎症性疾病。类风湿关节炎的全身性表现除关节病变外，还有发热、疲乏无力、心包炎、皮下结节、胸膜炎、动脉炎、周围神经病变等。广义的类风湿关节炎除关节部位的炎症病变外，还包括全身的广泛性病变。

【临床表现与诊断】

类风湿关节炎发病年龄多在20～40岁。女性多于男性，起病缓慢，多先有几周到几个月的疲倦无力、体重减轻、胃纳不佳、低热和手足麻木刺痛等前驱症状。

一、关节症状

（1）晨僵 关节的第一个症状，常在关节疼痛前出现。关节僵硬开始活动时疼痛不适，关节活动增多则晨僵减轻或消失。关节晨僵早晨明显，午后减轻。这是因为睡眠时趾或指关节不活动，水肿液积聚于炎性关节内，当关节及肌肉活动时，促使水肿液及炎性产物被淋巴管及微静脉吸收入循环，晨僵消失。

(2) 关节肿痛　多呈对称性，常侵及掌指关节、腕关节、肩关节、趾间关节、踝关节及膝关节。关节红、肿、热、痛、活动障碍。炎症加剧时，关节积液及肿胀明显，终日关节疼痛，但以清晨关节疼痛最显著，以致病人不能活动，经过一段时间其他关节也出现对称性疼痛、肿胀及晨僵。常是一对关节炎症尚未完全缓解，而另一对关节又出现。此点可与风湿性关节炎鉴别。因风湿性关节炎常在一对关节炎症消退后，另一对关节再起病。炎症关节周围的肌肉萎缩、肌肉软弱无力，甚至感到上楼、拿两三斤的物品或开门都有困难。也常侵犯颈椎，致枕部头痛，尤其是颈部屈曲时间过长更明显，头向肩部旋转活动时头痛加剧，肩或臀部感觉异常。胸锁关节及胸骨柄关节也常受累，局部肿胀，疼痛及压痛。

二、关节外表现

是类风湿关节炎全身表现的一部分或是其并发症如类风湿性血管炎、类风湿性心脏病、肾脏损害等。本病的关节病变可以致残，但不会致死。而关节外表现常是本病致死的原因。

三、辅助检查

1. 影像学检查

(1) X 线检查　全身骨骼除颅骨外，均有不同程度的骨质疏松和萎缩，故又称其为萎缩性关节炎。根据 X 线片上所显示的关节破坏程度，可将其分为早、中、晚、末四期。早期骨质疏松和软组织肿胀。中期骨质疏松较前明显，骨端边缘腐蚀，软骨下囊性改变和关节间隙变窄。晚期关节严重破坏，骨质吸收，半脱位、脱位或畸形。末期关节呈纤维性或骨性强直。

(2) CT 检查　CT 扫描观察髋、膝、踝、足等骨破坏、骨缺损等病变。另外，亦适用于髋、膝、踝等部位融合术后，以及足、踝部石膏固定不能摄 X 线片时。

(3) MRI 检查　应用 MRI 检查关节的滑膜、韧带、软骨和骨质病变诊断类风湿关节炎，其敏感性优于普通 X 线片。

(4) 关节镜检查　应用关节镜检查关节内的滑膜、韧带和软骨病变更具有直观性，并可取出关节内游离体和进行活检。

2. 实验室检查

(1) 血象　有正细胞正色素性贫血，淋巴细胞及血小板增多为活动期表现。血沉加快。嗜酸细胞增多是类风湿关节炎伴严重全身性并发症的象征。病变后期常发生血栓性血小板减少性紫癜。

(2) 高黏滞综合征　高丙种球蛋白血症可增加血浆黏度，以巨球蛋白（如 IgG）最明显。血黏度增加，血流缓慢，可引起周围神经病变、心力衰竭、腹痛、肠系膜动脉栓塞、皮肤紫癜和溃疡等。类风湿因子 IgM 和 IgG 复合物均可形成黏性聚集物，引起高黏滞综合征。

(3) 类风湿因子　类风湿关节炎患者关节滑膜中的淋巴细胞和浆细胞能产生大量的类风湿因子，有 IgM、IgG 和 IgA 类风湿因子。其中以 IgM 类风湿因子含量较多、故目前多测定 IgM 类风湿因子。类风湿因子阴性，并不意味着不存在本病。因为它可被其他血清蛋白所掩蔽。或由于在血清中被有高度亲和力的抗体所结合，而不易检出。

四、诊断要点

1987 年美国风湿病学会所修订的诊断标准，对本病诊断的敏感性及特异性均在 90％以上，为目前广泛采用的诊断标准。具体诊断条件是：

(1) 早晨关节僵硬至少持续 1h，并持续 6 周以上。

(2) 具有 3 个以上关节肿胀，并持续 6 周以上。

(3) 手关节掌关节或近端指间关节肿胀，并持续 6 周以上。

(4) 关节肿胀呈对称性，并持续 6 周以上。

(5) 手部关节 X 线照片上的变化（表现为关节及其邻近骨质疏松或明显的脱钙现象）。

(6) 皮下结节。

(7) 类风湿因子阳性。

以上七条标准中只要具备四条或四条以上，即可诊断为类风湿关节炎。

【治疗】

一、中药内治

1. 类风湿关节炎早期

(1) 风寒湿型　患者表现为肢体关节肿痛，活动后好转。晨起关节僵硬，以四肢小关节为主，屈伸不利，可伴有恶寒发热、无汗或汗出不畅、苔薄白、脉浮。

治法：祛风散寒除湿，佐以和营活血。

方药：麻黄加术汤加附子合麻杏苡甘汤加减。

组方：生麻黄（后下）15g，白术 12g，薏苡仁、鸡血藤、金雀根各 30g，熟附子、桂枝、生甘草各 9g。

(2) 风湿热型　患者表现为四肢小关节对称性红肿热痛，屈伸不利，得冷则舒，痛不可触，晨起关节僵硬，活动后有所好转。可兼有发热，恶风，口渴，烦闷不安等全身症状，苔黄燥，脉滑数。

治法：清热通络，祛风除湿。

方药：白虎桂枝汤加味。

组方：生石膏（先煎）60g，知母、白术各 12g，桂枝、生甘草各 9g，鸡血藤、金雀根各 30g。

2. 类风湿关节炎中期

(1) 肝肾不足，气血亏虚　表现为四肢关节疼痛尤以掌指（趾）关节疼痛、肿大、屈伸不利为明显。形体消瘦，四肢乏力，头昏心悸，腰膝酸软，面色少华，多尿，舌淡，脉沉细。

治法：益肾强肝，补益气血。

组方：生黄芪、狗脊、白芍、延胡索、薏苡仁、猪苓、茯苓、鸡血藤各 30g，莪术、当归、补骨脂、骨碎补各 15g，熟地黄 12g。

(2) 痰瘀痹阻，内脏亏损　表现为关节漫肿，刺痛，痛有定处，按之较硬，关节周围肤色尤其是手指关节周围皮肤颜色变深变暗，皮下有结节，严重者可见关节僵硬畸形，屈伸不利，腰膝酸软，神疲乏力，面色少华，舌紫暗或见瘀点，苔白腻，脉沉细而弦涩。

治法：活血祛瘀，化痰通络，佐以补益肝肾，益气健脾。

处方：制天南星、白芥子、炮山甲、川芎、三棱各15g，莪术、鸡血藤、延胡索、金雀根、狗脊、生黄芪、薏苡仁、猪苓、茯苓各30g，露蜂房9g。

(3) 脾肾阳虚，阴寒凝滞 患者关节肿胀冷痛，甚至如冰块附着，遇寒痛剧，得热痛减，可见关节畸形、蜷缩，面色白，神疲乏力，食少形寒，腰膝酸软，尿多清长，舌质淡苔白，脉沉弦。

治法：温补脾肾，散寒活血通络。

方药：阳和汤加减。

组方：制川乌、肉桂、熟地黄各12g，鹿角粉（冲）、补骨脂、骨碎补、白芥子各15g，生黄芪、炙黄芪、狗脊、延胡索、熟薏苡仁、鸡血藤各30g，生麻黄（后下）9g。

(4) 阴虚热郁，痰瘀互结 患者关节疼痛有定处，并伴肿胀，夜晚加重，触摸有热感，可触及皮下结节，严重者可见关节畸形，肢体有时麻木，筋惕肉瞤，口干目涩，烦热颧红，盗汗，腰酸，耳鸣，舌红少津，脉沉细而弦数。

治法：滋阴清热，佐以活血化痰，通络止痛。

方药：左归饮加减。

组方：生地、薏苡仁、猪苓、茯苓、赤芍、鸡血藤、延胡索各30g，女贞子、墨旱莲各20g，炮穿山甲、熟地黄、枸杞子各15g，山茱萸12g。

(5) 寒热错杂，痰瘀阻络 患者关节疼痛肿胀，局部触之发热，但自觉畏寒，或触之不热而自觉发热，全身可见低热或热象不明显，或寒热往来，皮下结节，严重者关节畸形，强直僵硬，屈伸不利，舌淡或红，苔黄或黄白相间，脉细数或缓。

治法：清热散寒，佐以祛瘀化痰通络。

方药：桂枝芍药知母汤加味。

组方：桂枝、知母各12g，白芍、忍冬藤、猪苓、茯苓、薏苡仁、延胡索、鸡血藤、狗脊、金雀根各30g，炮穿山甲、补骨脂、骨碎补、白芥子各15g。

3. 类风湿关节炎晚期

尪痹 患者关节肿痛程度可较早、中期轻，关节僵硬强直，肢体麻木，皮下结节，逐渐发生手指关节扣眼样畸形、鹅颈样畸形，腕关节尺偏畸形强直，膝关节内翻或外翻和屈曲等畸形，可见足下垂，拇指外翻等，全身消瘦，神疲乏力，面色少华，腰膝酸软，关节周围肌肉萎缩，舌淡，脉沉细。

治法：益肝肾，补气血，祛风湿，止痹痛。

方药：补肾祛寒治尪汤（焦树德经验方）。

组方：续断15g，补骨脂12g，附子12g，熟地黄15g，骨碎补12g，淫羊藿12g，桂枝15g，独活10g，赤芍12g，白芍12g，威灵仙12g，狗骨（代虎骨，用量加大，另煎兑入）12g，麻黄6g，防风10g，伸筋草30g，松节16g，知母12g，炙山甲9g，苍术10g，牛膝12g。

二、中药外治

(1) 敷法

痹证膏（《娄多峰论治痹病精华》经验方）：本方组成用法参见第三章第七节前斜角肌综合征。本方用于治疗风寒湿痹入颈、肩，腰腿痛，风湿及类风湿关节炎。

（2）熏洗法

① 舒经活络洗剂（陕西中医学院附属医院经验方）：本方组成及用法参见第六章第三节肱二头肌长头肌腱炎。本方舒筋活血，消瘀止痛。创伤肿胀及无名疼痛。

② 四生汤：生川乌、生草乌、生半夏、生天南星、细辛、乳香、没药、透骨草、白芷、露蜂房各 15g，威灵仙 30g，冰片 9g（后下）。煎汤熏洗，每日 2～3 次，每次 0.5h 左右。

③ 五枝汤：桑枝、槐枝、椿枝、桃枝、柳枝各 30～50g，上药锉细，加麻叶 1 把，水 3000ml，煎取 2000ml，去滓，淋洗患处，洗毕及时就寝，不可吹风。

三、推拿治疗

（1）治疗原则 健脾益肾、调整免疫。早期佐以和营通络，活血止痛；晚期佐以舒筋通络，滑利关节。

（2）操作手法

① 患者仰卧，医者坐其右侧，先施一指禅推法于中脘、气海、关元穴，每穴 2～3min；然后用掌摩法在腹部治疗，约 10min。

② 患者仍仰卧，两手掌自然伸直置于身体两旁。医者先站其右侧用㨰法自指掌背面向上沿腕背、前臂经肘关节至肩部，上下往返 3～5 遍；继上势，患者翻掌，医者仍以㨰法，从手指关节向上沿手掌、腕横纹、前臂内侧经肘窝至肩部治疗，上下往返 3～5 遍；在㨰法操作时可配合肘、腕、掌指关节的被动运动；然后用拇指指端按揉肩髃、曲池、手三里、外关、阳池、大陵、内关、合谷穴，每穴 0.5～1min。

③ 医者用拿法自肩部到腕部上下往返 3 遍；用捻法，捻每一手指关节与掌指关节并配合小关节的拔伸、摇法；摇肩关节 3 次；用搓法由肩部至腕部做轻快地来回搓揉，反复 3～5 次；接着医者㨰法自右侧腹股沟向大腿前侧及内、外侧，小腿外侧治疗，配合髋关节屈曲、膝关节屈伸的被动运动；然后用拇指指端按揉足三里、阳陵泉、昆仑等穴，每穴 1min。

④ 医者㨰踝关节周围及足背，配合踝关节屈伸及内、外翻运动；然后再用拇指罗纹面按揉踝关节周围约 2～3min；其后捻各趾关节、趾间关节，配合关节拔伸、环摇；最后用搓法自大腿部至踝部做轻快地来回搓揉，重复 3～5 次。手法左右相同。

⑤ 患者俯卧，医者坐其右侧，先施一指禅推法于双侧膏肓、心俞、肺俞、脾俞、胃俞、肾俞，每穴 1～2min；然后医者两手的食指、中指各自并拢，并与同侧拇指相对，在患者的脊柱两侧皮肤用捏法，自尾骨到大椎，共 5 次。

⑥ 患者仍俯卧，医者站其身旁，直擦督脉（自大椎到长强），再直擦脊柱两侧膀胱经第一侧线，横擦八髎区域，均以透热为度；随后先施法于一侧臀部再向下沿大腿后侧、腘窝、小腿后侧，直至跟腱，往返 2～3 次；㨰法操作中可配合髋关节外展、膝关节屈曲和踝关节伸屈的被动运动；然后，用肘部或拇指指端按揉环跳、居髎、委中、承山穴 10～30 次；最后拿跟腱 3～5 次。另一侧亦如此操作。

（3）注意事项

① 本病应立足早期治疗，一般均能迅速控制急性发作，保持关节生理活动度。晚

期病例已形成关节强直者则疗效较差，只能减轻局部症状，关节功能难以恢复。推拿治疗本病时，对病变较重的关节，还可加用擦法和热敷，以提高疗效。

②患者须持之以恒地、有规律地锻炼每一个受累关节，每天至少1次，每次至少数分钟。同时应鼓励患者增强战胜疾患的信心。

③患者平时须注意保暖，减少反复发作的诱因。并注意增加饮食中的蛋白质、糖和各种维生素。急性发作时患者宜卧床休息。

四、针灸治疗

1. 毫针

（1）取穴

主穴：大椎、至阳、夹脊、脾俞、肾俞、命门、曲池、外关、足三里。

配穴：肩髃、肩髎、尺泽、少海、阳溪、阳谷、阳池、大陵、八邪、四缝、环跳、秩边、膝眼、委中、阳陵泉、阴陵泉、解溪、昆仑、八风。

（2）方法　每次取主穴4～6穴。整体治疗根据辨证采用虚补实泻手法，局部治疗则根据受累关节取相应穴位。肩关节痛取肩髃、肩髎穴，肘关节痛取尺泽、曲池、少海穴，腕关节痛取阳溪、阳谷、阳池、大陵穴，掌指关节痛取八邪、四缝穴，髋关节痛取环跳、秩边穴，膝关节痛取膝眼、委中、阳陵泉透阴陵泉穴，踝关节痛取解溪、昆仑穴，跖趾关节痛取八风穴。局部穴位均可给予中强刺激，留针期间可加温针。肿胀关节局部可加用皮肤针叩刺出血，手指关节肿胀、屈伸不利时加用三棱针点刺四缝穴。

2. 灸法

（1）取穴　①膻中、中脘、气海、足三里；②膈俞、肝俞、脾俞、命门。

（2）方法　取以上两组穴位交替使用，使用隔药饼灸。将艾炷置于附子药饼（附子40份、丁桂散9份、冰片1份，共研粉末，等量饴糖拌和而制成直径约2cm、厚0.6cm左右的圆形饼）上，燃艾炷3～4壮，以不灼伤皮肤为度，隔日或每日1次，50次为1疗程。亦可在上述穴位施以灸罐灸法，热力深透，火足气到，但也应以不灼伤皮肤为宜。每日1次，10次为1疗程。

3. 穴位注射

（1）取穴　关节肿胀点或疼痛敏感点、曲池、外关、合谷、阳陵泉、悬钟、解溪、大椎、身柱、大杼、至阳、膝阳关、命门。

（2）方法　用醋酸泼尼松龙注射液、红当川注射液或骨碎补注射液作穴位注射，每穴注入药液0.5～0.8ml，每次选用3～6个穴位，每隔3日治疗1次，10次为1疗程。也可用患者自体血清做敏感点的穴位注射，每次选取1～2个最主要的压痛点，每穴注入血清1ml左右，每周治疗1次，10次为1疗程。

4. 耳针

（1）取穴　病损关节的相应耳穴。

（2）方法　每次选取6～8个穴位，用耳针强刺激，每日1次，20次为1疗程。亦可在耳穴埋压王不留行籽治疗。

五、其他疗法

物理疗法可增加局部血液循环，起到消炎、退肿、镇痛的效果。急性期可用1%雷公藤或2%乌头液做直流电离子导入，待急性炎症消退后，再采用中、短波电疗，超声波直接移动法，激光疗法等。

【运动康复】

运动康复的作用在类风湿关节炎早期主要是改善全身状态，提高防御功能，改善局部血液循环，促进炎症吸收，防止软组织粘连，肌肉萎缩和关节挛缩，预防受累关节活动受限。在晚期，主要是松解关节囊和韧带的挛缩，增强关节周围肌肉群的力量，扩大关节的活动范围。采取在全身训练的基础上逐渐增加局部功能活动的原则分别进行全身各关节的运动。

1. 日常生活动作训练：如洗脸、穿衣、缝纫、烹调、饮食等，在可能条件下，均宜由病人自己进行。通过这些动作，可增加关节的协调性和灵活性。

2. 关节活动范围训练：目的在于改善关节活动范围，防止恶化。训练之前，先进行预备运动，或者配合局部热敷、按摩，逐渐增加关节活动范围，一直到最大，以稍微超过引起疼痛的幅度为限。时间上宜选在下午进行，每日1～2次。

3. 增强肌力运动：类风湿关节炎病人常有肌萎缩和肌力低下，关节的缓冲作用降低。关节处于不稳定状态，越发加重关节的破坏，尤其是下肢关节（髋、膝）要承受巨大压力，因此强化肌力为一特别重要的运动项目。

(1) 等长运动：将关节保持在一定位置不动而达到肌肉运动的方法。如仰卧，一侧下肢伸直上抬约10°，或在踝关节处加上1～2kg重物再上抬，以使股四头肌紧张而肌力增加；又如侧卧，位于上方的下肢上抬，以锻炼臀大肌和臀中肌。每次持续用力5s左右，然后稍休息，反复进行10～20次。

(2) 等伸运动：是通过活动关节来进行肌肉运动的方法，利用重物增加负荷，再活动关节以强化肌力。重物负荷因人而异，每项运动宜反复10～20次，肌力增加后可适量增加负荷。

【预后】

类风湿关节炎的预后可因病情、病程及治疗得当与否等因素出现以下三种情况。

(1) 预后良好 一般发病时间短（轻症患者在2年以内，重症患者在1年以内）、病情轻，发病缓慢、受累关节单发不对称或发生较少，并发症少或无，患者体质及胃肠功能较好，并能做到早期诊断，及时治疗，且能坚持疗程半年以上，在心理上能正确对待，一般是可以治愈的，而又不会留有关节功能障碍。约有50%的小儿类风湿患者到青春期可自然控制而痊愈。约70%～80%的小儿患者成人后，关节功能恢复正常或接近正常。

(2) 预后较差 发病时间在2年以上、受累关节较多，且呈对称性，肿胀较明显，易反复发作上呼吸道感染，对青霉素等抗生素不敏感。胃肠功能较差，不能坚持服药者，预后则较差。大部分患者经中西医结合治疗，关节肿痛及全身症状均可缓解，但因感染因素、抗药因素，或胃肠因素等不能坚持治疗，致使病情反复，始终未能治愈，遗留部分关节功能障碍、并随病程的延长而加重。这种类型临床最为常见。预后较差还有以下几种情况：女性患者比男性患者预后差；年老患者较年轻患者预后差；早期有关节积液者愈后差；早期即有皮下结节者预后差；失去时机，延误治疗措施者预后差。

(3) 预后不良 约有10%的患者预后不良。这些病人多为：关节严重晨僵者；类风湿因子试验滴度持续增高者；血沉增快达100mm/h以上持续半年以上者；结节性类风湿或多处类风湿结节者；有严重的关节外表现者（如心包炎、胸膜炎、血管炎、肺炎、类风湿脑病等）；血清 IgG 显著增高或为单株和多株高免疫球蛋白血症者；伴有发热、贫血、食欲不振等明显全身症状者；早期出现关节骨质损害者；长期应用皮质类固醇药物不能停用者等。

但是，值得指出的是，预后良好和预后不良均占少数，而大部分病例多属预后较差的范畴。任何事情均不是一成不变的，其中人为的因素占有相当大的比重，对于预后较差的患者，只要树立信心，采用有效的药物治疗，且能坚持治疗，那么病情就会向预后良好的方面转化，反之，则会向预后不良的方面转化。

对仅有 1~2 个关节受损较重，经药物治疗无效者，可以考虑早期行滑膜切除术，以便控制病情发展，消除疼痛及改善功能。若关节软骨已有破坏，则单纯滑膜切除的效果不佳。后期病变静止，关节有明显畸形及功能障碍者，可行各种矫形手术。如对关节强直或破坏者，行关节成形术及各种人工关节置换术，可取得较好效果，手指畸形也可通过肌腱手术。矫正畸形，改善功能。

【预防与调摄】

(1) 急性期有发热，关节肿痛时应卧床休息，至症状基本消失为止。

(2) 急性期过后关节仍然疼痛者，除积极治疗外，应注意关节的活动锻炼，防止肌肉萎缩和关节的强直。

(3) 加强营养，饮食应富含蛋白及维生素，贫血者可少量多次输血。

(4) 鼓励病人多晒太阳，改善潮湿阴冷的工作和生活环境，避免过劳。

(5) 间断的使用支架或夹板固定受累关节，既可消肿止痛，又不致引起关节畸形和强直。

(6) 慢性期病人，应注意选用物理疗法、中药外用、推拿按摩、功能锻炼、体操疗养等方法，以利于疾病的康复。

附表 1　RA X 线进展的分期

Ⅰ期（早期）
　　1*　X 线检查无破坏性改变
　　2　可见骨质疏松

Ⅱ期（中期）
　　1*　骨质疏松，可有轻度的软骨破坏，有或没有轻度的软骨下骨质破坏
　　2*　可见关节活动受限，但无关节畸形
　　3　邻近肌肉萎缩
　　4　有关节外软组织病损，如结节和腱鞘炎

Ⅲ期（严重期）
　　1*　骨质疏松加软骨或骨质破坏
　　2*　关节畸形，如半脱位，尺侧偏斜，无纤维性或骨性强直
　　3　广泛的肌萎缩
　　4　有关节外软组织病损，如结节或腱鞘炎

Ⅳ期（末期）
　　1*　纤维性或骨生强直
　　2　Ⅲ期标准内各条

注：* 为病期分类的必备条件。

附表 2   1989 年美国风湿病学会（ARA）类风湿关节炎分类

1   晨僵：关节及其周围僵硬感至少持续 1h(病程≥6 周)

2   3 个或 3 个以上区域关节部位的关节炎：医生观察到 14 个区域(左侧或右侧的近端指间关节、掌关节、腕、肘、膝、踝及跖趾关节)中累及 3 个,且同时软组织肿胀或积液(不是单纯骨隆起)(病程≥6 周)

3   手关节炎：腕、掌指或近端指间关节炎中,至少有一个关节肿胀(病程≥6 周)

4   对称性关节炎：两侧关节同时受累(双侧近端指间关节、掌指关节及跖趾关节受累时,不一定绝对对称)(病程≥6 周)

5   类风湿结节：医生观察到在骨突部位,伸肌表面或关节周围有皮下结节

6   类风湿因子阳性：任何检测方法证明血清类风湿因子含量异常,而该方法在正常人群中的阳性率小于 5%

7   放射学改变：在手和腕的后前位相上有典型的类风湿关节炎放射学改变,必须包括骨质侵蚀或受累关节及其邻近部位有明确的骨质脱钙

注：以上 7 条满足 4 条或以上并排除其他关节炎即可诊断 RA。

附表 3   美国风湿病学会确定的关节功能分类标准

Ⅰ级   关节能自由活动,能完成平常的任务而无妨碍

Ⅱ级   关节活动中度限制,一个或几个关节疼痛不适,但能料理日常生活

Ⅲ级   关节活动显著限制,不能胜任工作,料理生活也有困难

Ⅳ级   大部分或完全失去活动能力,病人长期卧床或依赖轮椅,生活不能自理

第三节 强直性脊柱炎

强直性脊柱炎是一种慢性进行性炎性疾病,以侵犯骶髂关节、脊柱关节、椎旁软组织及外围关节如髋、膝、踝等为主要临床表现的血清阴性脊柱关节病。受累脊柱可发生脊柱强直及屈曲畸形,晚期的典型表现是颈向前伸的驼背畸形,腰部变直僵硬,髋、膝不同程度地屈曲挛缩畸形及特殊的行走步态等。确切的病因不明,但与感染、遗传和自身免疫功能障碍有关。

本病多发生于男性,国外报道男女比为（3～20）：1,国内（5～14）：1。近期有人认为白人女性与男性发病率近似,只是女性多发生骶髂关节炎,且症状轻,易被忽略,少有发生严重驼背畸形者。发病年龄多在 15 岁左右,16 岁以下发病者为少年型,16 岁以上者为成人型。高峰为 21～30 岁,30 以后发病者少见。但本病起病隐渐,病人多不能确切指出其发病年龄。

强直性脊柱炎的发病率随种族、地区、性别而不同,北美白人总患病率为0.1%～0.2%,白人 HLA-B27 阳性者则高达 10%～20%,而黑人则较少。我国患病率约为 5/万～6/万,就诊率占门诊腰背痛骨关节病的 5%,是青年人较常见的腰背痛类疾病之一。

【临床表现与诊断】

一、临床表现

主要临床表现是腰痛、腰僵和腰部活动功能丧失,驼背畸形以及由畸形引起的呼吸、消化和循环功能障碍。

20～40 岁男性无明显诱因腰背僵直和疼痛，以晨起明显（晨僵），稍微活动后缓解。轻微的体力劳动即出现腰背疼痛，休息亦不能缓解，其病情大多由下向上发展，亦有少数开始于颈部向下发展。

随着病情的发展，外周关节受到影响。胸廓活动消失，上下楼梯和体力劳动时，心慌气急、体力不支，继而腰背活动受限程度加重，并逐渐出现胸腰椎后凸的典型驼背畸形，头前屈、颈强直、双眼不能直视前方，只能看到自己脚前方几米的距离，闻及背后呼叫只能整个身体后转，严重者需身体倾斜，只能以眼外眦的余光看视，同时消化不良、饭量减少、逐渐消瘦。双髋屈曲挛缩加重驼背。

由于脊柱强直、骨质疏松，中度外伤可造成骨折，头颈部外伤可致颈椎骨折。当全脊柱发生强直后，病人疼痛可消失。大约有 45％的患者从外周关节发病，以髋、膝、踝等关节多见，肘、手、足小关节偶尔受累，非对称性。少数关节、单关节及下肢大关节为本病外周关节炎的特征，髋关节受累占 38％～66％，大多为双侧。除髋关节外，其他关节受累很少引起关节破坏，而髋关节受累多数为对称性，大多关节受到破坏，最后可发展到骨性僵硬。其他如跖腱膜炎、跟腱炎和其他肌腱末端骨突的炎症亦多见。约 25％的患者有虹膜炎，由于骨质增生及炎症刺激可发生坐骨神经痛及马尾综合征。

另外，眼部受累发生急性前葡萄膜炎或虹膜炎；心血管受累可发生瓣膜病、上行性动脉炎、心肌病等；累及到肺部则表现为肺上部纤维化而致胸部活动受限、肺功能降低等。

二、体征

开始骶髂关节和椎旁肌肉压痛，继后压痛范围变广，腰椎前凸变平，脊柱各方向活动受限或消失，胸廓活动范围减少及颈椎前凸消失。以下几种方法可用于检查脊柱病变情况。

（1）正常人立正时，双足跟可贴壁，枕部亦可贴壁。而强直性脊柱炎病人早期可看到平腰（腰前凸减少或消失）及腰背伸受限。晚期可见到腰椎变为后凸，脊柱各方向活动均受限。若整个脊柱发展到纤维性或骨性强直时，脊柱活动则完全丧失，脊背呈板状固定，严重者呈驼背畸形。

（2）胸廓扩张减弱　取第四肋间为测定处，胸围正常人深呼吸与吸气之差大于 2.5cm，而强直性脊柱炎患者则小于 2.5cm。

（3）Schober 试验　于髂后上棘连线垂线向上 10cm，向下 5cm 各记两点。正常膝关节直立，病人弯腰，二点距离增加 5cm，而强直性脊柱炎患者小于 5cm。

（4）骶髂关节检查可做骨盆分离试验、骨盆挤压试验、骶骨下压试验、床边试验，若出现阳性则是骶髂关节炎的可靠体征。

（5）受累的关节早期可见肿胀、积液和局部皮肤发热，晚期可见各种畸形。

三、辅助检查

（1）X 线表现　X 线表现对本病具有诊断意义，大多数强直性脊柱炎病人骶髂关节出现病变较早，一般骶髂关节炎病变分 5 级。0 级：正常；Ⅰ级：可疑，髂侧关节面欠光滑且毛糙；Ⅱ级：轻度病变，有局限性骨侵蚀和硬化；Ⅲ级：中度改变，有骨侵蚀和硬化，进行性关节间隙扩大或狭窄，且有部分僵直；Ⅳ级：重度改变，完全强直。

① 骶髂关节 X 线表现：本病多从骶髂关节开始，骶髂关节改变是诊断本病的主要

依据。骶髂关节可有三期改变：早期可见关节边缘模糊，并稍致密，关节间隙加宽。中期可见关节间隙狭窄，关节边缘骨质腐蚀与致密增生交错，呈锯齿状。晚期表现为关节间隙消失，骨致密带消失，骨小梁连接通过关节间隙而呈骨性强直。

② 脊柱 X 线表现：脊柱的 X 线最具特征性，早期主要表现为椎体方形变和骨质疏松，以后才出现脊柱竹节改变和脊柱后凸畸形（驼背）。椎体方形变是由于椎体前部上下缘韧带附着处骨赘所致，增生的新骨造成椎体方形变，正常椎体前缘之生理凹陷消失；脊柱竹节样改变见于本病的中晚期，由于新生的骨质在相邻椎体的两侧形成骨桥，正位片观椎体和骨桥与竹节十分相像，为 3 条骨化条自上而下纵行整个脊柱，即双侧骨化的关节突，中间棘突及骨化的棘上棘间韧带；疾病晚期由于椎间盘病变，椎间隙变窄，正常生理弯曲消失发展为脊柱后凸畸形。

③ 髋关节：常为双侧受累，早期表现为骨质疏松、关节囊饱满膨隆及闭孔缩小。中期可见关节间隙狭窄，关节边缘有密度减低区，髋臼外缘和股骨头边缘骨质增生性改变。晚期可见髋臼内陷或关节骨性强直。

（2）早期 CT、MRI 诊断价值较高，但假阳性较高。

（3）实验室检查　血沉增快。血常规检查可有贫血和血小板增多，血清 C 反应蛋白升高。95% 的病人 HLA-B27 阳性，对诊断本症具有特异性，但 HLA-B27 阳性者99% 不患病，单以此诊断本病的敏感度不高，不能用此筛选病人，必须先结合临床。

四、诊断要点

诊断依据包括症状、关节体征、关节外表现、家族史以及实验室和影像学检查支持诊断。现仍沿用 1966 年纽约诊断标准，或 1984 年修订的纽约标准，对于一些暂时不符合上述标准者可参照欧洲脊柱关节病诊断标准，并行随访观察。

（1）纽约标准（1966）　X 线片证实有双侧或单侧骶髂关节炎，按前述 0～Ⅳ级标准，并分别附加以下临床表现。①腰椎在各个方向活动均受限；②有腰背痛或既往有；③胸廓扩展范围小于 2.5cm。

肯定诊断标准：X 线证实Ⅲ、Ⅳ级双侧骶髂关节炎，并附加上述临床表现 1 条，或 X 线证明单侧骶髂关节炎Ⅲ～Ⅳ级，或Ⅱ级双侧骶髂关节炎，并附加上述表现症状1 条。

（2）修订纽约标准（1984）　①下腰背痛至少持续 3 个月，疼痛随活动好转，但休息不减轻；②腰椎活动各方向受限；③胸廓扩展范围小于同年龄和性别正常值；④双侧骶髂关节炎Ⅱ～Ⅳ级，或单侧骶髂关节炎Ⅲ～Ⅳ级。

其中④为必备条件，再附加①～③中的①项即可确诊。

（3）欧美脊柱关节病研究组标准　炎性脊柱痛或非对称性以下肢关节为主的滑膜炎，并附加以下项目中的任何 1 项。①阳性家族史；②银屑病；③炎性肠病；④关节炎前 1 个月内有尿道炎、宫颈炎或急性腹泻；⑤双侧臀部交替疼痛；⑥肌腱末端病；⑦骶髂关节炎。

【治疗】

一、中药内治

本病以疼痛为主要表现，早期以实证为主，中期则虚实相兼常见，晚期则阴阳气血俱虚为主。

1. 早期

（1）风寒湿痹　患者腰骶、脊背酸楚疼痛，痛连颈项，伴僵硬和沉重感，转侧不利，阴雨潮冷天加重，得温痛减，或伴双膝冷痛，或恶寒怕冷。舌质淡，苔薄白腻，脉沉迟。

治则：祛风、散寒、逐湿、温通经脉。

方药：蠲痹汤（《医学心悟》）。

组方：羌活、防风、姜黄、当归、赤芍、黄芪、炙甘草、生姜、大枣。偏于风者，加防风；偏于寒者加麻黄、川草乌、细辛；偏于湿者加防己、苍术、薏苡仁、蚕砂；发热者佐以知母、黄芩、金银花、连翘；痛在腰背加白芷、续断；痛在上肢者加威灵仙、姜黄；痛在下肢者加牛膝、木瓜。

（2）热痹　患者腰骶、脊背、髋部酸痛，僵硬，重着，活动不利，或伴髋、膝等关节红肿疼痛。或见烦热、口苦、胸脘痞闷，小便黄赤，舌红苔黄腻，脉濡数。

治则：清热解毒，活血通络。

方药：麻杏石甘汤（《伤寒论》）加味。

组方：麻黄、杏仁、石膏、甘草、荆芥、牛蒡子、薄荷、射干、桔梗、金银花、连翘、黄芩、僵蚕、桑枝、秦艽、赤芍。

2. 中期

（1）阳虚寒湿型　腰骶、脊背、髋部隐隐作痛，酸软无力，僵硬和沉重感，转侧不利，缠绵不愈，阴雨潮冷天加重，喜温喜按，遇劳更甚，卧则减轻，反复发作，面色白，舌质淡，脉沉迟无力。

治则：温阳益肾，通络散寒。

方药：乌头桂枝汤加味（《金匮要略》）。

组方：川乌、草乌（先煎）、桂枝、人参、生姜、肉桂。本方为大辛大热之剂，不可久服。当患者症状缓解，活动灵活后停用。

（2）阳虚血瘀型　腰骶、脊背、髋部刺痛，痛有定处，日轻夜重，缠绵不愈，舌质暗紫，或有瘀斑，脉细涩。

治则：补肾壮阳，活血通络。

方药：温肾逐瘀汤（经验方）。

组方：制附子、肉桂、鹿角霜、淫羊藿、补骨脂、骨碎补、露蜂房、制川乌、全蝎、鹿衔草、熟地黄、甘草。

（3）阴虚湿热型　腰骶、脊背、髋部隐隐作痛，酸软无力，缠绵不愈，心烦少寐，口干口苦，面色潮红，手足心热。舌红苔少，脉濡数或细数。

治则：滋阴益肾，通络蠲痹。

方药：六味地黄丸加味（《小儿药证直诀》）。

组方：生地黄、熟地黄、山萸肉、龟甲、枸杞子、肉苁蓉、紫河车、当归、赤芍、地龙、桂枝、鸡血藤、全蝎、甘草。若湿热重者，去熟地黄、山茱萸，加黄柏、知母、苍术。

3. 后期

（1）肝肾两虚型　患者腰骶部、脊背、颈部、髋部酸或疼痛势缓，喜按喜揉，或见关节强直变形，屈伸不利，或有四肢酸软乏力，肌肉萎缩，或有双目干涩疼痛，可伴消瘦，咽干口渴，头晕心悸，耳聋耳鸣，心烦失眠，面色潮红，手足心热，盗汗遗精，舌质红，苔少或薄黄，脉弦细数。

治则：补肝肾、养气血、壮筋骨。

方药：独活寄生汤（《备急千金要方》）。

组方：独活、防风、秦艽、当归、川芎、地黄、芍药、杜仲、牛膝各10～15g，细辛3g，肉桂5～10g，茯苓、桑寄生15～30g，人参5～10g，甘草6g。

（2）肾阳亏虚型　关节屈伸不利，腰膝酸软无力，甚则弯腰驼背，形寒肢冷，关节冷痛，恶寒自汗，舌淡苔白脉沉弱。

治则：温阳益气。

方药：真武汤加味（《伤寒论》）。

组方：附子、生姜、茯苓、白术、白芍、当归、续断、杜仲、淫羊藿、巴戟天。气虚者去生姜，加人参、党参；阳虚而阴寒盛，痛不可忍者，加桂枝、甘草、干姜。

（3）肾阴亏虚型　腰背疼痛日久不愈，筋脉拘急牵引，运动时加剧。腰膝酸软无力，关节变形，日轻夜重，口干心烦，低热乏力，头晕耳鸣，盗汗面赤，舌红少苔，脉细沉。

治则：滋补肝肾，强壮筋骨。

方药：六味地黄汤加当归、白芍（《小儿药证直诀》）。

组方：熟地黄、山药、山茱萸、茯苓、泽泻、牡丹皮、当归、白芍。肾阳亏损甚者，加石斛、阿胶、枸杞子、桑寄生、牛膝、首乌、玉竹；阴虚阳亢、肝风内动者，加石决明、牡蛎、桑枝、钩藤；腰背部疼痛可加川芎、鸡血藤、木瓜、穿山甲、桑枝、伸筋草、海风藤等其中3味。

二、中药外治

应用中药外治病变的主要目的，即通过某些中药如细辛、川乌、草乌、生半夏、荜茇、高良姜、牛蒡子、花椒等对皮肤局部末梢神经暂时的麻醉作用而起止痛效果，以减轻或缓解疼痛以及改善关节的活动功能。

三、针灸疗法

针灸治疗强直性脊柱炎，对控制症状，减轻痛苦，缓解病情，有一定意义。但单纯针灸治疗，往往难以痊愈，需配合其他治疗方法。

1. 毫针

（1）取穴　肾俞、命门、大杼、腰阳关、太溪、小肠俞、委中、膈俞、足三里、关元等。

（2）方法　每次取5～7穴，每日针治1次。对于阳虚、风寒湿痹的患者，在针刺上述腰背部穴位时，也可配合用灸法。肾俞、命门、太溪、足三里用补法，其余穴位用中等刺激。

2. 梅花针

（1）取穴　阿是穴周围，腰骶部膀胱经线。

（2）方法轻叩，以局部皮肤红晕为宜。叩后可配拔火罐效果较好。

3. 灸法

（1）取穴同毫针取穴法。

（2）方法　常用艾条灸、艾炷灸、温灸器灸。每次选3～5穴，灸10～20min或5～7壮，每日1次，10次为1疗程，间隔2～3日行第2疗程。

（3）注意　孕妇腰骶部不宜施灸。

四、推拿治疗

推拿手法对强直性脊柱炎有一定的治疗作用，尤其对早期患者效果明显。通过推拿可改善局部组织的微循环，减轻患部组织的充血、水肿及炎性改变，从而可控制病情发展，缓解临床症状，达到治疗目的。治疗原则为温经通络止痛。

（1）脊柱部手法　患者俯卧位，视病情可适当腹部垫枕。

① 按揉弹拨：从上背向腰骶部沿骶棘肌进行叠指、叠掌按揉治疗，用力由轻到重，再自上而下以腰骶部为重点作弹拨法，配以点按膀胱经穴，反复施之。

② 平推振压：自上而下，背脊部用拇指平推，腰骶部取肘平推法，沿骶棘肌内侧束施行，然后有节奏地从背至腰骶进行弹性振压。

③ 擦脊温通：取介质少许，沿膀胱经及棘旁从上而下行小鱼际侧擦法，腰骶部、骶髂部务以透热为佳。

（2）髋部以下手法

① 用掌根、肘部按揉法，拳背法及弹拨法舒松臀肌痉挛及粘连；在大腿后侧及髂胫束用掌根法。按揉法、掌平推小腿，点按委中、承山，拿小腿及跟腱。酌情施以下肢屈膝压腰或后伸压腰。

② 仰卧位，适当在背部、颈部垫枕，行点按气海、关元穴，揉摩腹部，搂、按、揉大腿前侧，弹拨股内收肌，摇髋关节，搓大腿。

（3）注意事项

① 在做手法操作时要柔和沉稳，切勿用力过猛过重，以免造成骨折等医源性疾病。对晚期发生畸形和脊柱僵硬，骨质疏松的患者，治疗时严防手法粗暴，以免发生骨折。

② 应坚持仰卧硬板床，低枕平卧，以避免脊椎圆背畸形的发生或控制圆背畸形的发展。

③ 在整个治疗中，以早期治疗效果较好，采用推拿和配合中药治疗，以控制病情发展，保护脊柱功能。

④ 本病应注意功能锻炼，包括扩胸运动和深呼吸训练；另外如双手抱树，做下蹲训练。

⑤ 尽可能坚持正常工作、生活，不宜长期卧床休息。

⑥ 加强营养，尤其是需要补充高蛋白和糖以提高机体抗病能力。

⑦ 注意保暖。

五、中药离子导入疗法

（1）药液制备　生川乌、生草乌、秦艽、威灵仙各90g投入75％乙醇600ml中浸泡半月过滤备用。

（2）操作方法　用绒布或滤纸浸透药液敷于疼痛明显处，上盖浸湿的绒布垫，内夹铅板连接电疗机导线之阳板，阴极置于腹部对应部位。电流强度5～10mA，每日1次，每次 20min，10 次为 1 疗程。

六、物理疗法

临床上有助于减轻强直性脊柱炎的病痛。

（1）热疗法 临床上常用在医疗体育前配合做些湿热敷，红外线照射，热水浴和蜡疗等，热疗可促进血循，以利炎症吸收，改善局部营养提高痛阈，另还有增强组织抗菌能力，提高机体免疫力的作用。

（2）紫外线照射 脊柱分上、下两区照射，隔日 1 次，直到皮肤有明显色素沉着为止。另可在关节局部照射。此法有消炎，止痛，调节钙磷代谢，及脱敏作用。

（3）磁疗法 磁疗有消炎，止痛，镇静，抗过敏作用。治疗时可用脊柱或病灶旋磁治疗以及穴位贴磁疗法。

（4）超短波 超短波电磁场可透入骨骼，改善深部血液循环，调整免疫功能，小剂量超短波治疗有消炎抑菌作用，电极放置方便，可使全脊柱透热。一般多在疾病的急性期使用，对缓解疼痛，松解晨僵有明显疗效。

七、支架保护

躯干支架适用于本病早期，预防驼背畸形，或经牵引治疗畸形纠正后，防止畸形复发，或脊椎截骨术后防止畸形复发。

八、牵引治疗

对于畸形不甚严重，畸形存在时间也不太久的病例，可用皮牵引或骨牵引或牵引床试行纠正，对髋关节畸形的牵引重量可用 4～6kg，膝关节畸形牵引可用 2～4kg。

九、深部 X 线照射

可以减轻疼痛，缓解肌肉痉挛。一般按照腰、胸、颈椎及一侧骶髂关节各 200rad 的放射剂量治疗。但由于其并发症多而顽固，目前只选择地用于各种常规疗法都无效的病例。

十、西药治疗

一线药物：非甾体类抗炎药；二线药物：柳氮磺胺吡啶、甲氨蝶呤、硫唑嘌呤、雷公藤总甙；三线药物：糖皮质激素。

（1）非甾体类抗炎药 该类药物为首选，能迅速减轻疼痛及消除肿胀，增加关节活动范围，这类药物繁多，但疗效大致相同，常用的药物有吲哚美辛、吡罗昔康、布洛芬、双氯芬酸钠、塞来昔布等。

吲哚美辛对强直性脊柱炎疗效最好，但不良反应多，对于年轻人无高血压、胃肠病、肝肾疾病及其他疾病者可首选，方法为 25mg，每日 3 次，饭后口服。对于夜间痛及晨僵者可睡前服 50mg 或 100mg 栓剂塞入肛门。

非甾体类抗炎药主要引起胃肠道不适，少数可发生胃溃疡、胃出血，以及高血压、头痛、头晕、肝肾损伤等并发症，一般用一种药即可，用两种以上药物不会增加疗效，反而增加不良反应。一般用药 2 个月左右，待症状完全控制后再减少剂量，巩固一个阶段，再考虑停药，否则症状易反复。在用药 2～4 周后，疗效不好应换药，用药过程中要始终注意不良反应。

（2）水杨酸柳氮磺胺吡啶（柳氮磺吡啶） 可改善 AS 的关节疼痛、肿胀和发僵感，剂量 2.0g，分 2～3 次服。一般从 0.25g，开始每日 3 次，以后每周每次增加 0.25g，直至 1.0g，每日 2 次。由于本药起效慢，可选起效快的非甾体类抗炎药与其合用。本药不良反应为胃肠道症状、头痛、头晕、血细胞减少。对磺胺过敏者禁用。

（3）糖皮质激素　少数病例用大剂量非甾体类抗炎药不能控制症状时，可用甲泼尼龙冲击治疗，15mg/kg，连续3日，对疼痛严重的下背痛，可用长效激素（曲安奈德）于骶髂关节内局部注射，或压痛点封闭，每3～4周1次。

（4）沙利度胺　治疗难治的男性强直性脊柱炎，开始剂量50mg/日，每10日增加50mg，至200mg/日维持，国外有用至300mg/日者，本药不良反应有嗜睡、口渴、白细胞减少、转氨酶增高、血尿、指尖发麻，故用本药应密切观察。

（5）生物制剂　国外有用抗肿瘤坏死因子单克隆抗体用于活动性或其他治疗无效的病人，至今有两种制剂，即Infliximad和Etanercept，短期疗效明显，长期疗效有待观察，不良反应有感染、过敏以及狼疮样病变。

十一、手术疗法

对经过充分的保守治疗无效的患者，可配合手术治疗，以挽救和改善关节功能，一般早期可行滑膜切除术，中期可行关节清理术，晚期可根据情况行关节松解术、截骨术、关节融合术、关节成形术及人工关节置换术等。严重驼背畸形而影响平视者，可在腰椎行脊柱截骨成形术。

【运动康复】

1. 床上伸展运动：早晨醒来后，患者采取仰卧位姿势，双臂伸过头，向脚趾、手指方向伸展，然后放松，伸展双腿，足跟下伸，足背向膝方向屈，然后再放松。

2. 腹部运动：取仰卧位，将腿弯曲，双脚着地，双臂放身旁，头和双肩慢慢抬高，直至触到双膝为止，坚持5s，重复以上动作。目的在于伸张腹部肌肉，改善肌力并保持躯干平直姿势。

3. 猫背运动：趴下使动作接近猫状，低头放松，要求背如弓状，直到拉伸至满意为止，抬头提臀塌背，到满意为止，重复以上动作。

4. 转体运动：平坐在椅子上，双臂抬平，双手交叉，向右转，目视右肘，坚持5s后复原，然后同样的做法向左侧，重复以上动作5次。

5. 转颈运动：和转体运动相似，平坐双脚着地，头向右转或向左转。并注视同侧肩部，再复原，每侧5次。同样也可采取颈前屈，下颌尽量向胸靠，复原；仰头尽量向后，复原，每个方向重复5次。

6. 颈椎腰椎练习：双手叉腰，两腿叉开，头部向左转或向右转，并注视同侧肩膀，重复以上动作10次。

7. 飞燕点水运动：平趴手臂放在身体两侧，腿伸直，抬起左腿，右臂向前伸。保持5～10s，稍微休息一下做右腿的相同动作。也可头胸及四肢同时上抬，离开床面，只让腹部着床。

8. 膝胸运动：平躺双足着地，腿自然弯曲，抬起一膝慢慢向胸部靠近，双手抱膝拉向胸前，然后回归原位，另一膝做上述运动，重复2～3次，直至僵硬消失为止。

以上运动可有效减轻强直性脊柱炎的病情，患者可按照以上的运动方式进行锻炼，不过患者要根据自己的病情循序渐进的锻炼，动作不可太多、剧烈，有什么不适症状要立刻停止。

【预防与调摄】

① 食用富含蛋白质和维生素的饮食，少食动物脂肪，骨质疏松者应加服钙剂和鱼肝油。

② 保持良好的姿势，对预防畸形有一定意义，如患者坐位时应尽量挺胸收腹，不宜长时间弯腰工作。睡眠时忌用高枕，卧睡硬板床，卧睡时不要侧卧、弓腰、屈膝，尽管这种姿势使患者感到舒适，仍应采用仰卧或俯卧位。

③ 注意做矫形体操。如做深呼吸运动和扩胸运动，可以扩展胸廓，预防肋椎关节强直，增加肺活量，由于胸廓的扩张，可间接的起到预防驼背畸形的作用，颈部可做前屈、后伸、左右侧屈及旋转活动。髋关节要进行髋伸肌和外旋肌的训练，在水中练习会取得较好效果。

④ 患者应坚持肢体的活动锻炼，在疼痛能够忍受的情况下，注意关节的功能活动，既有利于疾病的恢复，又有利于保持关节功能，防止或减少残废的发生。

⑤ 游泳和登山运动。游泳可以同时强化背伸肌，肩外展肌和外旋肌，髋外展肌和外旋肌，膝伸肌等的功能。登山运动同样可以使上述肌肉得到更好的锻炼，同时使呼吸加深，胸廓活动加大，促进心肺功能，也有利于防止脊柱屈曲变形。

⑥ 不要参加体力劳动，尤其背物劳动，防止脊柱屈曲畸形。

⑦ 多进行体育锻炼，以维持脊柱保持最好的位置，增强椎旁肌肉的力量和增加肺活量。

第四节 痛风性关节炎

痛风性关节炎是由于嘌呤代谢障碍和血尿酸持续较高，尿酸盐沉积在关节囊、滑囊、软骨、骨质和其他组织中而引起的病损及炎性反应，以关节红、肿、热、痛反复发作，关节活动不灵活为主要临床表现，病变常累及肾脏引起慢性间质性肾炎和尿酸肾结石形成。属于中医"痹证"范畴。《医学准绳六要·痛风》述："痛风，即内经痛痹"。《血证论》曰："痛风，身体不仁，四肢疼痛，今名痛风，古曰痹证"。

痛风性关节炎好发于男性及绝经期妇女，男性多于女性，男女之比约为20：1，是欧美各国的一种常见病，发病率在0.3%左右，相当于癌症的发病率。在我国，痛风以往一直被认为比较少见，但近来，一方面由于医疗条件的改善及医务人员对痛风认识的提高，使被漏诊和误诊为风湿性关节炎、类风湿关节炎、丹毒、骨关节炎、结核性关节炎、过敏性关节炎的痛风，能得到及时诊断；另一方面，随着生产方式的改进，体力劳动的强度有所减轻，人民生活水平不断提高，饮食结构发生了改变。由传统的碳水化合物及较低水平蛋白质食物，转变为蛋白质含量较高的食品，加上部分人缺乏适当的体力活动，使体重超过标准，痛风的发病率也有较显著的增高。

【临床表现与诊断】

一、临床表现

关节痛是痛风最常见的症状。发病开始可累及包括第一跖趾关节在内的2个或3个关节。第一跖趾关节病变约占痛风病人的50%，为本病多发关节。踝、跗、膝、肘和腕关节也可见到。原发性痛风掌发现于 40 岁以上男性，女性较少且多为绝经期妇女，痛风性关节炎通常分为 4 期。

（1）无症状期　时间较长，仅血尿酸增高，约 1/3 病人以后有关节症状。

（2）急性关节炎期　多在夜间突然发病，受累关节剧痛，首发关节常累及拇趾关节，其次为踝、膝等。关节红、肿、热和压痛，全身无力、发热、头痛等。可持续 3～11 日。饮酒、暴食、过劳着凉、手术刺激、精神紧张均可成为发作诱因。

（3）间歇期　为数月或数年，随病情反复发作间期变短、病期延长、病变关节增多，渐转成慢性关节炎。

（4）慢性关节炎期　由急性发病至转为慢性关节炎期平均 11 年左右，关节出现僵硬畸形、运动受限。

二、辅助检查

（1）实验室检查　血尿酸增高（正常值男性为 6mg％，女性为 5mg％）。急性发作期可有白细胞增高，血沉增快，痛风石穿刺可见尿酸盐结晶。

（2）X 线检查　早期急性关节炎除软组织肿胀外，关节显影正常，反复发作后才有骨质改变，首先为关节软骨缘破坏，关节面不规则，关节间隙狭窄，病变发展则在软骨下骨质及骨髓内均可见痛风石沉积，骨质呈凿孔样缺损，无论缺损范围大小，其边缘均锐利，缺损呈半圆形或连续弧形的形态，骨质边缘可有增生反应。

【治疗】

一、中药内治

1. 辨证治疗

（1）风寒痹阻　肢体关节疼痛，皮色不红触之不热。伴有恶寒无汗，舌苔薄白脉浮数。

治法：祛风散寒，除湿通痹。

方药：通痹汤加减。

组方：麻黄 10g，桂枝 10g，独活 8g，细辛 6g，黄芪 20g，鹿角 10g，淫羊藿 10g，当归 15g，红花 6g。

（2）湿热壅盛　肢体关节疼痛，痛处掀红灼热，肿胀疼痛剧烈，筋脉拘急，手不可近，更难以下床活动，日轻夜重。患者多兼有发热、口渴、心烦、喜冷恶热等症状，舌质红，苔黄燥，脉滑数。

治法：清热除湿，活血通络。

方药：宣痹汤（《温病条辨》）加味。

组方：防己 10g，杏仁 10g，滑石 15g，连翘 10g，山栀 6g，薏苡仁 30g，半夏 6g，蚕砂 10g，赤小豆 10g，姜黄 10g，海桐皮 10g。

（3）血瘀痰阻　痹证历时较长，反复发作，骨节僵硬变形，关节附近呈暗黑色，疼痛剧烈，停着不移，不可屈伸，或疼痛麻木。关节或红肿疼痛，兼见发热而渴，尿短赤；或关节冰凉，寒冷季节而痛剧，得热而安。舌多见紫色瘀斑，脉细涩。

治法：活血化瘀，化痰通络。

方药：身痛逐瘀汤加减。

组方：桃仁 12g，红花 12g，当归 12g，地龙 20g，五灵脂 9g，川芎 9g，没药 9g，香附 9g，羌活 12g，秦艽 12g，牛膝 20g，生甘草 6g。

（4）肝肾亏虚 痹证日久不愈，骨节疼痛，关节僵硬变形，冷感明显，筋肉萎缩，面色淡白无华，形寒肢冷，弯腰驼背，腰膝酸软，尿多便溏，或五更泻，舌淡白，脉沉弱。或骨节疼痛，筋脉拘急牵引，运动时加剧，形疲无力，烦躁，盗汗，头晕耳鸣，面赤，或持续低烧，日晡潮热，腰酸膝软无力，关节或见红肿灼热，或变形，不可屈伸，日轻夜重，口干心烦，纳少，舌质红少苔，脉细。

治法：补益肝肾，除湿通络。

方药：独活寄生汤（《千金方》）加味。

组方：独活、防风、秦艽、当归、川芎、地黄、芍药、杜仲、牛膝各 10～15g，细辛 3g，肉桂 5～10g，茯苓、桑寄生 15～30g，人参 5～10g，甘草 6g。

2. 中成药

① 痛风定胶囊：清热除湿，活络定痛。口服，每次 4 粒，每日 1 次。适用于湿热者。

② 追风透骨丸：通经络，祛风湿。口服，每次 6g，每日 2 次。适用于寒湿或瘀阻者。

③ 三七活血片：活血化瘀，通络止痛。口服，每次 20mg，每日 3 次。适用于关节畸形，疼痛剧烈者。

④ 杞菊地黄丸：滋补肝肾。口服，每次 9g，每日 2 次。适用于肝肾阴虚者。

二、中药外治

急性期可用金黄散，或玉露散、双柏膏外敷；慢性期可用冲和膏或回阳玉龙膏外敷。

三、神经阻滞理疗法

神经阻滞是作为剧烈疼痛时镇痛和使发作期尽快终止为目的的对症疗法。可使用局麻药、激素混合液 1～3ml 行关节内注射或施行阻滞支配患病关节（部位）之神经末梢。一般在急性期需每日或隔日 1 次，必要时可反复施行。对进入慢性期的患者，每周施行 2 次神经阻滞，5 次为 1 疗程。并应指导患者饮食。

四、针灸疗法

1. 毫针

取穴：常取"阿是穴"，病足配八风、内庭、太冲；病踝配昆仑、丘墟、太溪；病手配八邪、四缝；病腕配阳池、阳溪、合谷；病膝配犊鼻、梁丘、血海、委中、阳陵泉、足三里等穴。湿热证配大椎、曲池；痰瘀证配膈俞、脾俞、膀胱俞、丰隆；肝肾亏虚配肝俞、肾俞、太溪。

方法：毫针刺用泻法（虚证用平补平泻法）每日 1 次。关节瘀热肿甚者，可在局部用三棱针点刺放血。

2. 耳针

取患肢关节同名穴区、神门、内分泌、交感、肾等穴。用埋针法。

3. 水针

参考毫针法局部选穴，每次选 2～3 穴。选用当归、威灵仙等注射液，每穴每次注药 0.5～2ml 不等，隔日 1 次。

五、中药离子导入疗法

威灵仙、茯苓、当归各 30g，镇江陈醋 500ml 浸 15 日后滤清，做直流电中药离子导入治疗。

六、西药治疗

1. 急性发作期

① 秋水仙碱：对本病有特效，开始每小时 0.5mg 或每 2h 1mg，至症状缓解或出现恶心、呕吐、腹泻等肠道反应时停用。一般需 4～8mg，症状可在 6～12h 内减轻，24～48h 内控制，以后可给 0.5mg，每日 2～3 次，维持数天后停药。胃肠道反应过于剧烈者可将此药 1～2mg 溶于 20ml 生理盐水中于 5～10min 内缓慢静脉注入，但应注意勿使药物外漏，视病情需要 6～8h 后再注射，有肾功能减退者 24h 内不宜超过 3mg。对诊断困难病例可作试验性治疗，有助于鉴别诊断。副作用为秃发、白细胞降低。

② 保泰松或羟基保泰松：有明显抗炎作用，且能促进尿酸排出，对发病数日者仍有效。初剂量为 0.2～0.4g，以后每 4～6h 0.1g，症状好转后减为 0.1g，每日 3 次，连续数日停药。本药可引起胃出血及水钠潴留，在活动性溃疡病患者及心脏功能不全者忌用。白细胞及血小板减少的副反应偶有发生。

③ 吲哚美辛：疗效与保泰松相仿。初剂量 25～30mg，每 8h 1 次，症状减轻后 25mg，每日 2～3 次连服 2、3 日。副作用有胃肠道刺激、水钠潴留、头晕、头痛、皮疹等，有活动性消化道溃疡者禁用。

④ 布洛芬：每次 0.2～0.4g，每日 2～3 次，可使急性症状在 2～3 日内迅速控制。本药副作用较小，偶有肠胃反应及转氨酶升高。

⑤ 吡罗昔康：每日 20mg，1 次顿服。偶有胃肠道反应，长期用药应注意血象及肝肾功能。

⑥ 萘普生：口服每天 500～750mg，分两次服用。副作用小。

⑦ ACTH 与泼尼松：对病情严重而秋水仙碱等治疗无效时，可采用 ACTH 25mg 加入葡萄糖中静脉滴注，或用 40～80mg 分次肌内注射，此药疗效迅速，但停药后易于"反跳"复发，可加用秋水仙碱 0.5mg，每日 3 次，以防止"反跳"。口服泼尼松亦有速效，但停药容易复发。因长期用激素易致糖尿病，高血压等并发症，二者尽量不用。

2. 间歇期及慢性期

① 饮食控制，避免进食高嘌呤饮食，如动物内脏、骨髓、海味、蛤蟹等。肥胖患者应减少热量的摄取，降低体重。宜多饮水以利尿酸排出。避免过度劳累、紧张、饮酒、受冷、受湿及关节损伤等诱发因素。

② 降低血尿酸药物的应用：根据患者肾脏功能及 24h 尿酸排出量，每日排出尿酸量低于 600mg 及肾功能良好者，用排尿酸药；肾功能减退及每日排出尿酸量高于 600mg 者，选用抑制尿酸合成药；在血尿酸增高明显及痛风石大量沉积的病人，可二者合用。有使血尿酸下降及痛风石消退加快的作用，因两组药物均无消炎止痛作用，且在使用过程中有动员尿酸进入血液循环，导致急性关节炎发作的可能，故不宜在急性期应用。

丙磺舒：为排尿酸药。初用 0.25g，每日 2 次，2 周内增至 0.5g，每日 3 次，最大剂量每日不超过 2g。约 5% 病人发生皮疹、发热、肠胃刺激、肾绞痛及激起急性发作等副作用。

磺吡酮：为排尿酸药。自小剂量开始，每次 50mg，每日 2 次，渐增至每次 100mg，每日 3 次，每日最大剂量为 600mg。此药对胃黏膜有刺激作用，溃疡病患者慎用。

苯溴马隆：为排尿酸药，每日 1 次，每次 25～100mg。可有胃肠道反应，肾绞痛及激发急性关节炎发作。

异嘌呤醇：为抑制尿酸合成药。每次 100mg，每日 3 次，可增至 200mg，每日 3 次。个别病人可有发热、过敏性皮疹、腹痛、腹泻、白细胞及血小板减少，甚而肝功能损害等副作用，停药及给予相应治疗一般均能恢复，偶有发生坏死性皮炎则病情严重，应立即抢救治疗。用药期间也可能发生尿酸转移性痛风发作，可辅以秋水仙碱治疗。

③ 秋水仙碱的应用：在痛风反复发作的病人，慢性炎症不易控制，虽经上述治疗，有时仍有局部关节酸痛或急性发作，此时可用小剂量秋水仙碱维持，每日 0.5mg 或 1mg。

④ 其他：对有高血压、冠心病、肥胖症、尿路感染、肾功能衰竭等伴发或并发症者，须进行对症治疗。关节活动困难者须予以理疗和锻炼。痛风石溃破成瘘管者应予以手术刮除。

3. 无症状高尿酸血症的治疗及药物

一般认为血尿酸盐的浓度在 8～9mg/dl 以下者不需药物治疗，但应避免过食（特别是高嘌呤饮食）、酗酒、过劳、创伤及精神紧张等诱致急性发作的因素。血尿酸过高应予异嘌呤醇治疗。

4. 继发性痛风的治疗及药物

除治疗原发疾病外，对痛风的治疗原则同前述，降低血尿酸以异嘌呤醇为首选。但由于尿酸生成和排出较多，排尿酸药易加重肾脏负担而不选用。

【运动康复】

高尿酸血症患者：适当运动可预防痛风发作，减少内脏脂肪，减轻胰岛素抵抗性。剧烈运动可诱使急性痛风发作。

痛风性关节炎患者：保持关节动度，避免僵直挛缩；防止肌肉萎缩，保持肌肉张力；促进血液循环，改变局部营养状态；振奋精神，增强体质，增强康复的信心。

【预后】

痛风病程颇长，未累及肾脏者经过有效防治预后良好，一般不影响寿命，且可和正常人一样工作生活。但如防治不当，不仅急性发作有很大痛苦，且易导致关节畸形、肾结石、肾损害等严重后果。肾功能不全者预后较差。

对于影响关节功能的痛风石，或有溃破可能的巨大痛风石，或痛风石溃破，窦道形成经久不愈应手术刮除。如结石较大应手术切除，术前术后并用秋水仙碱和激素以防急性发作。

【预防与调摄】

（1）痛风急性发作时应卧床休息，抬高患肢，以减轻疼痛。

（2）日常饮食注意以下方面。

① 猪、牛、羊肉、火腿、香肠、鸡、鸭、鹅、兔以及各种动物内脏（肝、肾、心、脑）、骨髓等含嘌呤量高，应尽量不吃，鱼虾类、菠菜、豆类、蘑菇、香菇、香蕈、花生等也含有一定的嘌呤，要少吃。

② 多饮水，要使每日尿量保持在 2000ml 以上，因尿路结石的发生和尿酸浓度及小便的酸碱度有关，必要时可服用碱性药物，以预防尿路结石的发生。

③ 避免暴饮暴食或饥饿。

④ 节制烟酒，尤其不能酗酒。

⑤ 不喝浓茶、咖啡等饮料。

（3）妥善处理诱发因素，禁用或少用影响尿酸排泄的药物：如青霉素、四环素、大剂量噻嗪类利尿药及氨苯蝶啶、维生素 B_1 和维生素 B_2、胰岛素及小剂量阿司匹林（每天小于 2g）等。

（4）肥胖者要积极减肥，减轻体重，这对于防止痛风发生颇为重要。

（5）注意劳逸结合，避免过劳、精神紧张，一般不主张痛风病人参加跑步等较强的体育锻炼，或进行长途步行旅游。

第五节 骨质疏松症

骨质疏松症是各种原因引起的骨代谢性障碍，以骨组织显微结构受损，骨矿成分和骨基质等比例的不断减少，骨质变薄，骨小梁数量减少，骨脆性增加和骨折危险度升高的一种全身骨代谢障碍的疾病。

骨质疏松并非独立疾病，而是一个严重的社会问题，在老龄社会尤为突出。骨质疏松症导致骨骼受力不均，或骨质脆弱、机体产生修复性反应而形成骨刺，这种骨质成分异常分布的结果，可引起骨痛、驼背、身材变矮、骨折、椎间盘突出乃至致残等后果，而且往往还会引起继发性并发症。

【临床表现与诊断】

一、骨质疏松症的分类

（1）骨质疏松症根据发病原因不同可分为以下三类。

① 原发性骨质疏松症：如老年性骨质疏松症、绝经后骨质疏松症等。

② 继发性骨质疏松症：如甲亢性骨质疏松症、糖尿病性骨质疏松症、营养不良性骨质疏松等。

③ 特发性骨质疏松症：如遗传性骨质疏松症等。

（2）根据骨质疏松发生的范围不同可分为以下两类。

① 全身性骨质疏松症：如老年性骨质疏松症、甲亢性骨质疏松症等。

② 局限性骨质疏松症：如类风湿关节炎性骨质疏松症、肢体石膏固定后引起的局部骨质疏松症等。

二、临床表现

（1）疼痛　为原发性骨质疏松症最常见的症状，以腰背痛多见，占疼痛患者中的 $70\%\sim80\%$。疼痛沿脊柱向两侧扩散，仰卧或坐位时疼痛减轻，直立时后伸或久立、久坐时疼痛加剧，日间疼痛轻，夜间和清晨醒来时加重，弯腰、肌肉运动、咳嗽、大便用力时加重。一般骨量丢失 12％ 以上时即可出现骨痛。老年骨质疏松症时，椎体骨小梁萎缩，数量减少，椎体压缩变形，脊柱前屈，腰部肌肉为了纠正脊柱前屈，加倍收缩，肌肉疲劳甚至痉挛，产生疼痛。新近胸腰椎压缩性骨折，亦可产生急性疼痛，相应部位的脊柱棘突可有强烈压痛及叩击痛，一般 2～3 周后可逐渐减轻，部分患者可呈慢性腰痛。若压迫相应的脊神经可产生四肢放射痛、双下肢感觉运动障碍、肋间神经痛、胸骨后疼痛（类似心绞痛），也可出现上腹痛（类似急腹症）。若压迫脊髓、马尾还会影响膀胱、直肠功能。

（2）身长缩短、驼背　多在疼痛后出现。脊椎椎体前部几乎多为松质骨组成，而且此部位是身体的支柱，负重量大，尤其第 11、12 胸椎及第 3 腰椎，负荷量更大，容易压缩变形，使脊椎前倾，背曲加剧，形成驼背，随着年龄增长，骨质疏松加重，驼背曲度加大，致使膝关节挛拘显著。正常人有 24 节椎体，每一椎体高度约 2cm 左右，老年人骨质疏松时椎体压缩，每椎体缩短 2mm 左右，身长平均缩短 3～6cm。

（3）骨折　骨折给病人造成的痛苦最大，并严重限制患者的活动，甚至缩短寿命。骨质疏松症患者，在扭转身体、持物、开窗等室内日常活动中，即使没有较大的外力作用也可发生骨折，其中胸腰椎椎体、桡骨远端、股骨上端、踝关节等部位为好发，各种骨折的发生，分别与年龄及绝经时间有一定的关系。

（4）呼吸功能下降　骨质疏松所致脊柱后弯、胸廓畸形，易引起多个脏器的功能变化，其中呼吸系统的表现尤为突出，可使肺活量和最大换气量显著减少，肺气肿发生率可高达 40％。老年人多数有一定程度的肺气肿，肺功能随着增龄而下降，若再加骨质疏松症所致胸廓畸形患者往往可出现胸闷、气短、呼吸困难等症状，随着肺功能下降，甚至引起肺动脉高压和右心室肥大等。

三、辅助检查

（1）实验室检查　血清钙、磷和碱性磷酸酶一般均在正常范围，但由于骨吸收增加，血清钙及尿钙亦可稍增加，血磷可升高。若血清钙和尿钙均降低，而尿羟脯氨酸增加，表明骨形成障碍。

（2）X线检查　常规 X 射线照片可显示管状骨皮质变薄，髓腔变宽，骨小梁数目减少，其间隙也增宽，骨密度明显减低。脊椎骨的横行骨小梁常减少、变细或消失，而纵行骨小梁明显，椎体可因压缩骨折而呈楔形，或因椎间盘膨胀而呈双凹形。由于只有骨量减少到 30％ 以上，X 射线检查才能显示，故 X 射线检查难以发现早期骨质疏松。

（3）CT 检查　用 CT 检测椎体的骨密度来判断骨质疏松的程度称 QCT（Quantitative Computed Tomography）。CT 可选择任一平面扫描，通过计算机来确定任何部位三维空间的骨密度，能更好地运用于骨质疏松的诊断、骨折的预测以及治疗的评估。QCT 较 X 线检查准确，误差为 3％～9％。

（4）骨密度测定　骨密度的测定方法很多，最简单的是测定椎骨相对密度（RVD），即椎体与椎间盘密度的比较，正常应为 1，即椎体密度高于椎间盘；若 RVD 为零，说明两者密度相同，肯定有骨质疏松；若 RVD 为负数，则说明椎体密度比椎间盘还小，显示有严重骨质疏松。

【治疗】

一、中药内治

骨质疏松症属中医"骨痿、骨枯、骨痹"范畴，其发病机理为肾虚及气虚，治疗应以"虚则补之"为法，辨证治疗。

（1）肾虚

① 肾阴虚：表现为腰膝酸软，虚热往来，头晕耳聋，口燥舌干，舌红苔少等。

治法：滋补肾阴，强身健骨。

方药：左归丸加减（《景岳全书·新方八阵》）。

组方：熟地黄、山药、枸杞子、川牛膝、山茱萸、菟丝子、鹿角胶、龟板胶。阴虚火旺者，去枸杞子、鹿角胶，加女贞子、麦门冬；阴虚火不旺，去龟板胶，加补骨脂、莲子肉（去心）、胡桃肉；燥火刑金，干咳多痰者，加百合；夜热骨蒸，加地骨皮；小便混浊不利加茯苓；气虚者加人参；血虚加当归；腰膝酸疼加杜仲（盐水炒）。

② 肾阳虚：腰膝酸软，气怯神疲，肢冷畏寒，纳差腹冷，头晕耳聋，舌淡，脉沉细等症。

治法：温肾健脾，强筋壮骨。

方药：右归丸加减《景岳全书·新方八阵》。

组方：熟地黄、山药、当归、鹿角胶、菟丝子、山茱萸、肉桂、枸杞子、附子、杜仲。气虚加人参；阳虚便溏，加补骨脂（酒炒）；五更肾泄加五味子、煨肉豆蔻；胃寒腹痛加干姜（炒黄）、炒吴茱萸；腰膝酸痛加胡桃肉；阴虚阳痿加巴戟天、肉苁蓉。

（2）气虚　身倦自汗，少气懒言，头晕目眩，腰背酸疼，或胸胁四肢关节刺痛，舌质暗或有瘀斑瘀点，脉沉细弦。

治则：益气养血。

方药：归脾丸。

组成：白术、当归、茯苓、黄芪（炒）、龙眼肉、远志、酸枣仁（炒）、木香、甘草、人参。关节刺痛明显加桃仁、红花、土鳖虫等；寒重者加附子、仙灵脾；湿重者加苍术、防己、薏苡仁等。

二、针灸治疗

现代研究表明，中医肾虚证的实质为下丘脑-垂体-性腺轴的功能低下。利用以针灸补肾为主的治疗可以改善这种不足，从而增加骨密度，治疗骨质疏松。现代神经解剖学技术逆行追踪法观察了命门穴与卵巢、肾上腺传入神经节段性分布的关系，发现三者的脊神经节 T12～L2 节段有相互重叠现象，提示针灸可能是通过调节下丘脑-垂体-性腺轴的功能，从而提高体内雌激素水平，进而促进骨形成，抑制骨吸收，达到治疗骨质疏松症的作用。

（1）肾虚型

取穴：以足太阳膀胱经、足少阴肾经、督脉的穴位为主，取肾俞、太溪、志室、委中、夹脊、阿是穴、命门等穴。

方法：用补法毫针刺，灸命门穴。

（2）气虚型

取穴：以胃经、脾经的穴位为主，取脾俞、足三里、气海、膈俞、血海、曲池、肩髃、梁丘、阴陵泉、悬钟等穴。

方法：毫针刺用补法。血瘀者，辅以肝胆经的穴位，用泻法。

三、推拿治疗

（1）取穴　上支取肩井、臂臑、手三里、合谷、肩髃、曲池等穴；下肢取：阴廉、承山、昆仑、伏兔、承扶、殷门、腰阳关、环跳、足三里、委中、犊鼻、解溪、内庭等穴。

（2）操作方法　患者先取仰卧位，医者拿肩井筋，揉捏臂臑、手三里、合谷部肌筋，点肩髃、曲池等穴，搓揉臂肌来回数遍。然后拿阴廉、承山、昆仑筋，揉捏伏兔、承扶、殷门部肌筋，点腰阳关、环跳、足三里、委中、犊鼻、解溪、内庭等穴，搓揉股肌来回数遍。下肢操作时，患者体位配合手法运用。医者手法刚柔并济，以深透为主。

四、西药治疗

（1）雌激素　雌激素是防治绝经后骨质疏松症的首选药物。雌激素虽然不能增加骨量，但可减少骨吸收，降低血清钙、磷水平，也使尿钙和尿羟脯氨酸排泄减少。

（2）氟化钠、钙剂及维生素D　氟化钠可刺激成骨细胞，促进新骨形成，使骨小梁宽度增加，但新形成的类骨质矿化差。氟化钠可引起继发性甲状旁腺功能亢进，使骨吸收增加，故必须同时给予钙剂及维生素D。

（3）降钙素　降钙素可同时用于骨质疏松的预防和治疗，其主要作用在于抑制破骨细胞活性，减少破骨细胞数目，从而减少骨吸收，另一种机制是作用于肾小管，加强 1α 酶活性，使 25 羟维生素 D_3 转换为 1,25-二羟维生素 D_3，有利于肠钙的摄入。

【运动康复】

1. 增加肌力和耐力的运动康复：上肢拉力训练及手的握力训练，用于防治肱、桡骨的骨质疏松；单腿站立、下蹲加拉力训练；下肢后伸，外展运动；靠墙下蹲训练可用于防治股骨近端的骨质疏松；直腿抬高、桥式运动、躯干伸肌等运动训练，用于防治胸腰椎的骨质疏松。

2. 有氧运动：一般老年人的运动适宜心率为最大心率的 $60\%\sim80\%$，测算方法为：（220－年龄）次/分。运动形式有散步、有氧体操、太极拳、太极剑等。可以通过刺激骨骼，增加骨量，防止骨量丢失。建议每日步行 2000～5000m，防治下肢及脊柱的骨质疏松。

3. 游泳及水中负重训练：游泳不仅可以增加肌肉力量，强壮骨骼，还能改善心肺功能，促进血液循环。游泳由于不过度增加膝关节及脊柱负荷，特别适合老年患者及有骨质疏松症合并骨关节炎及腰椎病变患者。

4. 改善平衡能力训练：包括站位、坐位、卧位的平衡训练，预防跌倒。

【预后】

骨折是骨质疏松症的并发症，并且是致残和死亡的重要因素。在 60 岁之后，有 25％的女性有脊髓的骨折，在 75 岁后的概率会加倍。到了 90 岁，有 33％的女性和 17％的男性有髋骨骨折，通常起因于一个较小的跌倒或意外事故。许多遭受髋骨骨折的老人失去生活自理能力，一年内因此而死亡的人数超过 36％。

【预防与调摄】

骨质疏松症的三级预防措施包括以下方面。

一级预防：应从儿童、青少年做起，如注意合理膳食营养，多食用含钙、磷高的食品。坚持科学的生活方式，尽可能保存体内钙质，丰富钙库，将骨峰值提高到最大值是预防生命后期骨质疏松症的最佳措施。

二级预防：人到中年，尤其妇女绝经后，骨丢失量加速进行。此时期应定期进行一次骨密度检查，对快速骨量减少的人群，应及早采取防治对策。近年来欧美各国多数学者主张在妇女绝经后3年内即开始长期雌激素替代治疗，同时坚持长期预防性补钙，以安全、有效地预防骨质疏松。日本则多主张用活性维生素D及钙预防骨质疏松症，注意积极治疗与骨质疏松症有关的疾病，如糖尿病、类风湿关节炎、脂肪泻、慢性肾炎、甲旁亢/甲亢、骨转移癌、慢性肝炎、肝硬化等。

三级预防：对退行性骨质疏松症患者应积极进行抑制骨吸收，促进骨形成的药物治疗，还应加强防摔、防碰、防绊、防颠等措施。对中老年骨折患者应积极手术，实行坚强内固定，早期活动，体疗、理疗心理、营养、补钙、止痛、促进骨生长、遏制骨丢失，提高免疫功能及整体素质等综合治疗。

第六节 内脏源性颈肩腰腿痛

内脏疾病可引起颈肩腰腿疼痛，甚至有些患者以颈肩腰腿疼痛为主诉就诊，在诊断颈肩腰腿疼痛时，要想到可引起此区域疼痛的内脏疾病。

内脏疾患引起腰腿痛的原因主要有直接刺激压迫引起的疼痛和牵涉性疼痛两种情况。

某些脏器的炎症、粘连以及病变的压迫和侵犯可直接刺激相邻的躯体感觉神经，或内脏疾患的病变累及脊柱周围组织与颈肩腰腿部及其附近的肌肉、韧带、关节时，就会引起相应部位的疼痛。例如胸膜炎、肺尖肿瘤、纵隔肿瘤、胆囊炎、肝脓肿等。此种疼痛多较剧烈且疼痛区明确。还有些脏器肿瘤可转移到颈部和腰部的淋巴，引起颈肩腰腿痛，如胃癌常转移至颈部淋巴结，此类患者偶尔因颈部疼痛就诊，发现淋巴结病变后进而找到原发病变。

某些内脏器官发生病变时，支配内脏的感觉神经纤维受到化学因素或扩张、痉挛等机械因素的刺激，传入后根或脊髓的某一节段，将刺激转移、扩散到这一节段脊髓和神经根所支配的腰腿部皮肤、筋膜等组织，就会在体表的特定区域产生疼痛或感觉过敏，此现象即为牵涉痛。例如心肌缺血产生心绞痛时，左前胸和左臂内侧面可出现钝痛；肝脏病变时，在右侧颈部和右肩部可出现酸痛或感觉过敏。产生牵涉痛的相应皮区（牵涉区）称为海德带（Head zones）。牵涉疼痛可发生在病变脏器附近，也可发生在相隔较远的部位（图7-1）。在临床上了解海德带的位置有助于内脏疾病的定位诊断。

牵涉性疼痛的发生部位与脊髓节段有关。一些主要脏器牵涉痛与脊髓节段的关系见表7-1。

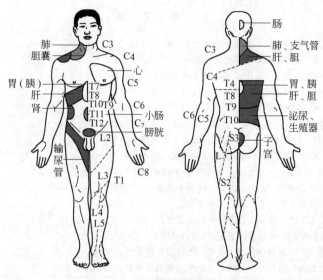

图 7-1 内脏器官疾病时的牵涉痛区

表 7-1 内脏牵涉痛与脊髓节段的关系

内 脏 器 官	产生疼痛和感觉过敏区的脊髓节段
膈	颈 4
心脏	颈 8～胸 5
胃	胸 6～胸 10
小肠	胸 7～胸 10
阑尾	胸(8,9)10～腰 1(右)
肝胆	胸 7～胸 10,也可沿膈神经至颈 3～颈 4
胰腺	胸 8(左)
肾、输尿管	胸 11～腰 1
膀胱	胸 11～腰 2 及骶 2～骶 4(沿骶副交感)
卵巢及附件	腰 1～腰 3
子宫体部	胸 10～腰 1
子宫颈部	骶 1～骶 4(沿骶副交感)
直肠	骶 1～骶 4

参 考 文 献

[1] 岑泽波. 中医伤科学. 上海：上海科学技术出版社，1985.
[2] 俞大方. 推拿学. 上海：上海科学技术出版社，1985.
[3] 郭世绂. 临床骨科解剖学. 天津：天津科学技术出版社，1988.
[4] 蒋位庄，王和鸣. 中医骨病学. 北京：人民卫生出版社，1990.
[5] 孙树椿，孙立镐. 中医筋伤学. 北京：人民卫生出版社，1990.
[6] 夏治平等. 实用针灸推拿治疗学. 上海：上海中医学院出版社，1990.
[7] 孟 和，顾志华. 骨科生物力学. 北京：人民卫生出版社，1991.
[8] 邵 宣，许竞斌. 实用颈腰背痛学. 北京：人民军医出版社，1992.
[9] 韦绪性. 中医痛证诊疗大全. 北京：中国中医药出版社，1992.
[10] 潘立清. 实用脊柱病学. 济南：山东科学技术出版社，1996.
[11] 韦绪性. 中西医临床疼痛学. 北京：中国中医药出版社，1996.
[12] 韦贵康. 中医筋伤学. 上海：上海科学技术出版社，1997.
[13] 戴 红. 康复医学. 北京：人民卫生出版社，1998.
[14] 张安桢，武春发. 中医骨伤科学. 北京：人民卫生出版社，1998.
[15] 孙呈祥. 软组织损伤治疗学. 上海：上海中医学院出版社，1998.
[16] 孙树椿. 中国骨伤科学. 广西：广西科学技术出版社，1998.
[17] 周秉文. 颈肩痛. 北京：人民卫生出版社，1998.
[18] 王和鸣. 中国骨伤科学. 广西：广西科学技术出版社，1998.
[19] 袁 浩. 中医骨病学. 上海：上海科学技术出版社，1998.
[20] 王为兰. 中医治疗强直性脊柱炎. 北京：人民卫生出版社，1999.
[21] 王亦璁等. 骨与关节损伤. 北京：人民卫生出版社，1999.
[22] 夏治平等. 中国推拿全书. 上海：上海中医药大学出版社，2000.
[23] 周信文等. 推拿手法学. 上海：上海科学技术出版社，2000.
[24] 袁 浩，于光华. 骨伤科手术学. 北京：人民卫生出版社，2000.
[25] 尹智雄. 实用中医脊柱病学. 北京：人民卫生出版社，2002.
[26] 孙国杰. 针灸学. 北京：人民卫生出版社，2004.
[27] 张伯勋，王 岩. 现代颈肩腰腿痛诊断与治疗学. 北京：人民军医出版社，2004.
[28] 周秉文. 腰背痛. 北京：人民卫生出版社，2005.
[29] 韦贵康，施 杞. 实用中医骨伤科学. 上海：上海科学技术出版社，2006.
[30] 王衍全，杨 毫. 中医筋伤学. 北京：人民军医出版社，2006.
[31] 鲁来玉，孙永华. 最新腰腿痛治疗学. 北京：人民军医出版社，2007.
[32] 郝定钧. 实用颈椎外科学. 北京：人民卫生出版社，2007.